以普拉提重返生活

&你的健康

[德] 约瑟夫·休伯特斯·普拉提◎著
吴振巍◎译

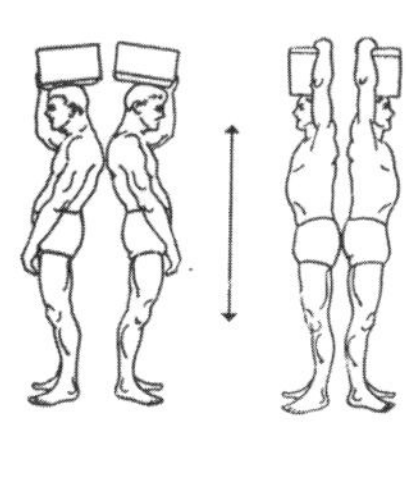

海南出版社
·海口·

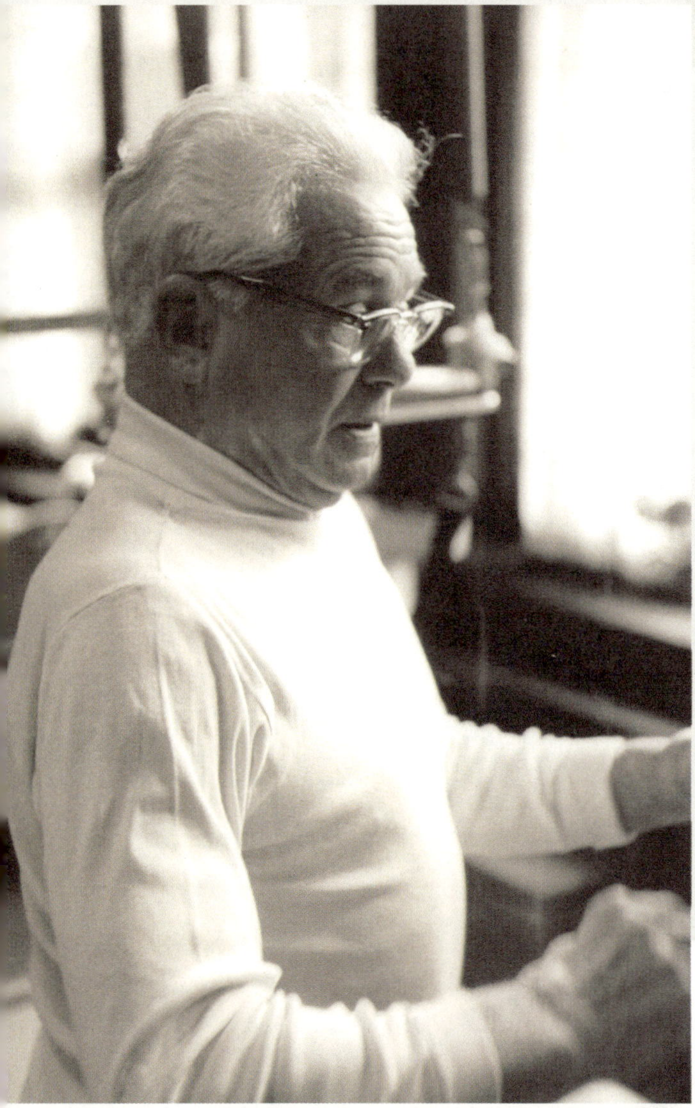

作者

约瑟夫·休伯特斯·普拉提

（1883—1967）

著名运动康复专家，普拉提运动体系创始人。

1883 年出生于德国，自小体弱多病，患有哮喘、风湿热和佝偻病，并长期被脆弱的呼吸系统困扰着。为了摆脱自己的各种健康问题，他下决心开始用各种锻炼方法来强化自己的身体和意志。

他于 20 世纪 20 年代来到美国，创立并推广他自己命名为“控制学”（Contrology）的训练体系。后来，这个可以帮助人们改善身体姿态、加强肌肉力量、提高柔韧性并促进身心整体健康的训练体系被逐步传播到全世界，广泛应用于形体塑身、姿态矫正、运动康复、舞者和运动员体能促进等多个领域，并被后人易名为“普拉提”(PILATES)。

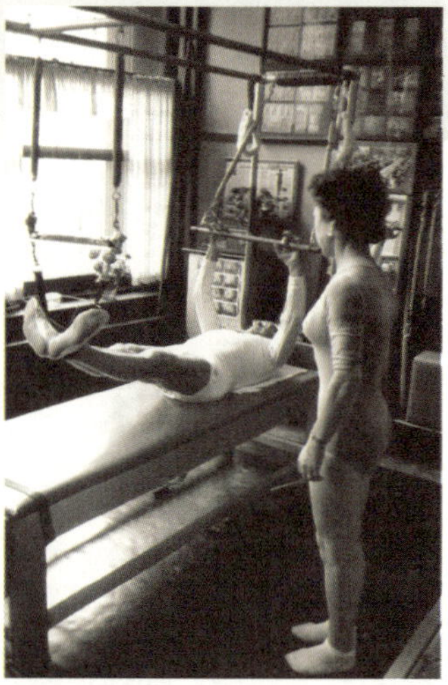

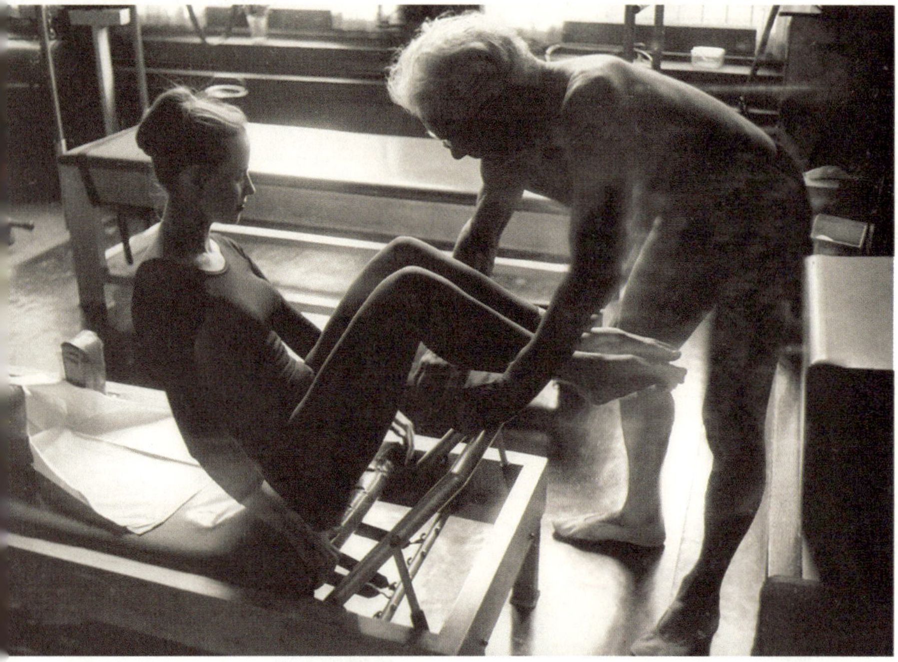

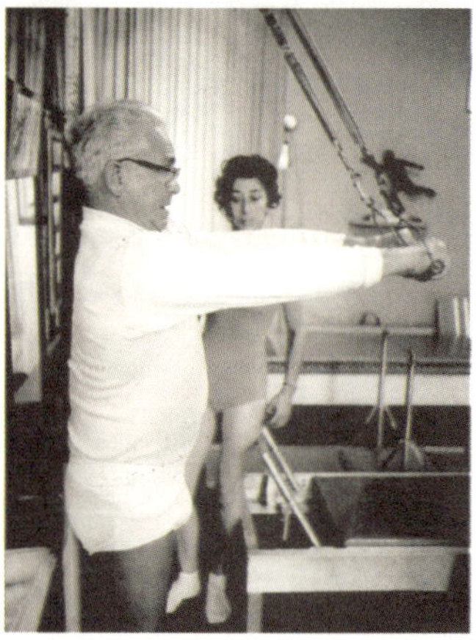

要正确地呼吸，你必须完全地呼气和吸气，那就是努力从你的肺部“挤压”出每一个不纯净的空气原子，就像你会拧干一块湿布上的每一滴水。当你再次站立时，肺部将自动重新装满新鲜的空气。

——约瑟夫·休伯特斯·普拉提

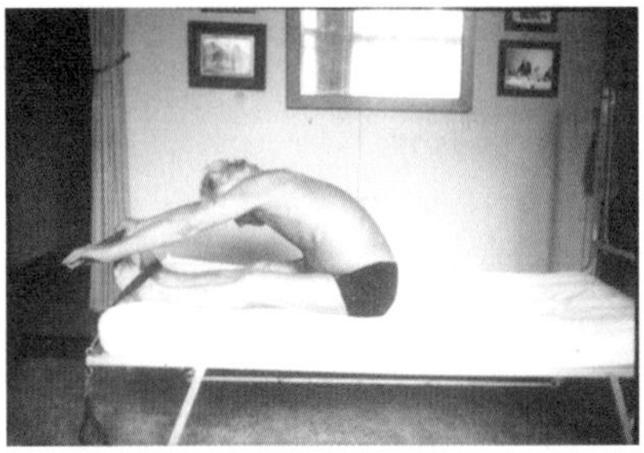

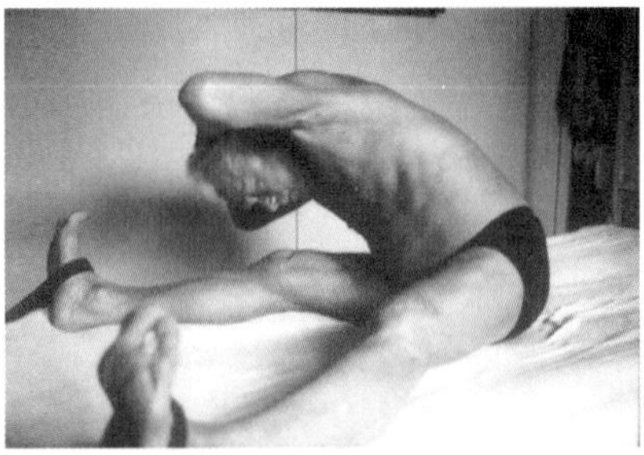

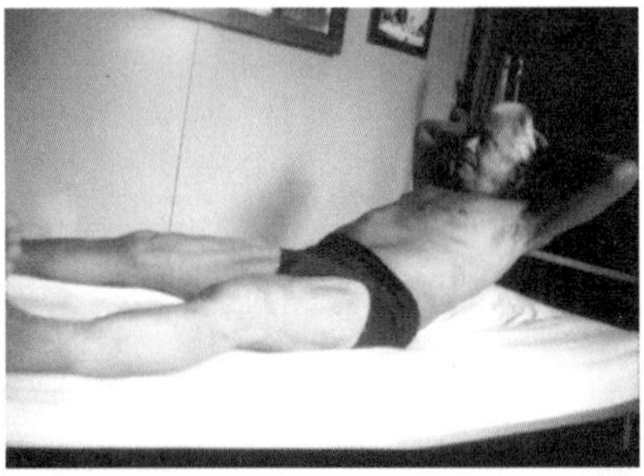

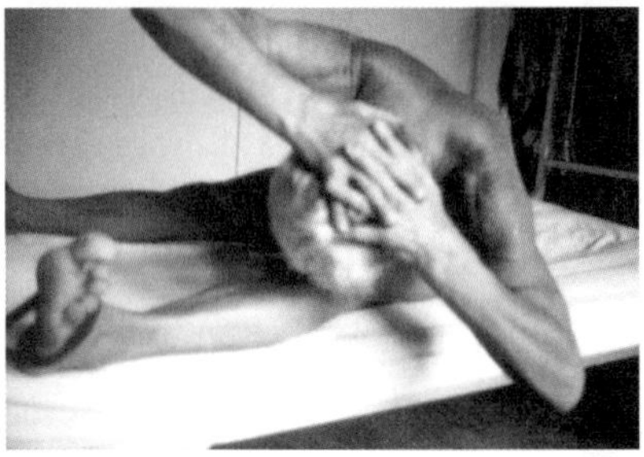

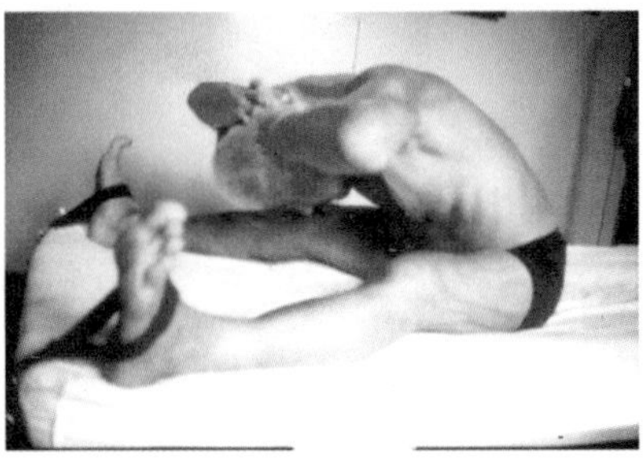

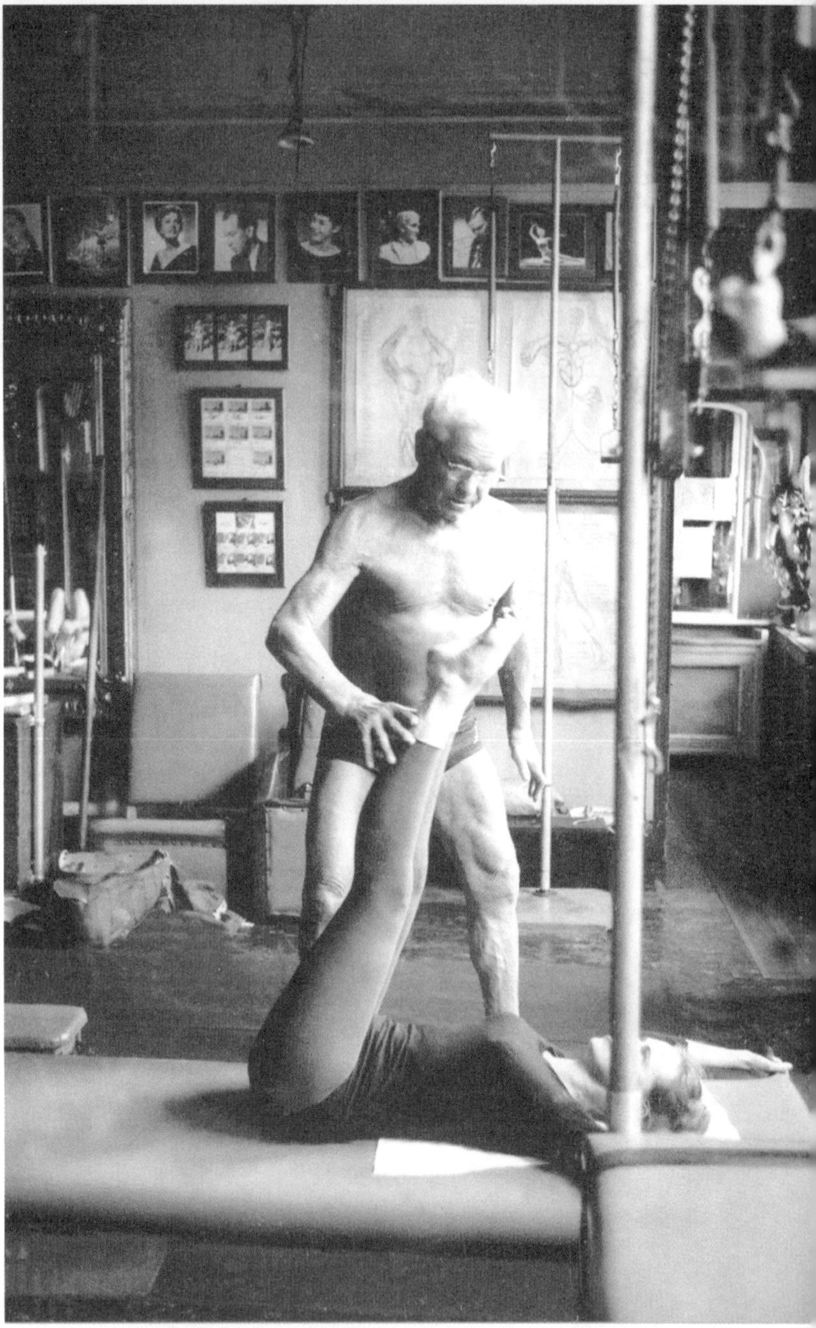

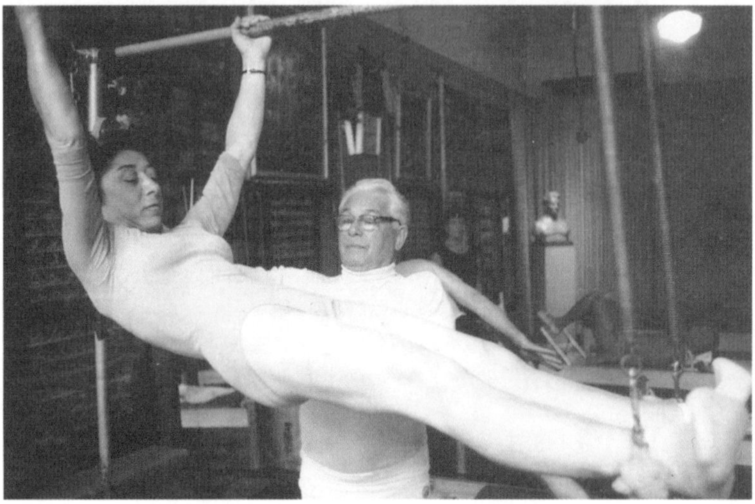

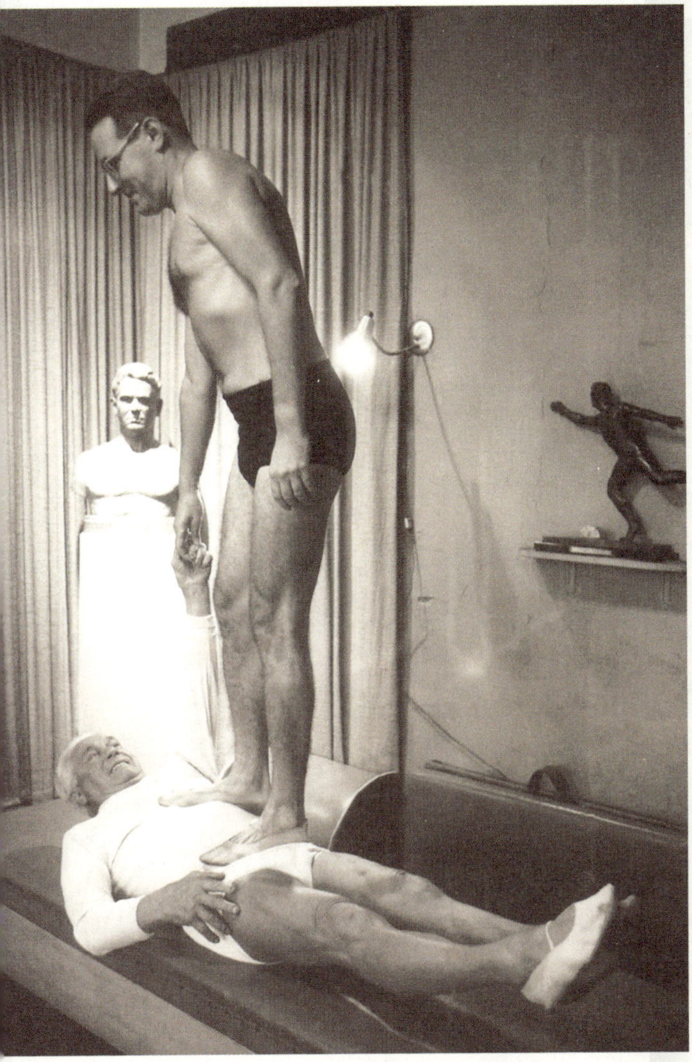

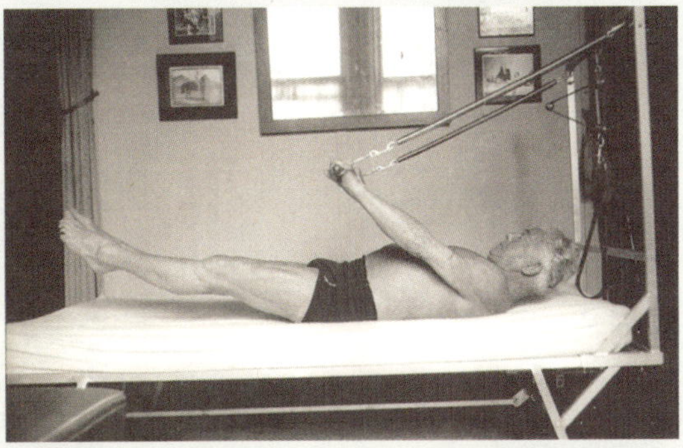

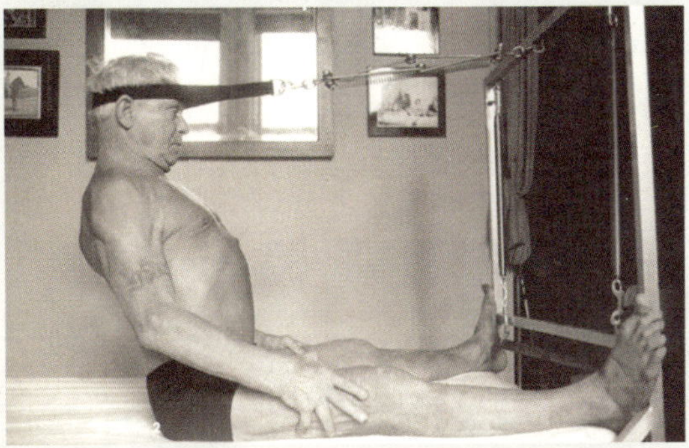

发展小肌肉群自然有助于强化那些大肌肉群，就像小砖块被用来建造大型建筑物一样，小肌肉群的发展有助于大肌肉群的发展。因此，当所有的肌肉都得到适当的发展时，势所必然，你在工作中将会“四两拨千斤”，并且这会给你带来最大的愉悦感。

——约瑟夫·休伯特斯·普拉提

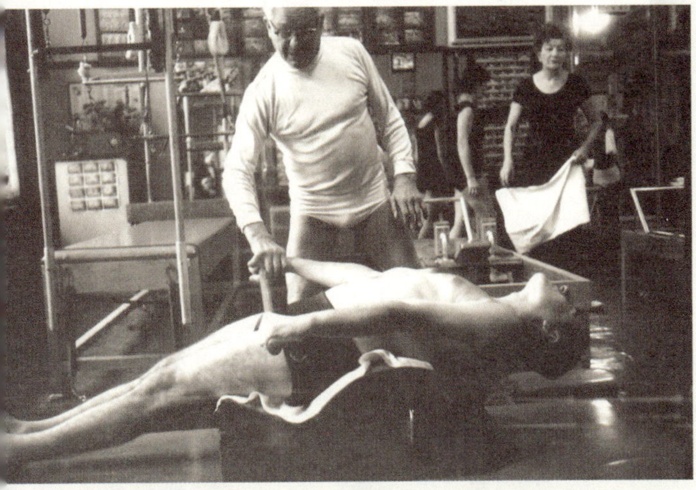

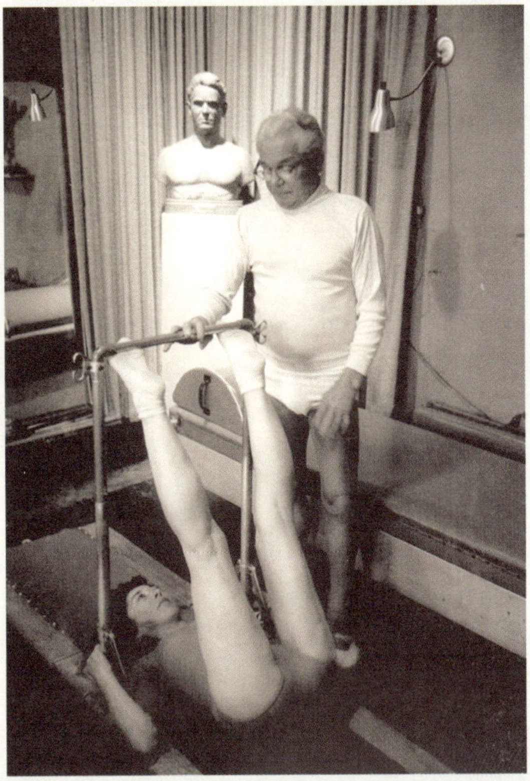

空展制学证明，唯一能准确地判断你的真实年龄的标准，不是看你的丰龄或是你头脑中的感觉，而是取决于你的脊柱的灵活程度。如果你0 岁的时候脊柱就僵硬了，那么你已经老了；如果即便你已经 60 岁了，旦脊柱还是完全灵活的，那么你也是年轻的。

——约瑟夫·休伯特斯·普拉提

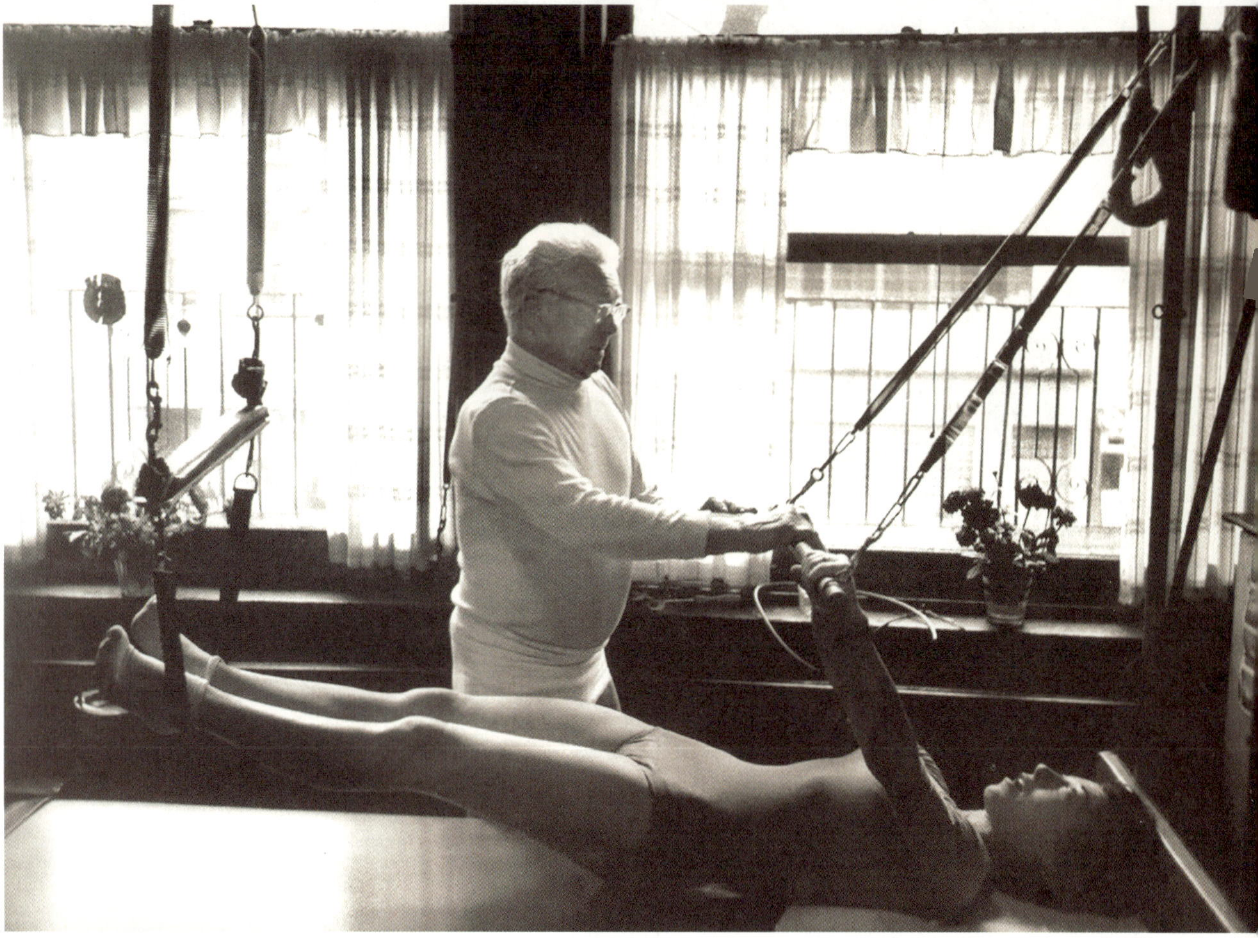

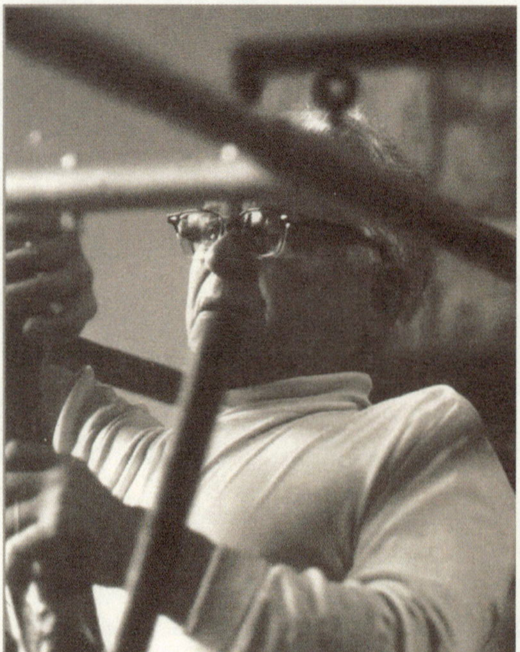

我们对身体健康的理解是，获得和保持强健身体和健全心智的统一，带着自发的兴致和愉悦去把我们各种复杂的日常任务执行得自然、轻松并令人满意。

——约瑟夫·休伯特斯·普拉提

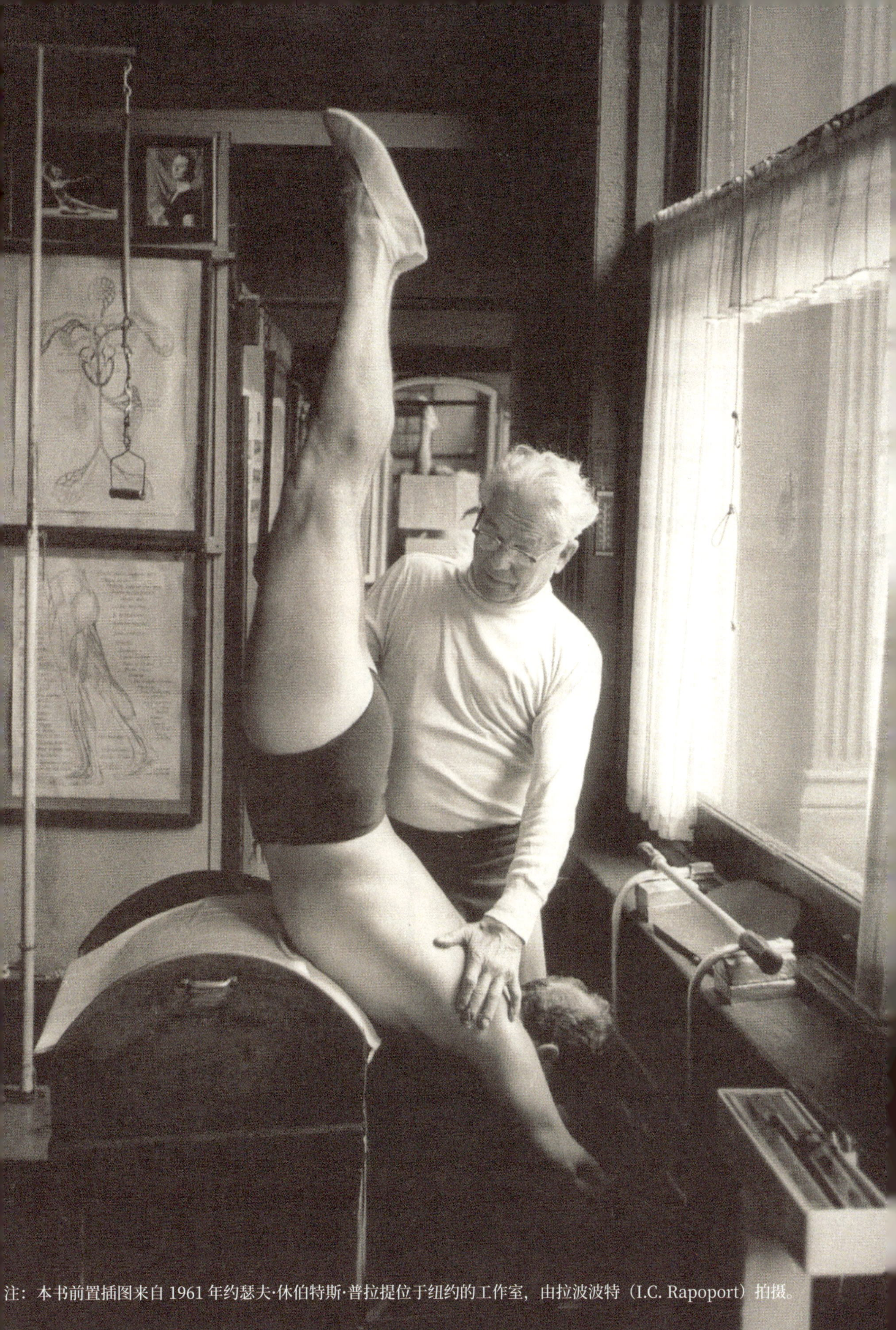

注：本书前置插图来自 1961 年约瑟夫·休伯特斯·普拉提位于纽约的工作室，由拉波波特（I.C. Rapoport）拍摄。

重返 1961

1961 年 10 月，时任《体育画报》摄影师的拉波波特（I.C.Rapoport 在纽约第八大道 939 号普拉提先生的“Contrology”工作室为当时 78 岁高龄的普拉提先生拍下了本书展示出来的后来流传甚广的珍贵照片，两人由此结缘。

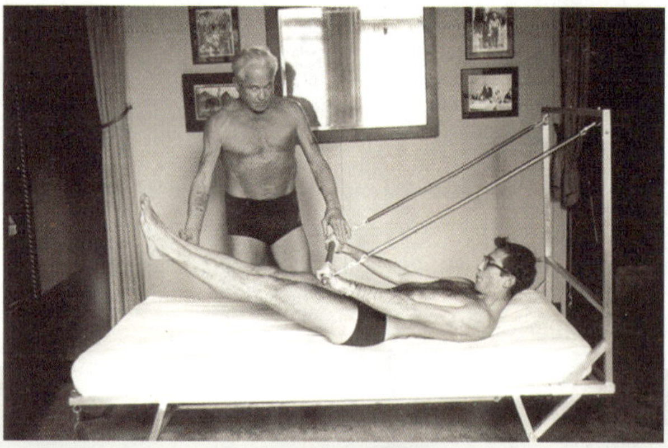

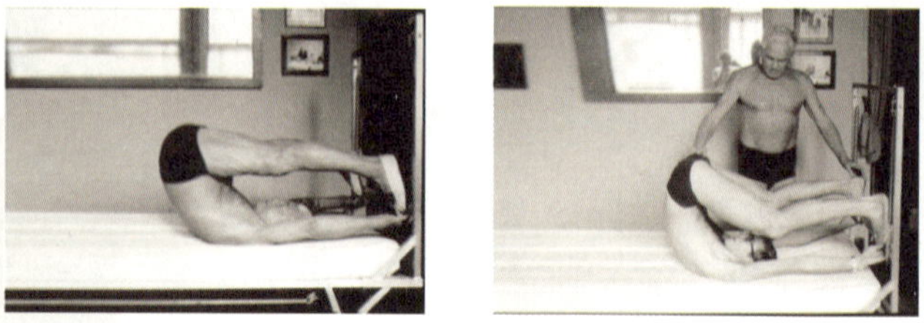

▲ 普拉提先生的示范和拉波波特的动作挑战。

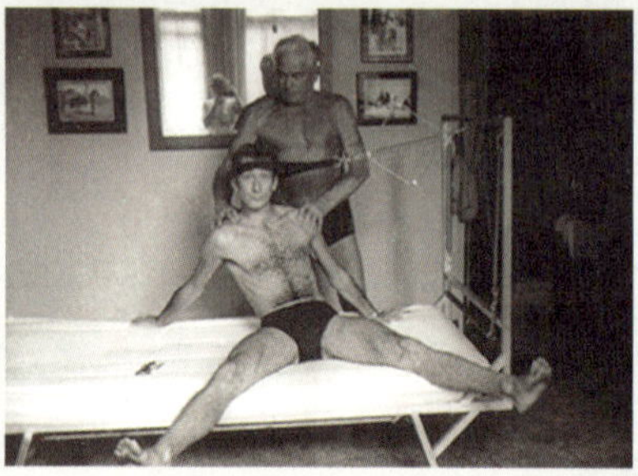

◀ 在普拉提先生的亲自指导下，拉波波特首次尝试普拉提运动。

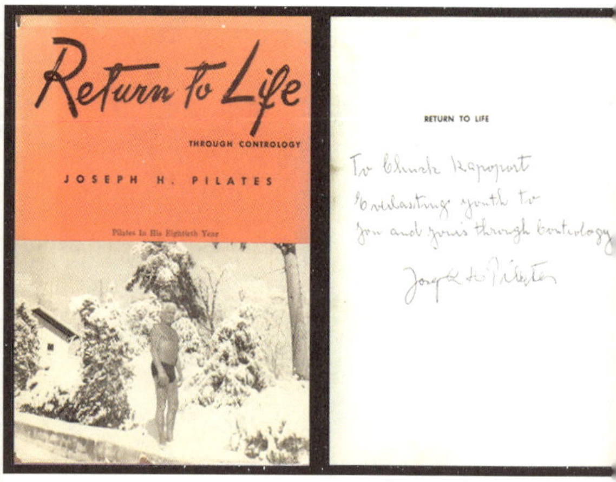
Return to Life
THROUGH CONTROLOGY
JOSEPH H. PILATES
Pilates In His Eightieth Year
RETURN TO LIFE
To Chuck Rapoport
Everlasting youth to
you and yours through Contrology
Joseph H. Pilates

▶ 普拉提先生在他的著作 Return to Life Through Contrology 上亲笔为拉波波特题上祝词：Everlasting youth to you and yours through Contrology.（意为：希望通过普拉提练习，你和你的家人能够一直充满活力。）

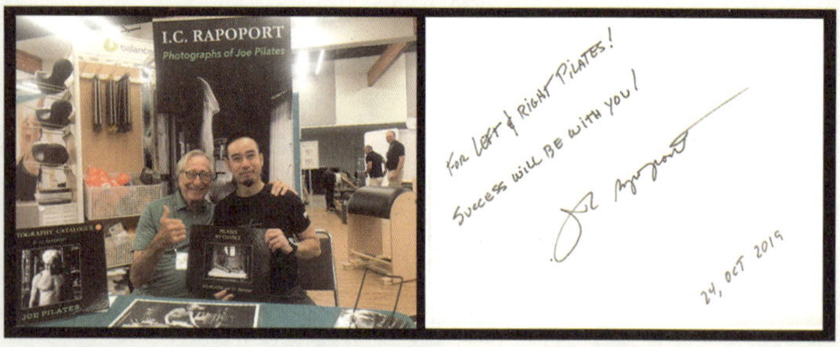
I.C. RAPOPORT
Photographs of Joe Pilates
For Left & Right Pilates!
Success will be with you!
24, OCT 2019

◀ 2019 年，在美国加州蒙特雷市，吴振巍老师对拉波波特做了专访，拉波波特为 LRPE® 左右普拉提题词并致以祝福。

1961 年尘封往事　　独家专访凯瑞亚

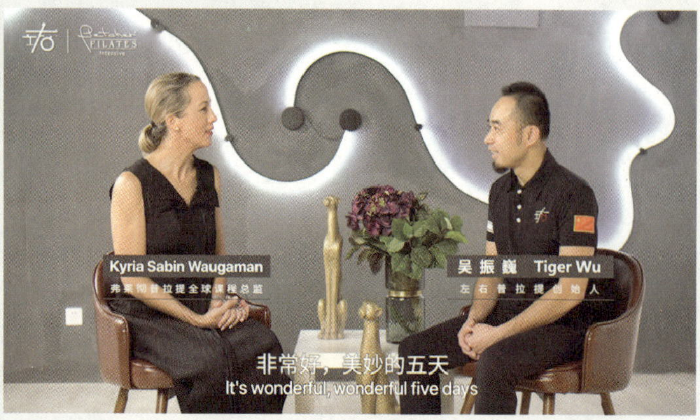
Kyria Sabin Waugaman
吴振巍 Tiger Wu
非常好，美妙的五天
It's wonderful, wonderful five days

● 20 世纪 70 年代，普拉提第一代弟子罗恩·弗莱彻（Ro Fletcher，1921—2011）把普拉提运动带到了美国西海岸并影响了众多社会名流和好莱坞明星，这推动了普拉提运动的全球化发展。

◀ 弗莱彻普拉提（Fletcher Pilates）在 2019 年被 LRPE® 左右普拉提首度引入中国，美国国家普拉提认证计划（NPCP）国家普拉提认证委员会主席及弗莱彻普拉提全球课程总监凯瑞亚·塞宾·沃格曼（Kyria Sabi Waugaman）在 LRPE® 左右普拉提杭州总部讲述了她和罗恩·弗莱彻的尘封往事。

译者

吴振巍 / Tiger Wu

中国脊柱功能训练专家，“LRPE® 左右普拉提”（简称“左右普拉提”）培训教育机构创办人。北京体育大学运动人体科学硕士、中国中西医结合学会疼痛学专业委员会运动康复专家委员、中国好脊柱讲师团副团长、中国中医药研究促进会非药物疗法分会副会长、全国颈肩腰腿痛大会副主席、国家体育总局健身瑜伽七段段位评审团专家、国内早期的普拉提国际导师，拥有近 30 年丰富的从业经验，跨界普拉提、瑜伽、健身、运动康复、高尔夫功能训练等多个领域。

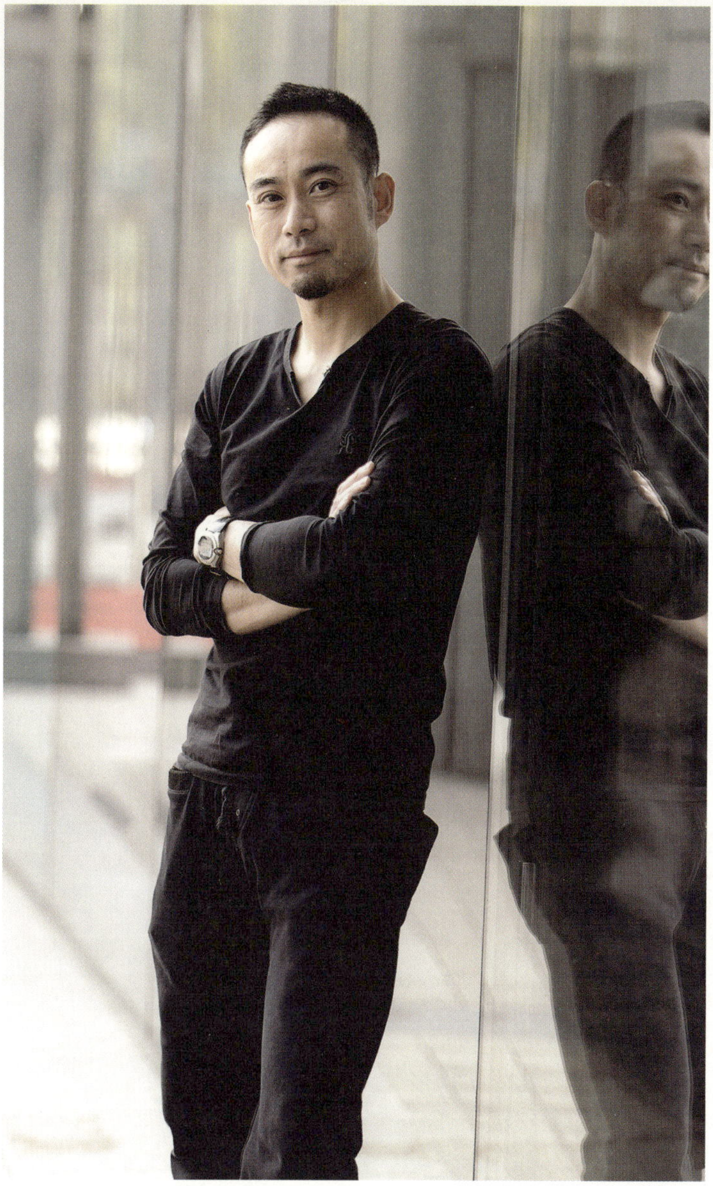

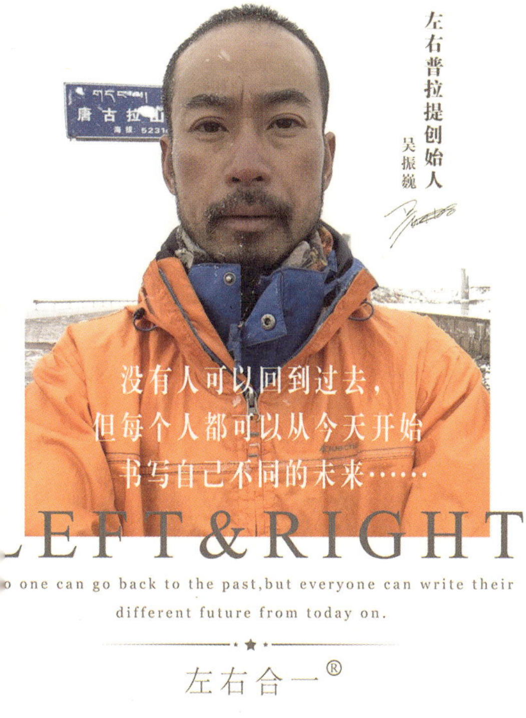
左右普拉提创始人
吴振巍
唐古拉山
没有人可以回到过去，
但每个人都可以从今天开始
书写自己不同的未来……
LEFT&RIGHT
o one can go back to the past,but everyone can write their
different future from today on.
左右合一®

致力于将瑜伽、普拉提和太极等东西方健身哲学和方式融合于脊柱功能训练中，研究和创立“BNA 脊柱侧弯运动疗法”，用于驼背、平背、骨盆前凸等常见体态矫正和功能性脊柱侧弯的运动矫正，首创了“3D 解剖和运动人体科学”黏土全解剖课程，以其独特的教学方式和实用性视角，在瑜伽圈、健身界和运动康复领域引起较大反响。著有专业书籍《普拉提》《徒手健身》，以及将运动解剖和普拉提运动疗法相结合的《普拉提解剖和精准理疗》，被健身权威期刊《健与美》列入中国百位最具影响力的教练之一。

2008 年 3 月，吴振巍先生创办“LRPE 左右普拉提”，2014 年在西安仲德骨科医院成立普拉提运动疗法临床基地，致力于中国脊柱健康的研究和培训教育。2014 年 12 月，在加拿大多伦多北约克成功注册左右国际脊柱健康学院（International Left & Right Spinal Wellness Academy），成立海外部。左右普拉提健康培训教育的目标是通过运动健康教育，让更多人远离肩颈腰痛，并促进中国全民科学健身的发展。

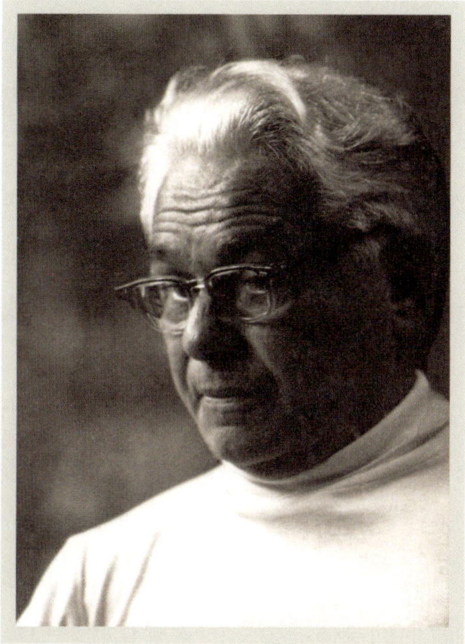

“ Time and progress are synonymous terms-nothing can stop either.Truth will prevail and that is why I know that my teachings will reach the masses and finally be adopted as universal. ”

“进步是时间的同义词，和时间一样，没有什么能阻止它的步伐。真理将获得胜利，因此我相信普拉提运动必将会深入人心，并最终被大众普遍接受。”

——约瑟夫· 休伯特斯· 普拉提

序

1990 年，我与普拉提大师罗恩·弗莱彻开始了对身体控制学的研究。在与约瑟夫·休伯特斯·普拉提和克莱拉（普拉提的妻子）一起研究了 20 多年后，罗恩负责将普拉提运动（简称“普拉提”）引入美国西海岸。当我考虑开始进行普拉提的教学时，我的任务是更好地理解和阐明这种运动的本质。我走遍美国和欧洲，向那些跟随约瑟夫·休伯特斯·普拉提的人或他的学生学习。我把这段学习经历称为我的“普拉提朝圣之旅”。

我发现在那些曾向普拉提本人学习的练习者的教学中有一个共同点：他们关注身体整体的协调发展与脊柱的灵活性，他们教学的重点在加强头脑和身体之间的相互联系上，在呼吸与循环系统上。我逐渐意识到，普拉提不仅仅是一项身体运动。事实上，普拉提的练习将我们从身体的束缚中解脱出来，锻炼我们的大脑精准地控制我们的身体。意识的觉醒让我们更能掌控人生的节奏，从而更有效率地参与社会生活。

约瑟夫·休伯特斯·普拉提的两本著作《以普拉提重返生活》（与威廉·约翰·米勒合著）和《你的健康》让我们能够理解他对健康的想法，同样也是我们审视约瑟夫·休伯特斯·普拉提的运动哲学的一个迷人视角。这两本书是所有普拉提教练和爱好者的必备读物。《你的健康》表达了约瑟夫·休伯特斯·普拉提的运动哲学，而《以普拉提重返生活》则进一步阐明了这一观点——用整体的、有效的方法来连接我们的身体与精神。十分幸运，我们今天能用不同的语种读到约瑟夫·休伯特斯·普拉提的运动哲学。

普拉提帮助我们唤醒身体内在的能量，释放身体的紧张与压力，以实现我们“与生俱来的权利”。

普拉提帮助我们重返生活！

美国 NPCP 国家普拉提认证委员会主席

凯瑞亚·塞宾·沃格曼

译者序

普拉提运动原名“Contrology”，即“控制学”的意思（本书中提及的“控制学”就是指普拉提运动），被后人以其创始人的名字约瑟夫·休伯特斯·普拉提（Joseph Hubertus Pilates）来重新命名为“Pilates”，在中国内地的中文翻译现在逐步统一为“普拉提”，在部分华人地区还有翻译为“皮拉蒂”“彼拉提斯”“普拉提斯”等。

毫无疑问，约瑟夫·休伯特斯·普拉提对功能性训练和身心锻炼领域的影响是革命性的，他提出的例如姿态排列、肌肉的控制、呼吸运动与身心平衡的关系等观点，启迪了现代运动治疗的思想。但是在其创立和发展之初，这项运动并没有被社会大众广泛接受，其主要练习者只是些社会名流以及希望修复损伤和提升身体表现的舞者。直到20世纪90年代，普拉提才逐步被大众所认可，接下来的短短二三十年，普拉提风靡全世界，并且被应用到各个领域，例如健身塑形、理疗康复、孕期锻炼和产后修复，以及高尔夫球、网球、足球、篮球等竞技项目的体能促进等。

本书是普拉提先生生前两部著作，即1934年出版的 *Your Health*（中文译为《你的健康》）和1945年出版的 *Return to Life Through Contrology*（中文译为《以普拉提重返生活》）唯一的中英文合订本。这两本书囊括了普拉提先生早期的身心训练哲学以及关于健康和健身的理论和实践总结，从中你将看到身处于20世纪早期的普拉提先生对当时人类身体健康方法的观察和思考。他描述了自己几十年来针对扰乱身体和心灵平衡的各种问题和疾病进行的实验和调查的结果。尽管时过境迁，但是很多观点现在看来仍然具有很强的借鉴意义，这是普拉提先生思想最珍贵的记录。

在中国，很多早期的普拉提练习者第一次见到“普拉提”这三个字，是在大型商业健身房兴起不久，它往往出现在密密麻麻的团体操课的课表里面。那时有很多对普拉提还只是一知半解的教练照猫画虎地教起了普拉提课，以至于直到现在还有一些人以为普拉提就是一套时髦的团体操，看起来有点像瑜伽，只是貌似腰腹部的练习比较多而已（那是教练为了迎合会员瘦腰收腹的需求的结果）。没错，在21世纪初的时候，普拉提这项运动就是这样懵懵懂懂地撞进了中国的健身中心。

随着时间的推移，中国的第一代普拉提教练在快速成长，其中出现了一些非常杰出的教练。他们凭借着自己坚韧的意志和对于普拉提这项运动的热爱，在各自的领域不断推动着普拉提在中国的普及。这些人中包括孔德令、许焱、马婧、李欣、陈晓刚等。2008年，我在杭州创办左右普拉提，并在2010年推出全国巡回工作坊——"普拉提之旅"，巡回讲解如何正确地将普拉提应用于塑形健身和身体矫正，足迹遍布北京、上海、广州、西安、杭州、深圳、郑州、苏州、长沙、天津、武汉、乌鲁木齐等。在2011年，北京体育大学出版社出版了我的普拉提专业类书籍《普拉提》。这本书在2016年被北京理工大学出版社再版，再版时改成彩版并加入了由我本人演示动作的DVD视频。20多年过去了，普拉提被越来越多的人了解和喜爱，除了健身房，还有许多瑜伽馆和健身工作室也开设了普拉提课程，还出现了越来越多的专业瑜伽普拉提馆和普拉提中心。

1926年，远渡重洋的普拉提先生和他的妻子克莱拉在纽约曼哈顿第八大道上创办了以他自己的名字命名的健康工作室。这个工作室里面摆着很多他自己研发的奇奇怪怪的设备，在这里他通过自己独创的矫正训练技术来增强体能，治疗膝关节疼痛、驼背、脊柱前凸、塌胸、"O"形腿和"X"形腿等身体问题……近百年过去了，这些问题随着时间的推移并没有减少，甚至随着科技的飞速发展和智能化时代的到来，似乎有愈演愈烈之势。存在的本身或许就是理由，普拉提这项运动没有随着时间的消逝而消逝，反而在这个时代迸发出愈发强大的生命力，这和大众的需求有着密切的关系。

普拉提先生认为"预防是最好的药物"，很多的人类疾病其实都可以直接追溯到错误的习惯，而通过采取有意识的训练可以获得良好的（自然、正常的）习惯，并使这些疾病得以康复。毋庸置疑，普拉提先生提出的各种观点，超越了他本人身处的时代。从1934年出版的*Your Health*的字里行间，隔着几十年的时空，你仍然可以闻到他针对当时的健康和体育医疗教育状况的那股浓浓的火药味，一个有血有肉的性情中人的形象跃然纸上。普拉提先生本人就是普拉提运动的实践者和受益者，1945 年出版的 *Return to Life Through Contrology* 记录了 34 个普拉提运动经典的原始垫上动作，并全部由普拉提先生本人担任动作演示模特。

尽管这两本著作已经出版了七八十年，相较于现在出版的图文精美的运动图书，普拉提先生书中他本人动作演示的黑白图片也没那么精美，甚至有点模糊，有一些动作演示和他的一些观点诸如对于脊柱生理曲度的某些观点于目前来看可能还存在瑕疵，但是经典的思想总是历久弥新。对于任何一个普拉提练习者、健身爱好者、普拉提或瑜伽老师、体能教练、运动治疗师、健康教育家来说，如果你想要对普拉提或现代运动治疗一探究竟的话，很有必要了解一下普拉提先生本人的经典著作。在本书中，普拉提先生对他定义的“控制学”的益处做出了特别的说明，非常具体地强调了这个训练科学。**在本书中，为了忠于原著和尊重原著作者的思想，在翻译时，对于原著中一些于今天来说可能会不合时宜的思想，本人也尽量予以保留，以供读者了解和参考。**另外，为了便于有一定英文阅读能力的读者阅读，我们在本书中保留了英文原版。我们希望本译作的出版，能为进一步推进大众尤其是普拉提运动的相关从业者和爱好者们对普拉提的深度了解做出贡献。

吴振巍

2020 年 5 月 16 日

目　录

以普拉提重返生活

（原名：《以控制学重返生活》）

1945 年初版

约瑟夫·休伯特斯·普拉提
著
威廉·约翰·米勒

致 谢

感激有此机会，对所有忠实的朋友和学生一直以来的支持和鼓励表示感谢。在这本书的准备过程中，他们给予了我本人无限的前进动力。

特别感谢比阿特丽斯·E.罗杰斯为我们提供的最有价值的帮助，还要感谢乔治·汉宁金·胡恩用精美的摄影，图解《以普拉提重返生活》中的训练动作，及其所展示的非凡的耐心和卓越的专业技能。

献给克莱拉

（译者注：克莱拉为约瑟夫·休伯特斯·普拉提的妻子。）

目 录

以控制学回归生活

文明影响了身体健康

身体健康是幸福的首要条件。我们对于健康的理解是获得并维持健全的心智和全面平衡发展的身体，具备足够的能力可以随时随地地以自然、轻松的状态来很好地应对生活和各种日常工作。为了在各行各业的我们能在自身能力范围内达到最高的成就，我们必须不断努力获得强壮和健康的身体，并将我们的心智发挥到我们的极限。在这个快速发展的世界，生活的节奏越来越快，这要求我们在身体上要保持健康和警觉，以便我们在激烈的竞争中取得成功。这场激烈的竞争总是奖励“积极进取的人”，并绕过“消极而无所作为的人”。

健康的体质既不能通过祈祷也不能通过直接购买获得，然而，我们却可以通过每日练习由我本人为此特别设计的“控制学”训练体系来实现。这种独特的训练方法可以帮助你有效地消除现代文明对身体健康带来的有害影响。

自石器时代以来，人们从在几乎没有遮蔽的户外露宿进化到室内居住，被迫为了自身利益不断思考如何改善身体条件，以成功地抵御目前快节奏的生活方式带来的紧张和压力。

总而言之，我们并没有照顾好我们的身体。虽然有时我们也会在新鲜的空气中漫步，让我们的腿脚得到了一定程度的锻炼，但就整体健康而言，身体的其余部分并没有得到足够的运动。因此，一般人的这种随意的、强度不够的健身方法，无法给身体带来健康又有什么奇怪的呢！

确实，生活在拥挤和嘈杂的城市中，呼吸着满是煤烟的空气，在这些状况下想要获得理想中的健康的身体是相当困难的。相反，如果我们没有生活在使我们神经紧张的交通喧闹的环境中，而是生活在可以呼吸到郊区纯净新鲜空气的环境中；或者，如果我们足够幸运地可以一边在城市中工作，一边在郊区生活，那么这也许可以抵消掉日常工作给我们带来的身体疲劳和精神紧张，使我们可以更容易地获得健康。工作压力和经济压力一起作用，使得我们体力不支，以至于现如今几乎没有谁能幸免于神经紧张。

由于我们在工作时需要高度精神集中，因此带着享受的心态去工作有助于减轻我们一些心理负担。此外，我们需要一些额外的减压活动才能真正地去享受我们的工作，比如在户外进行多样化的娱乐活动。我们所讲的“娱乐”，指的是**愉悦生活**的每一种可能的形式，例如简单地在家里和家人共度一个安静和愉快的夜晚。根据我们的理解，娱乐就是区别于我们日常工作的令人愉悦的社交活动，它使我们感到愉快、满足并且放松。

然而,我们许多人在日常工作结束时已经没有足够的精力留给晚间的娱乐。我们中有多少人有晚上阅读晚报的习惯？有多少人因为筋疲力尽而不能哪怕偶尔抽出时间来读一本有趣的书、拜访朋友或看一部最新的电影？我们偶尔在周末远离城市，到郊外享受明媚阳光，以期待满血复活地重新投入工作的怀抱。然而，实际上我们预期的效果并没有出现，更多的情况是，我们甚至不能在接下来的一个星期从自己的失望、沮丧中恢复过来。

为什么呢？因为我们一直以来的生活方式和对我们身体的忽视，还没有为我们能够从这种放松中得到有益的结果做好准备。我们缺乏必要的能量储备来达到这个目的，我们的身体需要一个转变的过程。

因此，既然我们生活在现代，我们就必须为获得身体健康这件重要的事投入更多的时间和思考。这意味着我们应该更合理、更全面地发展我们的身体，使得我们的所有器官尽可能地接近健康状态，而不是只锻炼某一组特定肌群。

这样一来，我们可能不仅仅是处于一个更好的工作状态来赚取我们的生活所需，而且还可以使我们储存足够的活力在晚上尽情娱乐放松。

也许你有一些疑问：“我怎么才能达到这样一个理想的健康状况呢？到晚上，我已经太累了而没有力气再去健身房。”“在一些不错的健身房或俱乐部参加训练课程是不是太昂贵了？”*Return to Life Through Contrology*（《以普拉提重返生活》）解决了如何实现健康的问题，让你在自己的家中就能获得身体健康，并且只需付出微不足道的成本。

控制学恢复身体健康

控制学是一种协调身体、心灵和精神的方法。通过控制学，你首先可以有目的地获得对自己身体的完全控制，然后通过适当地重复锻炼，逐步获得与你的潜意识活动相协调的自然节奏。这种真实的节奏和控制都能在家禽和野生动物中观察到，目前无一例外。

控制学可以使身体全方位地均衡发展，纠正错误的姿态，恢复身体活力，鼓舞意识，升华心灵。在童年时期，除了极少的个例外，我们都享受着自然而正常的身体发育给我们带来的好处。然而，当我们长大后，我们发现自己寄住在并不能满足我们自尊心的身体里。我们的身体素质在下降，我们的肩膀是弯曲的，我们的眼神是空洞的，我们的肌肉是松驰的，我们的活力也会极度下降（如果没有完全消亡的话）。这就是在我们日常学习与工作的过程中没有全面地锻炼我们的脊柱、躯干、手臂和腿部肌肉的结果。

如果你严格地执行你的控制学练习，每周只需四次，只需三个月，你就会如书名所述的一样**重返生活**。你将发现你的身体发展逐渐接近理想状态，并伴随着心智的重建和精神的升华。控制学旨在设计一个能够给你柔软的身体、优美的体态的训练方法。它的效果将毫无疑问地反映在你的行走方式、运动方式和工作方式上。你的肌肉力量与耐力将得到相应提升，让它有能力执行艰巨的任务，参加紧张的比赛，进行长距离的走路、跑步或是旅行。在进行这一切运动时，没有过度的身体疲劳或精神紧张，而且这绝不是最终结果。

控制学的主要成果之一是通过控制你的意识从而完全地控制你自己的身体。有很多初学者（即使是公众眼中训练有素的运动员）非常吃惊和懊恼地发现，没有几个控制学动作他们能够正确执行。他们之前错误的锻炼或训练方法没能帮助他们。

而且有明确的证据显示，我们大脑的功能在发生相应的退化。实际上大脑本身是我们身体里天然的信息交换台，它通过交感神经系统跟我们的肌肉进行交流。不幸的是，纯粹的理性在我们大多数人的生活中只扮演着一个很小的角色。现实中，我们的日常行为都由我们所看到的、听到的或触摸到的投射至大脑，然后再下意识地控制，而在这个过程中我们没有先停下来分析或思考我们的行为结果是好还是坏。由于习惯或条件反射，我们几乎是自动地眨眼、闪躲、操控机器。**在理想的情况下，我们的肌肉应该服从我们的意识。按理说，我们的意识也不应该被我们的肌肉反射性支配。**当大脑细胞受到训练获得发展时，意识也会得到相应的发展。老师从感觉器官开始教导，而控制学首要讲的是意识对肌肉的控制。

通过重新唤醒成千上万的长期休眠的肌肉细胞，控制学训练相应地也会重新唤醒成千上万的休眠的脑细胞，然后激活脑部新的区域并进一步加强意识的功能。难怪如此多的人在最初体验练习控制学时会感到十分惊讶，因为他们产生了一种明显的“提升”感。多年来，他们的观念第一次有真正被唤醒的感觉。继续练习控制学会稳定地增加新鲜血液正常地和自然地对大脑的供给，相应地也会刺激到脑部休眠的或新的区域。更重要的是，它实际上开发了更多的脑细胞，正如伟大的美国心理学家斯坦利霍尔发现的“肌肉的训练就是大脑的开发”。

控制学的指导原则

控制学不是一个无聊、乏味，必须每日重复的令人厌倦、疲乏的运动体系。它既不要求你加入健身中心，也不需要你购买昂贵的设备，你在自己的家里学习就可以获得控制学的所有好处。你必须认真遵守的唯一不变的规则是，你必须始终如一、不折不扣地遵循练习的指示，并且当你做动作的时候要始终将你的注意力完全集中在练习的目标上。这对于获得你想寻求的结果非常重要，否则你就不会有合理的理由来维持对控制学的兴趣。此外，你必须以同等忠实的态度接受所有附带的建议。请记住，你正在教导你自己。没错！要想从控制学中受益，你只有完全地按照指示去完成训练——没有其他选择。

还要记得，“罗马不是一天建成的”，**耐心和坚持**是任何有价值的努力取得最终成功的关键品质。用坚定的决心去勤奋地练习，且不允许任何东西动摇你的信仰。有时候，你可能想要“休息一个晚上”，不要屈服于一时的软弱，要下定决心把真理留存在自己心中。想想如果负责巨型远洋轮船的锅炉工人决定“休息一夜”会发生什么事，你应该知道答案的。如果他们经常这么做，你知道会发生什么的。幸运的是，人类的身体能够比现代轮船这样复杂的机械承受更多的怠慢。然而，这不能成为我们在能忍受的界限里消耗我们身体的理由。哲学家叔本华说：“人最大的愚蠢就是为了生活的其他利益而忽视自己的身体健康。”

你决心每天练习控制学10分钟。令人惊奇的是，一旦你踏上了控制学的“健康之旅”，你将会不自觉地延长你的练习时间，从10分钟到20分钟，甚至更久。为什么呢？答案很简单：训练带动你缓滞的身体循环，并让它更有效地履行自己的职责，通过血液循环将体力和脑力活动产生的疲劳产物代谢出去。你的大脑焕然一新，你的意志力开始发挥作用。

用血液循环进行身体大扫除

当大雨带来春汛，山脉上的冬雪开始融化，河流水涨，奔流入海。与此相似，当你严格地进行控制学的练习时，你的血液循环也会充满着新的活力。这相当于一个“体内淋浴”的效果。这些练习使心脏的搏动变得强壮而稳定，使血液代谢出越来越多的由疲劳产生的有害物质。控制学练习驱动新鲜的血液到达我们身体的每条肌肉纤维和非常重要的毛细血管，而我们进入成年后，通常很少有机会能刺激到它们。暴雨可以令缓慢或停滞的水流迅速流动起来。同样，控制学练习能够加速血液循环，恢复活力的血流携带着新鲜的血液流向身体的各个器官，包括重要的汗腺。你可以留心观察控制学练习对你的心脏搏动的好处。

控制学练习可以防止心脏产生不必要的悸动或搏动。仔细研究书中照片所示的姿势，你将注意到所有练习都是以坐或卧的姿势进行的。这些姿势是为了避免练习时你的心脏承受过大的压力，同时使内脏器官在正常（原始）的位置上进行练习。相比于在站立姿势上进行练习，这些处于坐或卧位姿势上的练习不会加重潜在的未被发现的器官问题。

真正的心脏控制如果遵循正确的呼吸，不仅可以减少心脏的负荷，而且可以净化血液并提升肺部功能。什么是正确的呼吸呢？你必须学习完全地呼气和吸气，那就是努力从你的肺部“挤压”出每一个不纯净的空气原子，就像你会拧干一块湿布上的每一滴水。当你再次站立时，肺部将自动重新装满新鲜的空气，而新鲜的空气反过来又再一次为血液提供生命不可或缺的氧气。此外，完全地呼出和吸入空气可以刺激身体所有的肌肉并使得他们拥有更大的活力。很快，整个身体都充满着新鲜的氧气，新鲜的血液到达你的手指端和脚趾端。这就好像你锅炉的蒸汽头散发的热量，通过暖气片被适当地散发到你家的每一个房间。

生命，始于呼吸，并终于呼吸，我们终其一生都依赖它。因为我们不能没有呼吸，所以想想那些成百上千万的从来没有学会和掌握正确呼吸的人是多么可悲啊！我在思考，这么多的人是如何在这一巨大的障碍下度过一生的。形象地说，懒惰的呼吸把肺变成了一块用于沉积病害和死亡病菌的"墓地"，同时给其他各种各样的有害细菌提供了一个理想的避难所。因此，最重要的是学习如何正确呼吸。**将你肺里的每一个空气原子都"挤压"出来，直至你感觉肺部变成了真空。**再次站立时，你就会感觉到，你的肺是怎样将新鲜的空气自动补充进来的。最初，这么多的氧气充盈在你的血液里，这可能会让你体验到轻微的"头昏眼花"，这是很正常的，类似于你曾经第一次站在高山之上置身于稀薄的大气之中。然而，几天后这种感觉就会完全消失。

每当你在练习中读到"卷起"这个词时，一定要把你的下巴尽量地贴近你的胸部。当你躺下或起身的时候，你的脊椎要完全像一个车轮一样"卷起"或"展开"，向前或向后滚动，并跟随训练指示让那些椎骨一节一节地"卷起"或"展开"。正是这种"卷起"和"展开"的运动，驱赶出肺部污浊的空气，并促使我们吸进新鲜的空气。不断认真地练习呼吸，直到正确的呼吸方式成为习惯性的、无意识的行为。这样做是为了让血液承载着充足的氧气，从而使我们避免过度疲劳。

要仔细地学习。在你自己准备为开始准确练习控制学打基础的时候，不要为了加快速度而忽略知识要领，要完全依照说明来遵循各个指令，甚至是最微小的细节。这是有原因的。控制学不是一种随意的只是让你的肌肉变得强壮的运动体系，恰恰相反，它是经过设计和测试过的系统（超过 43 年），目的是要科学并合理地强化每一块肌肉，以此改善血液循环系统，从而为身体的各个肌肉纤维和组织更好地供给血液和养分。控制学并不是为了过度发展某几块肌肉而去牺牲其他所有肌肉的发展，从而失去优雅和柔韧性，或是以降低心脏或肺部功能为代价。相反，控制学是为肌肉和韧带的灵活和延展性而构建的，从而使得我们的身体可以像一只猫那样灵活而不至于变成像拉啤酒车的雄马那样的肌肉男，或是像马戏团里你非常崇拜的肌肉发达的大力士一样。

当你每一次练习的时候，要集中精力做出正确的动作，以免动作不当而失去了练习给你带来的益处。正确地练习并且熟练至潜意识的层面，你的优雅和平衡的体态将体现在日常行为中。控制学练习会帮助你打造出一个强健的身体和健全的心智，它可以帮助你轻松完美地应对每一个日常任务，并且为运动、娱乐、紧急情况储备巨大的能量。一个非常有趣的不争的事实是，没有一项现代人的活动调用了人体所有的肌肉。最接近这个目标的方式可能就是游泳和花样跳水了。步行，这个唯一我们大多数人经常用到的锻炼方式，也只动用了有限数量的肌肉。在不断重复下，步行的方式很快成为一种潜意识习惯，并经常伴随着不良的姿势。这并不少见，你只要留意观察一下邮递员们的体态就能知道了。

还有另外一个我们持续锻炼所有肌肉的重要原因：每块肌肉的协同工作可以辅助全体肌肉的整体发展。发展小肌肉群自然也有助于强化那些大肌肉群，就像小砖块被用来建造大型建筑物一样，小肌肉群的发展有助于大肌肉群的发展。因此，当所有的肌肉都得到适当的发展时，势所必然，你在工作中将会“四两拨千斤”，并且这会给你带来巨大的愉悦感。

想象在一个阳光明媚的早晨，我们兴奋地和朋友一起开车经过现代高速公路前往郊外旅行。司机的技术非常娴熟，他平缓地加速和减速，有技巧地通过急转弯。这一切完成得如此顺利，以至于我们没有意识到司机高超的车技，而是专注于享受沿途的风景。然而，再想象一个不同的场景。如果换作一位技术差的司机驾驶车辆，他突然启动，又突然刹车，而且危险地转弯，我们不仅一直苦于因失衡而导致的东倒西歪的情况，而且还丧失了旅途的愉悦，尤其是当我们的意识感知到这些危险的情况时。幸运的是，他没有翻车，但也没能避免把我们的愉悦感丢到沟渠里面。

以上的例子告诉我们，我们应该明智地去选择生存于这个时代的生活模式，去避免我们一天中会遭遇到的不断地推、挤、冲撞、拥塞和争抢。这种快节奏已经明显地反映在我们的站立、行走、坐姿、饮食等行为甚至说话的方式中，这导致我们的神经从早到晚都处于紧绷状态，而且事实上也剥夺了我们必要的睡眠状态。

进行控制学练习要始终记住这样一个事实，你并不是想要拥有健硕的肌肉，而是致力于获得灵活的身体。过度发达的肌肉会妨碍身体的柔韧性，也会干扰其他欠发达肌肉的适当发展，只有当所有肌肉平衡发展时才能实现真正的灵活性。正常的肌肉应以与动物的肌肉大致相同的方式自然而然地发挥功能。举例来说，以后有机会时你可以去观察一只猫，它会懒洋洋地睁开眼睛，环顾四周，并在打盹后慢慢地站起来。首先，它的后腿缓慢抬起，然后缓慢放下，同时在地板上伸出爪子，悠闲地伸长其前脚（伸展其前爪）和后腿。仔细观察它伸展和放松时，所有背部肌肉实际上是怎样被拉动的。猫和其他动物之所以能够掌握这个理想的运动节奏，是因为它们经常不断拉伸和放松自己，打磨它们的爪子，以及经常扭转、蠕动、转弯、攀爬、摔跤和打架。同样还要注意猫在睡觉时是如何完全放松的，无论它们是仰卧、侧卧还是俯卧。控制学强调的就是这种不断地拉伸和放松的必要性。

在继续我们的讨论之前，我们必须要先说明一下有关脊柱的知识点，它几乎与我们身体的所有主要活动相关。脊柱由 26 块椎骨组成，每块椎骨通过椎间软骨与另一块椎骨进行分离。这种软骨充当缓冲垫以减缓突然的震动，将震荡摩擦减到最小，并且给予脊柱特有的灵活性，从而允许其更自由地发挥作用。控制学科学地反驳了如下这一流行且迂腐的说法：“你不认为你老你就不老。”控制学证明，唯一能准确地判断你的真实年龄的标准，**不是看你的年龄或是你头脑中的感觉，而是取决于你的脊柱的灵活程度**。如果你 30 岁的时候脊柱就僵硬了，那么你已经老了；如果即便你已经 60 岁了，但脊柱还是完全灵活的，那么你也是年轻的。

由于我们经常处于一种不良姿势，全世界可能约有 95% 的人有不同程度的脊柱弯曲问题，更别提其他更严重的疾病了。新生婴儿的背部是平的，因为脊柱是直的。当然，我们都知道这是天生的，不仅在刚出生时是这样，而且在整个生命历程中都应该是这样。然而，这种理想状态在成人中却很少见。当脊柱弯曲，整个身体就会偏离其自然的平衡状态，即失去平衡。我们每天都可能看到很多人有着佝偻的背部、内扣的肩膀和突出的腹部。如果脊柱保持与铅垂线一样直，背部将是平的，并且其柔韧性可以与最好的手表弹簧相媲美。

幸运的是，脊柱本身很容易矫正。因此，在垫子或地板上进行练习时，请确保遵循指示，以保持您的整个背部总是紧紧地贴在垫子或地板上。当从地板或垫子上抬起身体或将自己下放到地板或垫子上时，要总是这样做，即让脊柱的“卷起”或“展开”运动就好像在模仿一个车轮，想象其配备了“椎骨”向前或向后滚动，一节一节地“卷起”或“展开”。这些“卷起”或“展开”运动虽然缓慢，但确实可以将脊柱恢复到自然的原始状态。同时，这些运动也能相应地增加身体的灵活性，让你的肺部拥有完全排空和重新充满空气的能力。虽然实现这一切肯定需要坚持不懈的努力，但这一切都是值得的。

但如果认为仅仅通过控制学的练习，就能把一个男人或女人打造成体格健美的人，这将是一个严重错误的认识。为了更好地理解这句话，只要记住，与身体健康相关的练习有点类似于磨刀石与刀或锯子之间的关系。例如，两个同样专业的伐木工谁在工作时会先喊出“倒喽”（译者注：被砍伐的树木倒下时伐木工常发出的呼喊声）？是那个拿着钝斧头或钝锯子的人，还是那个习惯于每天打磨工具为第二天工作做好准备的人？这个问题的答案显然很简单。控制学的练习、适当的饮食和充足的睡眠必须作为我们日常运动的重要补充，为我们追求健康的道路保驾护航。身体健康的另一个重要因素是，当我们在工作时，在可能的情况下，都要找到一个固定的间隔放松休息一下，因为这种做法能够使我们在获得身体健康后维持住它的效果。一个拥有良好饮食、睡眠习惯并保持适当锻炼的人，毫无疑问，他将是那种顺应自然做到了“预防就是最好的药物”的人。

尽一切可能，享受可以得到的阳光和新鲜的空气。同时也请记住，你的身体也可以通过皮肤的毛孔呼吸，就像你的嘴、鼻子和肺部一样。保持皮肤洁净，让打开的毛孔允许随着汗水不间断地排出你体内的毒素。此外，除非你真的很冷，否则运动时不要穿毛衣，甚至不要穿轻便的服装。不管在何时何地，尽量穿短裤或者户外沙滩裤，让能够赋予生命活力的适量紫外线到达并渗透你的每一个毛孔。不要害怕冬天的寒冷。当你在户外时，尽量穿着宽松的衣服。当然，也不要忽视舒适的鞋子的重要性。正确地呼吸，正确地行走，轻快地运动，如果你遵循这些建议，你就会感觉到舒适和振奋。

记住，关于日常饮食的主要原则是只吃足够用以补充被身体消耗掉的“燃料”的食物，同时保证随时可获取充足的食物，以应对额外能量的消耗或以备不时之需。但如果只是为了满足一个人的欲望而大吃特吃，这种行为是愚蠢和危险的，会损害人的健康。这样的人永远不能真正拥有健康的身体，这毋庸置疑！年轻人和成长中的孩子自然比老年人需要更多的食物摄入量，那是因为前两者的身体正在成长，而后者已经“成熟”。

不仅是摄入食物的数量，而且摄入食物的种类也在很大程度上取决于人的职业，取决于你的身体所缺乏的东西。是否可以合理地得出这样的结论：久坐于室内办公的人比从事体力劳动的户外工作者需要更少的食物数量和种类？大量进食后立即坐着，甚至躺着（醒着或睡着），相当于给火炉装满了煤，然后关闭火炉的排气口。前者的情况将生成“毒药”，并最终会随着血液循环影响你的身体健康；后者的情况则只有一种可能，就是你的目的是在不产生足够的热量的情况下维持火焰燃烧，而不是要一团明亮、发光的火，散发出热量以温暖你的房子。你有两种选择，我相信根据常识你会做出正确的选择。因此，本书认真地建议你改善饮食习惯，适当地根据你的职业和你所缺乏的东西来选择你所需要的食物数量和种类，以此来保持自己的身体健康。

通常，那些已经习惯于在农场努力工作，或在学校有杰出运动表现，或在工厂辛勤劳动的人，即使他们现在从事的是久坐不动的室内工作，他们仍在大吃特吃。这种做法是很不明智的，因为这会让他们的体重增加，而这些增加的体重大部分是以我们所不期望的脂肪形式存在。如果人是冬眠动物，人体可以以与冬眠动物同样的方式，在长期停止活动和“休眠”时，本能地利用身体储存的能量进行自我保护。但是，人并非脂肪过剩的冬眠动物，因此这些脂肪对人来说就成了一种损害，特别是为心脏、肝脏、膀胱和消化系统等极其重要的器官和系统增加了不必要的负担。更糟糕的是，脂肪的形成和积聚直接围绕着心脏，这种额外的脂肪会给身体带来不必要的疲劳。想象一下，假若你携带一个 20 磅（译者注：约 9 千克）重的旅行袋，走过一两个街区，一切都还可以，但带着这些负担每多走过一个街区，休息的欲望就会增加，直到最终身体感到十分疲劳，这迫使你停下来休息。当终于到达目的地后你把这些负担全部卸掉的时候，你感觉多么轻松呀！当你的身体总是携带 20 磅不必要的重量时，你正做着同样的事情，只是因为体重是由整个身体承载的，而不是由你的手臂单独承担的，因此你没有意识到这一点而已。然而实际上，无论以上哪种情况都会产生疲劳。为什么不让自己摆脱这个真正的“多余的行李”呢？

不幸的是，一旦你已经超重，它就不是那么容易摆脱的了。当然，这也不是不能做到的。你需要咨询医生并进行定期的身体检查，然后遵照医生的意见和指示去做。超过 40 岁的中年人不应排斥每三个月进行一次体检，而一年一次的体检则可以满足年轻人的需要，特殊情况除外。为以防万一，每年咨询医生两次也是一种明智的做法。如果遵循这些建议，潜伏的疾病可以在早期就被发现，而那些需要长期发展才能发展为重疾的疾病，也就可以因此被扼杀在萌芽或“成长”阶段了。

如果身体的任何特定部位功能不良或有多余脂肪聚积，可以通过控制学的练习来有针对性地解决各自的问题。在可能的情况下，我们可以在整个工作日以规定的间隔重复练习控制学。但是，**务必确保所选择的练习次数不超过规定的重复数量**，如果有意或无意地忽视这点建议和指示，或许会因为运动过度给你带来负面的伤害。为什么呢？因为违反规律的运动会产生肌肉疲劳损伤。真的没有必要让肌肉疲劳。结合上述建议，专门的控制学练习才是达到身体健康的明智选择。现在让我们考虑一下关于晚上睡一个好觉的重要问题。一个安静、凉爽、通风良好的房间是最理想的。不要使用软床垫，“结实而不软”是一个比较好的床垫标准。在达到温暖的前提条件下，尽可能地使用质地轻柔的被子。不要使用太大的枕头（或两个枕头堆叠），更好的是，完全不使用枕头。

对良好的恢复性睡眠来讲，最重要的条件就是安静、没有光线、空气新鲜和精神平静。紧张的情绪通常会由于缺乏适当的运动以及糟糕的心态而加剧。对于这种情况，最好的缓解方法就是运动。所以，如果你的睡眠受到干扰，请立即起身做一些运动吧。因体力消耗而产生的身体疲劳，胜过于清醒地躺着却因紧张而产生的如毒药般的疲劳。对这方面特别有益的是脊柱“卷起”和“展开”的按摩练习，它能够放松神经并诱导健康、安静的睡眠。

现如今，几乎我们所有人都习惯于每天洗澡，但从我们的角度来看，只有小部分人真正通过洗澡实现了身体的彻底清洁。在我们看来，要实现令人满意的清洁效果的正确方法是使用良好的硬刷子（无手柄），因为这种类型的刷子迫使我们旋转和扭动我们的身体，以便够到我们想要清洁的各个身体部位——如果用带手柄的刷子则很容易够到身体的所有部位。使用上述无柄的硬刷子还能够刺激血液循环，彻底清洁皮肤的毛孔和去除死皮。你的皮肤的毛孔必须“呼吸”，如果做不到疏通和清除堵塞，它们就无法完成呼吸。你的皮肤很快会对这种看似“斯巴达式”的处理做出最满意的反应，并且在该过程中你的皮肤会变得光滑和柔软。所以，请快乐地、尽情地洗澡吧！

最后，从入门课程开始，每个练习都应该做到熟练掌握，然后再逐步进阶至下面的练习。仔细研究每个动作，不要尝试其他任何的动作练习，直到你掌握了当下练习的规范动作，然后再按照课程体系循序渐进，直到最后，你的整个身体完全在自我意识的控制下。

控制学的练习结果

只有当身体的整个机制处于完美的控制下时，才能成功地获得良好的体态。优雅的体态是控制学课程训练的自然结果。正如一个平稳运行的汽车发动机是恰当的部件正确组装的结果，使其以最小的油耗得以操作，并具有相对较小的磨损。身体的正常运作同样如此，这是身体拥有和谐结构的体现，是控制学练习的直接结果，我们称之为身体健康。这反映了身体、心理和精神这三部分的协调和平衡，也造就了完美的姿态，包括坐姿、站姿或步行姿态。我们只需要利用大约 25%的能量来维持这些姿态，而剩余的 75%能量以储备的形式随时用于满足任何可能的紧急情况的需要。

正确行走的艺术，简单来讲就是在适当的站立姿势上轻微向前倾斜，当身体的重心维持稳定且平衡地过渡到一侧足部的前脚掌之后，再提起另一侧的足部交替向前迈步。小心不要锁住膝盖，因为这样会冲击脊柱以及中断有节奏的行走动作。

站立也很重要，应该在任何时候都反复练习，直到掌握它。首先，采取正确的姿势，然后在疲劳时，将身体的重心从一侧移动到另一侧，同时停留一会儿。注意不要把你的髋部向外推出或锁住你的膝盖。以一种轻微摇摆的优雅的动作前进，就像微风吹过一片准备收割的麦田，使麦田优雅地从根部到尖端呈“波浪形”摇摆。永远不要弯腰驼背，因为这样会压迫肺部，挤压其他重要器官，还会使背部弯曲，破坏原本稳定于前脚掌上的平衡。

如果从一开始就严格遵循指示进行练习，那么，你将毫无疑问地获得自我意志控制下的身体健康。你将真正坚实地打下控制学的基础，而这个基础本身就建立在真实、健全和独特的科学原则上。因此，控制学的科学和艺术将永远存在下去。随着你在自学中的进步，你会逐渐理解没有什么是不能学习的。这些练习，实际上将成为你自己的一部分，并安全地存储在你的潜意识里面。就像你已经学会了如何骑自行车、游泳或驾驶汽车，你永远不用担心在你需要使用这些技能时会忘记它们，因为它们根植于你的潜意识中。所以简单地说，这只是一个“重新强化”那些因为长时间不运动而变得“虚弱”的肌肉的问题。

随着身体、心理和精神三者完美地协调统一，我们成了一个积极、机敏、自律的人，难道还有比这更美好的吗？再说，若要容纳一个总是能够成功应对现代生活中各种复杂问题的平衡的内心，那么显然一个没有神经紧张和过度疲劳的身体是天然的理想处所。这将会让你平静地面对并解决你的个人问题。

对于如此幸运地生活在当下的人们来说，获得和享受身体的健康、内心的平静和精神的平和是无价的。然而，这是我们为之奋斗的理想目标。在我们看来，只有通过控制学这种独特的三位一体的方式才能够平衡身体、心理和精神，自信也会随之而来。古代雅典人非常智慧地采纳并践行了罗马人的格言：“健全的心智寓于健全的身体。”而希腊人用行动来践行他们的格言时表现出了极大的智慧——自信、沉着，这也让他们更加接近自己的目标，拥有实现自我价值的能量和意志力并且对生活总是充满热爱，这是践行控制学的结果。这样我们就获得了幸福，真正的幸福难道不是源于把有价值的工作做好，同时享受从娱乐和放松中获得的满足感吗？

所以，你渴望实现的三位一体的目标，也许只有控制学可以给予你帮助。我们不想说再见，只希望送上真挚的祝福，你的努力将使你走向成功，它将与你自身永恒的幸福紧密相关。

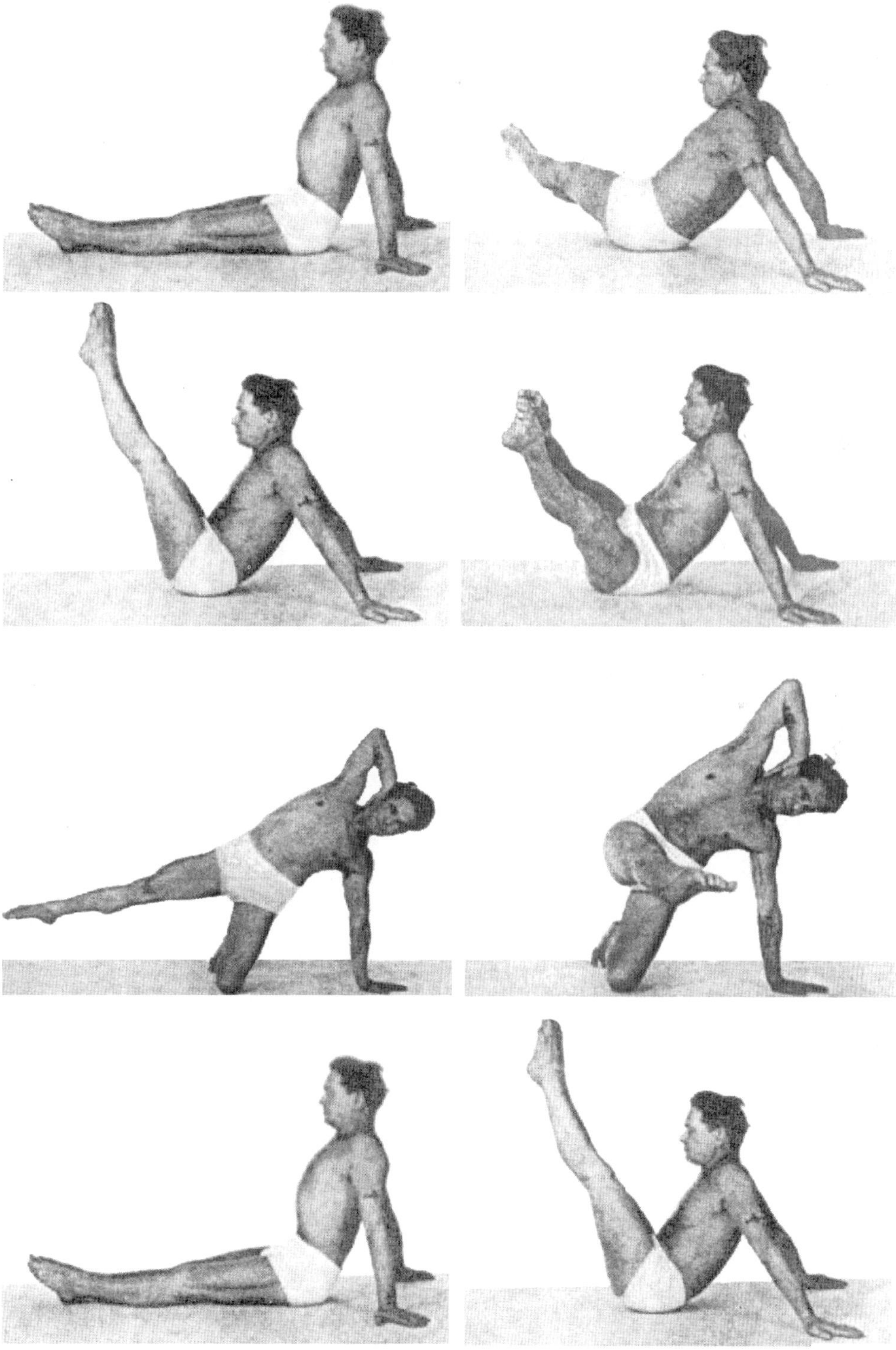

体式训练

1 百次拍击 The Hundred

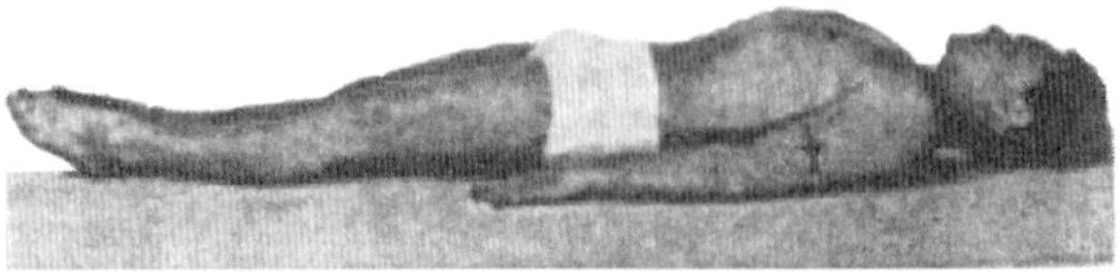

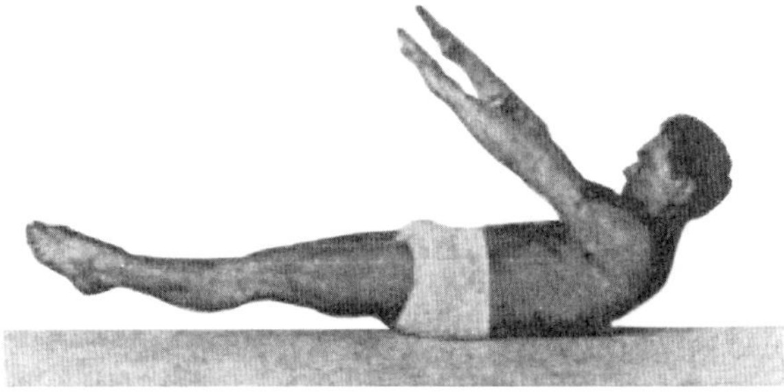

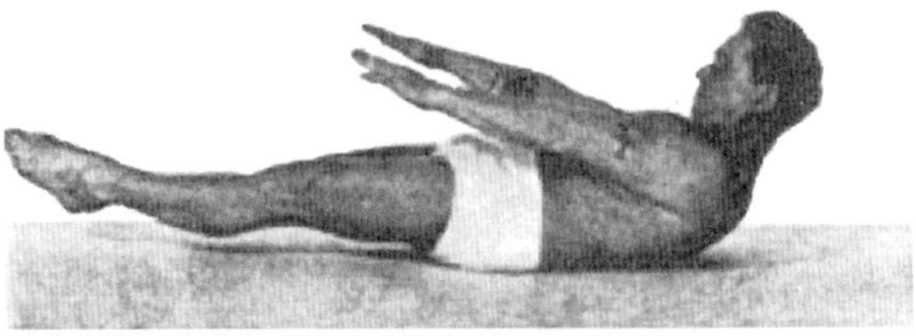

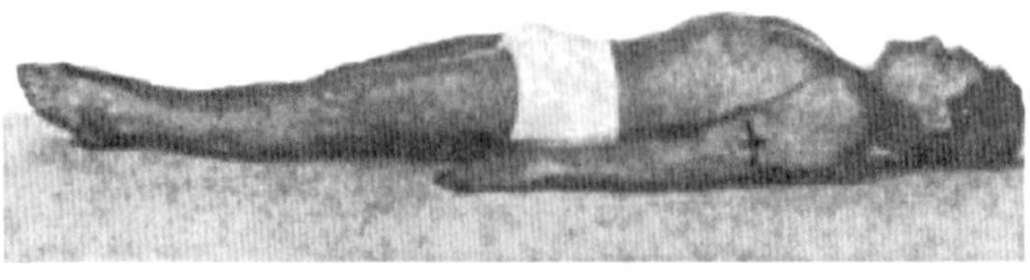

“百次拍击”的训练指导

The Hundred

体式一

1. 仰卧，将身体平躺在垫子或地板上；

2. 向前伸展手臂（双手与肩同宽，放在身体两侧，掌心向下）；

3. 向前伸展腿部（双腿合并，膝关节伸直）；

4. 向前和向下伸展脚趾（绷脚尖）。

体式二

1. 缓慢地吸气；

2. 将双腿抬离地面约 5 厘米；

3. 将头部抬起并用眼睛注视脚趾；

4. 将双臂抬起至高于大腿 15~20 厘米的距离。

体式三

1. 缓慢地呼气；

2. 抬起、放下你的两条手臂（有强度地拍击）；

3. 从肩部的位置开始，手臂不可接触身体，手臂拍击的距离保持在 15~20 厘米；

4. 做 5 次动作并在心里默默地数着；

5. 缓慢地呼气；

6. 重复 5 次相同的动作；

7. 缓慢地吸气；

8. 开始时先做 20 次，然后逐渐地增加次数，每次只增加 5 次，直到你达到了最高极限 100 次，千万不要超过 100 次。

体式四

完全地放松。

注意

一开始的时候，你可能没法做得像图中示范的那样好，这也恰恰证明了这样的练习对你是有益处的。然而，随着日积月累和不懈的坚持，你终将做得和图中示范的那样，这同时伴随着收获健康。

2 长躯席卷 The Roll Up

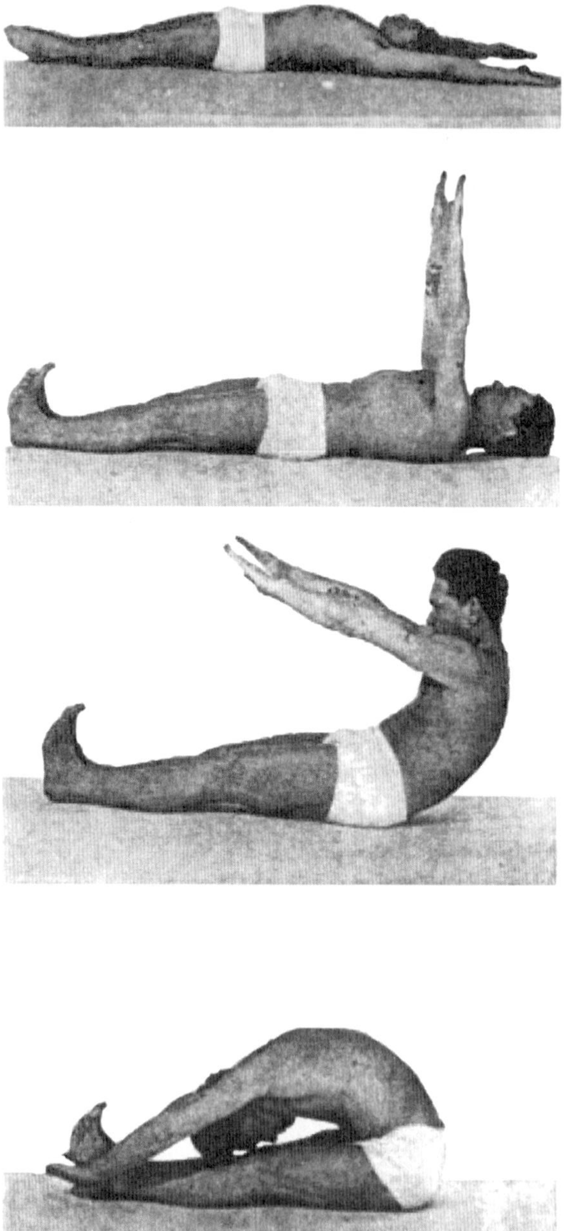

“长躯席卷”的训练指导

The Roll Up

体式一

1. 仰卧平躺在垫子或地板上；

2. 向后伸展手臂（双手与肩同宽，掌心向上）；

3. 向前伸展腿部（双腿合并，膝关节伸直）；

4. 向前和向下伸展脚趾（绷脚尖）。

体式二

1. 以缓慢地吸气开始，并将双臂（与肩同宽）屈曲到与身体成直角的位置；

2. 勾脚向上。

体式三

1. 继续缓慢地吸气，同时将头部向前、向下卷动，直到下颚触碰到胸部；

2. 然后开始缓慢地呼气，同时慢慢地将身体向上和向前卷起。

体式四

1. 缓慢地呼气，同时将身体继续向前卷动，直到额头可以触碰到腿；

2. 缓慢地吸气，同时回归到体式三、二、一。

标注

重复练习以上动作 3 次。每次不仅要将身体全部伸展开，而且要将身体一次比一次伸展得更远和更直。

此练习可以强化腹部肌群，灵活脊柱。

注意

体式一：脊柱需贴紧地面或垫子；收紧身体（不要弯曲手臂或腿部）。

体式三：将双腿用力压向地面。如果一开始做不到的话，可以在脚下放置垫子作为辅助。

体式四：双腿必须保持水平压在垫子或地板上（膝关节伸直）；手掌必须在垫子或地板上保持水平（手臂笔直地向前伸展）。

3 超越卷动 The Roll-over With Legs Spread

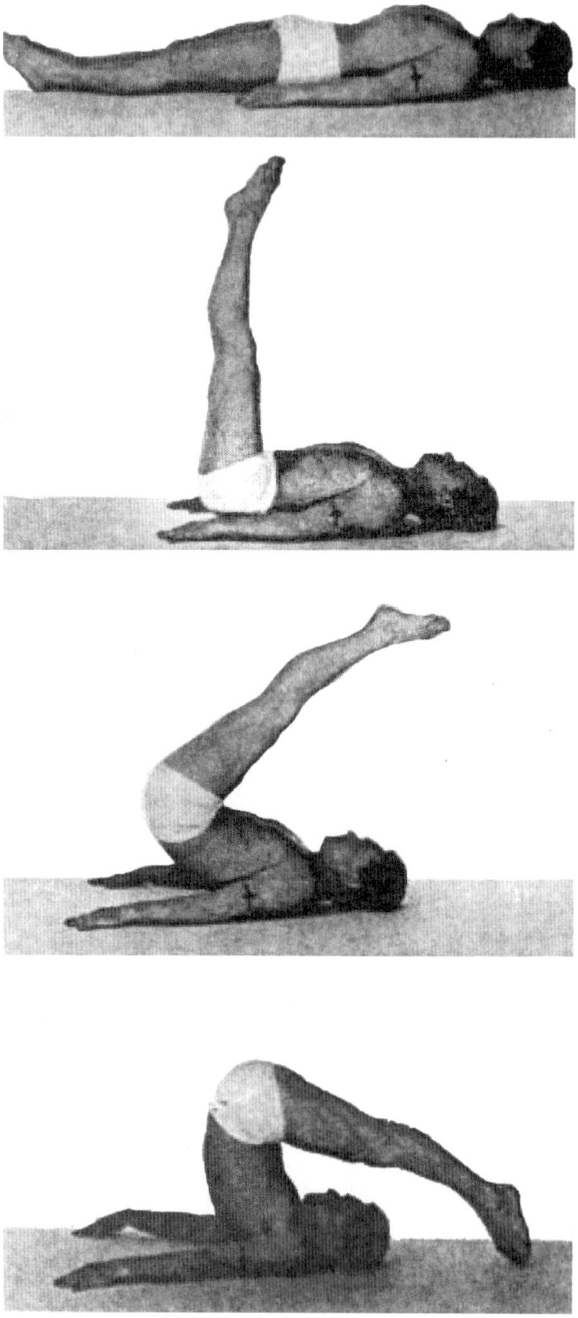

“超越卷动”的训练指导

The Roll-over With Legs Spread

体式一

1. 如图仰卧；

2. 将身体平躺在垫子或地板上；

3. 向前伸展手臂（双手与肩同宽，放在身体两侧，掌心向下）；

4. 向前伸展腿部（双腿合并，膝关节伸直）；

5. 向前和向下伸展脚趾（绷脚尖）。

体式二—三—四

1. 缓慢地吸气；

2. 将腿伸直抬高并且越过头顶，直到脚趾触碰到垫子或者地板；

3. 缓慢地呼气；

4. 将手臂用力地压向地板或垫子；

5. 将两腿尽量地分开。

体式四—三—二

1. 缓慢地吸气；

2. 开始缓慢地往下卷动；

3. 双腿（用力地）伸直（尽量地分开），直到脊柱接触到垫子或地板；

4. 缓慢地呼气；

5. 回到如图所示的下一个体式；

6. 双腿的高度距离垫子或地板约 5 厘米。

标注

重复练习以上动作，以双腿合并作为起始体位重复练习 5 次。接着，再以双腿尽可能地分开为起始体位重复练习 5 次。

注意

体式三： 保持双腿（收紧，膝盖伸直）尽量分开，向下卷动时，注意脊柱逐节运动。

体式四： 保持背部和头部紧贴垫子或地板。

4 单腿画圈 The One Leg Circle

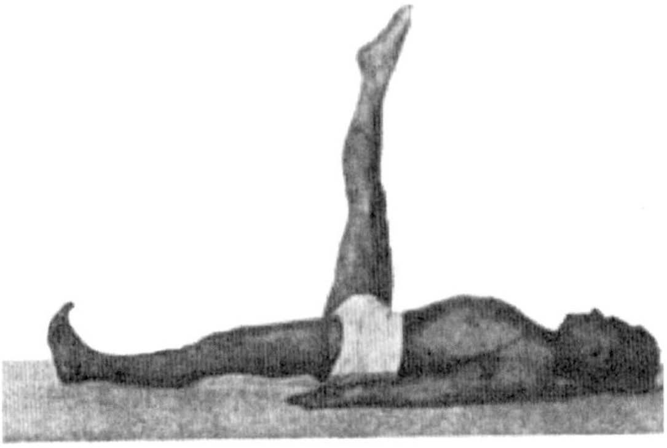

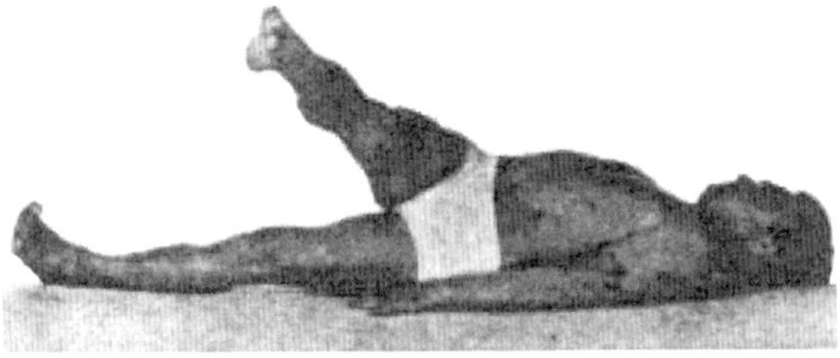

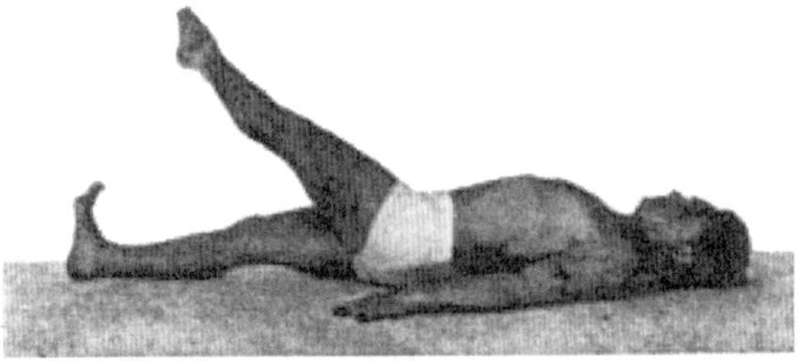

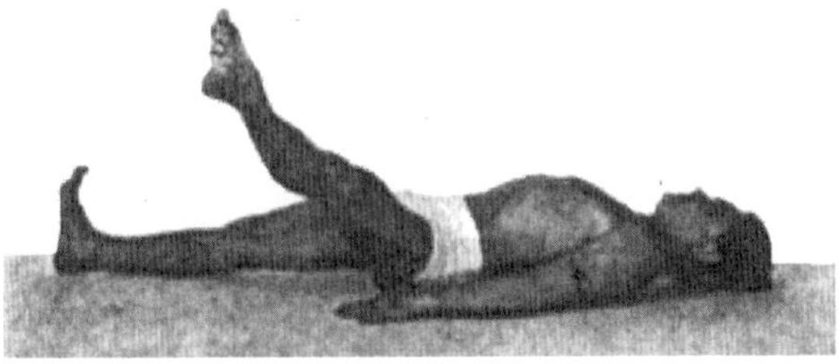

“单腿画圈”的训练指导

The One Leg Circle

体式一

1. 将身体平躺在垫子或地板上；

2. 向前伸展手臂（双手与肩同宽，放在身体两侧，掌心向下）；

3. 将右腿伸直抬高到与身体呈 90 度，向前、向下伸展脚趾（绷脚尖）；

4. 勾左脚，脚趾指向天花板。

体式二

1. 缓慢地呼气，将右腿缓慢地放下，越过左边的大腿，同时让右腿在空中画一个从左到右的半圆；缓慢地吸气，抬高右腿完成另一半的半圆。

2. 缓慢地呼气，将左腿缓慢地放下，越过右边的大腿，同时让左腿在空中画一个从右到左的半圆；缓慢地吸气，抬高左腿完成另一半的半圆。

体式三、体式四

1. 缓慢地吸气，并抬高左腿，越过右边的脚踝，画一个从右到左的半圆；缓慢地呼气，并下落左腿，完成另一半的半圆。

2. 缓慢地吸气，并抬高右腿，越过左边的脚踝，画一个从左到右的半圆；缓慢地呼气，并下落右腿，完成另一半的半圆。

（译者注：该体式三、体式四对应的第三张图和第四张图仅展示左腿的动作。）

标注

每条腿各重复练习以上动作 5 次。

注意

体式一： 保持右脚绷脚尖，即指向前方和下方（膝盖伸直）；保持左腿紧紧地贴在垫子或地板上，保持左脚勾脚尖；头部和肩部紧贴垫子或地板。

体式二： 除右边的髋部是抬高的外，其余的注意事项同体式一。

体式四： 除左边的髋部是抬高的外，其余的注意事项同体式二。用腿画圈时，尽量将腿摆动得越远越好，但是要保持头颈和肩膀紧紧地贴在垫子或地板上。

5 滚动如球 Rolling Back

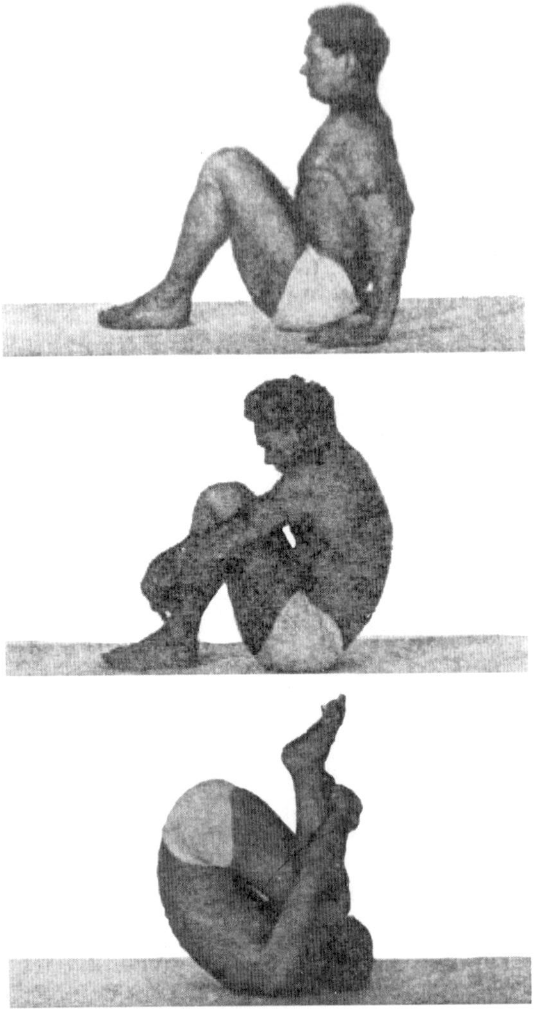

“滚动如球”的训练指导

Rolling Back

体式一

采取如图所示的姿势。

体式二

1. 用手臂紧紧地抱住腿部；
2. 将大腿拉向胸部；
3. 向前和向下点头并让下颚接触到胸部；
4. 绷直脚尖；
5. 缓慢地吸气；
6. 向后滚动身体到体式三。

体式三

1. 缓慢地呼气；
2. 返回到体式二。

标注

重复练习以上动作 6 次。

注意

体式二：含胸、弓背、低头，让双脚紧贴在垫子或地板上。

6 单腿伸展 One Leg Stretch

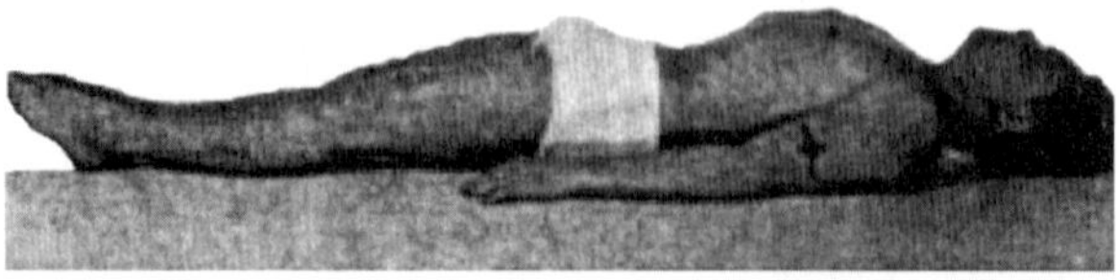

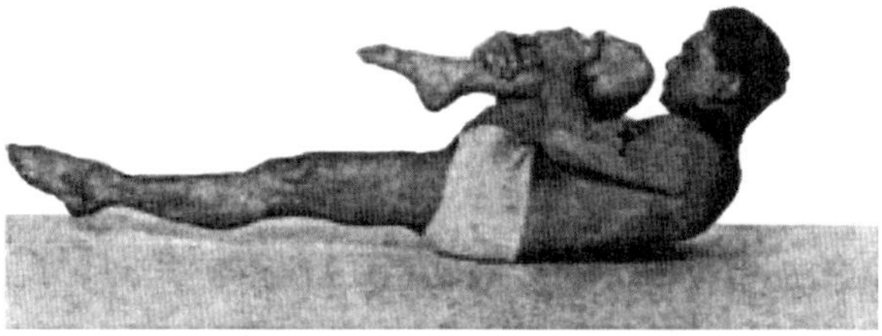

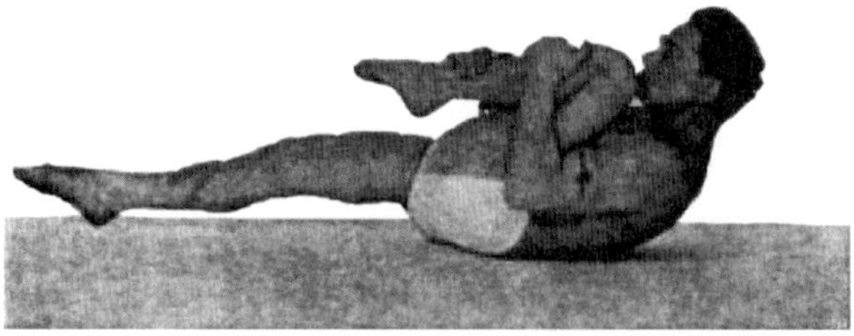

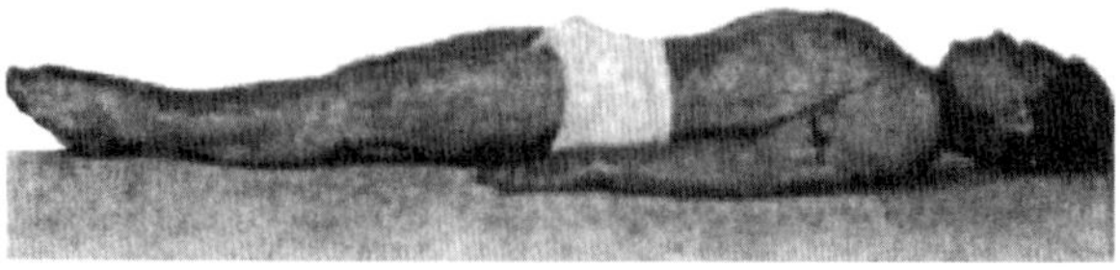

“单腿伸展”的训练指导

One Leg Stretch

体式一

将整个身体平躺在垫子或地板上。

体式二

1. 向前低头直到下巴接触到胸部；

2. 接着，缓慢地吸气的同时，双手抱住右腿，并将右腿尽量拉向胸部的位置；

3. 保持左腿向前延伸（膝盖伸直）；

4. 向前、向下绷直脚尖；

5. 左脚脚跟抬离地面约 5 厘米。

体式三

1. 向前低头直到下巴接触到胸部；

2. 接着，缓慢地吸气的同时，双手抱住左腿，并将左腿尽量拉向胸部的位置；

3. 保持右腿向前延伸（膝盖伸直）；

4. 向前和向下绷直脚尖；

5. 右脚脚跟抬离地面约 5 厘米。

标注

双腿各重复练习以上动作 5 次（随着练习时间的增加，强度可以逐渐增加到 12 次）。

注意

体式二：下巴必须接触到胸部；眼睛必须能够看到脚趾；脚跟必须抬离垫子或地板约 5 厘米。

7 双腿伸展 Double Leg Stretch

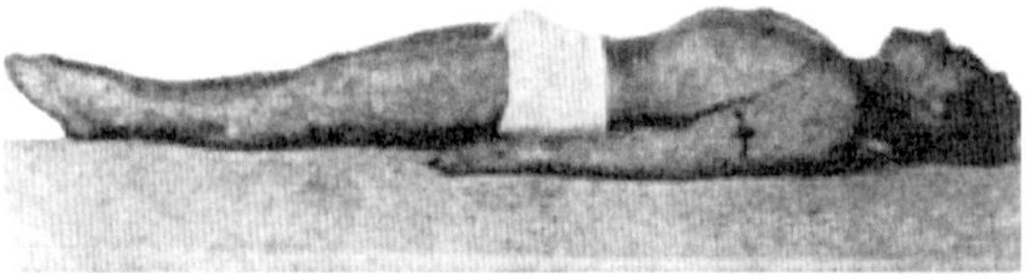

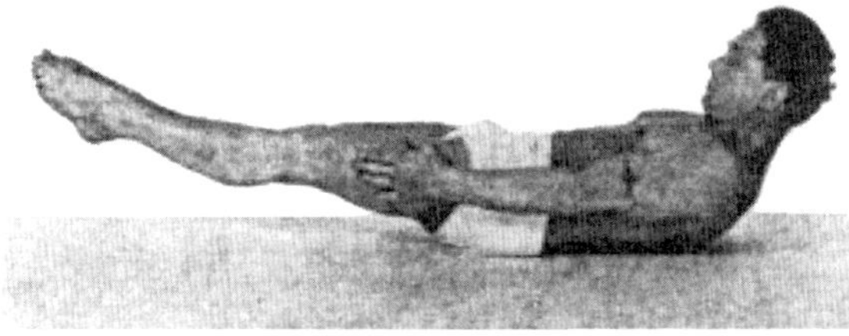

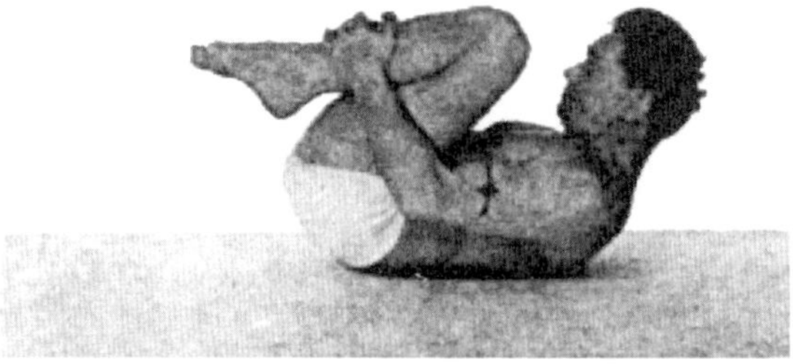

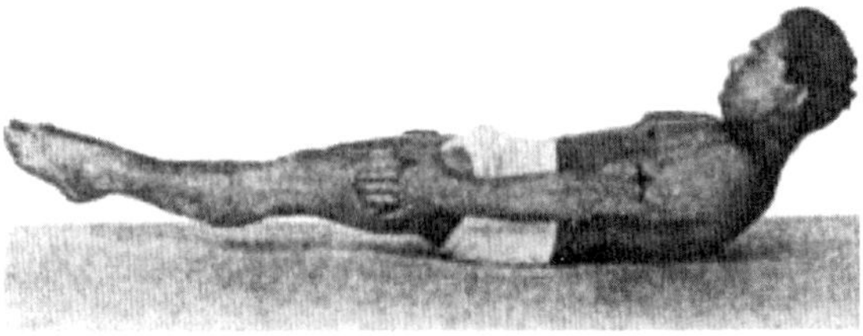

“双腿伸展”的训练指导

Double Leg Stretch

体式一

1. 采取如图所示的姿势；
2. 放松整个身体；
3. 双腿合并收紧，并向后伸展；
4. 膝盖伸直，脚尖绷直；
5. 手臂放在身体两侧并找到延伸感，掌心向下。

体式二

1. 缓慢地吸气；
2. 将头抬起，下巴接触胸口；
3. 双臂伸直向前伸展，并用力压向大腿；
4. 脚跟抬离垫子或地板约 5 厘米；
5. 掌心向内。

体式三

1. 缓慢地呼气；
2. 将双腿同时向上、向前拉起来；
3. 用手腕将双腿锁住，就如图中所展示的那样；
4. 继续将腿拉向你的身体并下压双手与胸部形成对抗。

体式四

缓慢地吸气。

标注

初阶练习强度为 6 次，进阶后可以增加到 12 次。

注意

体式二：头部向胸口方向下压；腹部收缩；脚跟抬离垫子或地板约 5 厘米。

8 脊柱前伸 The Spine Stretch

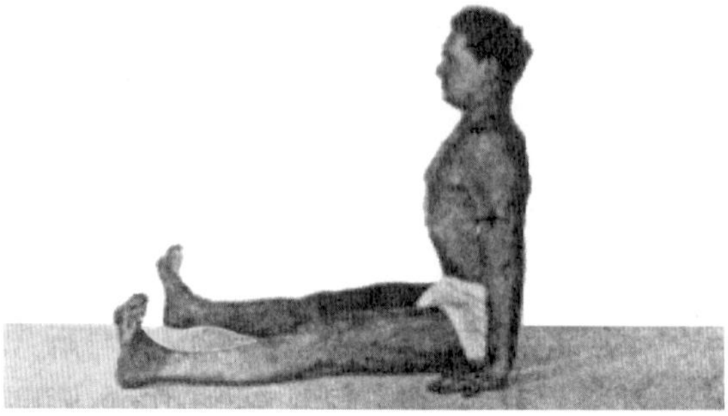

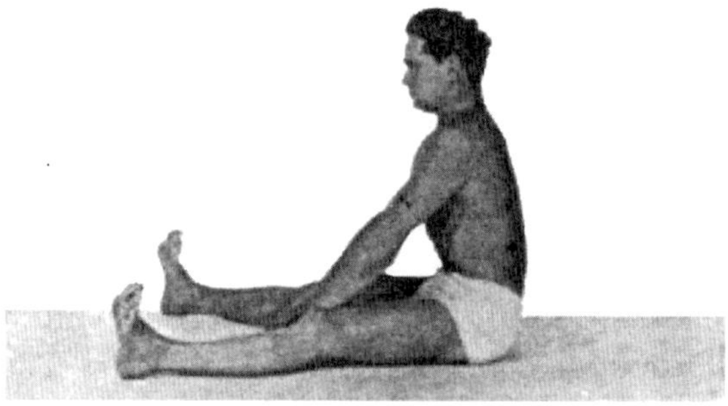

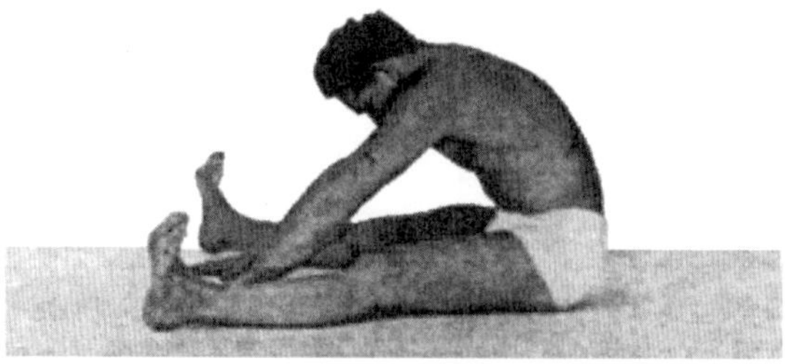

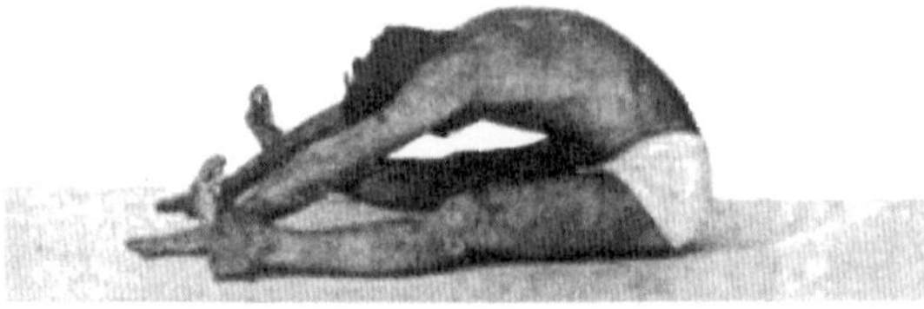

“脊柱前伸”的训练指导

The Spine Stretch

体式一

1. 采取如图所示的姿势；

2. 将两腿尽量地分开；

3. 勾脚向上。

体式二

1. 自然地将手掌放在垫子或地板上；

2. 向前方伸展手臂，并保持手掌贴在垫子或地板上；

3. 低头，下巴接触胸口；

4. 先用 3 次滑行动作将你的上半身尽量地往前伸展和拉长，直到你认为你已经达到了体式三和体式四图示的样子。

（译者注：原著中无体式三和体式四的文字介绍，上文提及的体式三和体式四应是对应第三张图和第四张图的动作。）

标注

重复练习以上动作 3 次，每一次练习都尝试着尽量地把自己的身体伸展得更远。

注意

练习第四张图的动作时，持续缓慢地呼气，将腹部向内收缩，并让下巴内收压向胸口。

9 分腿滚动 Rocker With Open Legs

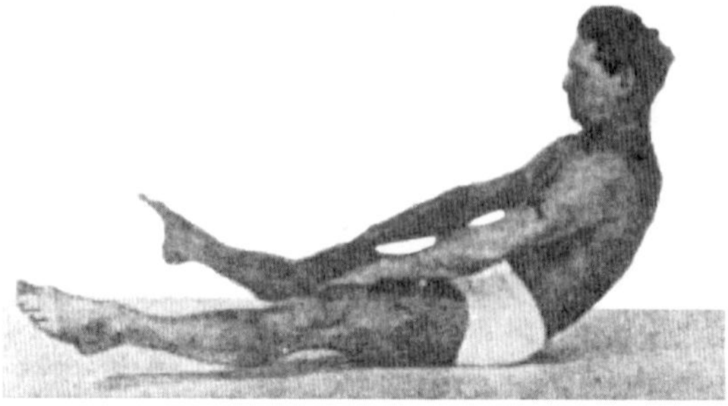

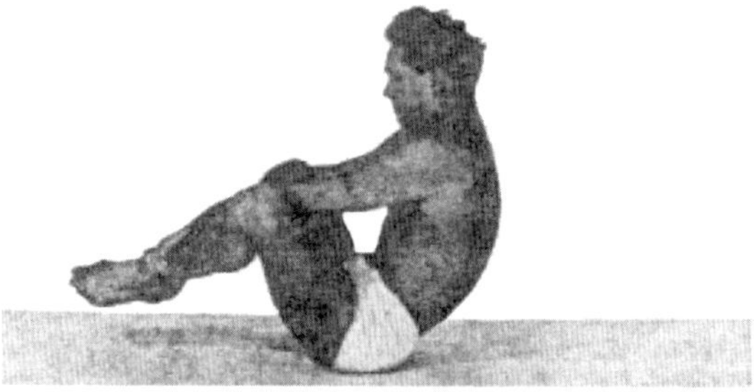

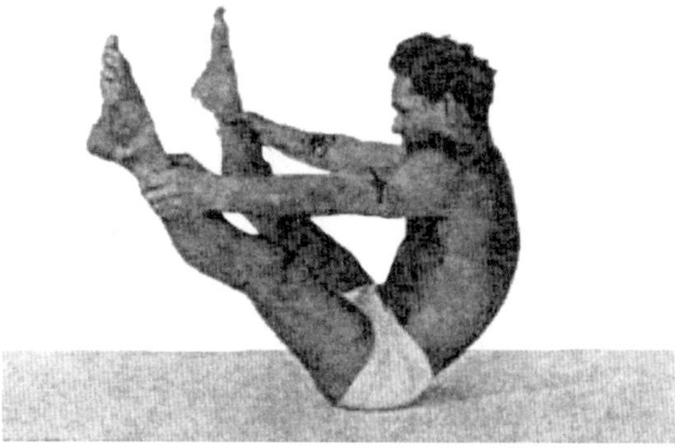

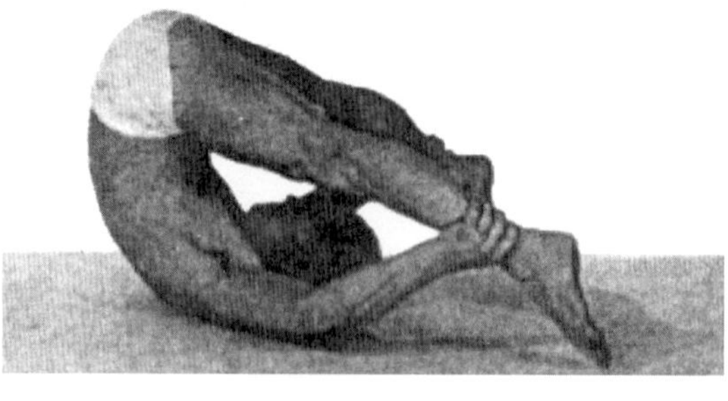

“分腿滚动”的训练指导

Rocker With Open Legs

体式一

采取如图所示的姿势。

体式二

1. 屈膝；

2. 缓慢地吸气。

体式三

1. 双手紧紧地抓住脚踝；

2. 绷脚尖，膝盖伸直；

3. 将两腿尽量向外、向上打开；

4. 保持腹部尽可能地向内收缩；

5. 下巴贴紧胸口。

体式四

1. 缓慢地呼气；

2. 向后滚动，并尝试用脚趾触碰垫子或地板。

标注

重复练习前后滚动的动作 6 次。

注意

体式三：保持手臂和腿部的刚性（肘关节和膝关节要保持伸直），脊柱是往复滚动的支点，再向后滚动到体式四，接着再向前滚动回到体式三的阶段。头要保持压向胸口，同时手臂也要向腿部方向用力前伸，直到你达到体式三的姿势，然后尝试在这个位置上保持平衡。

10 空中瓶塞 The Cork-Screw

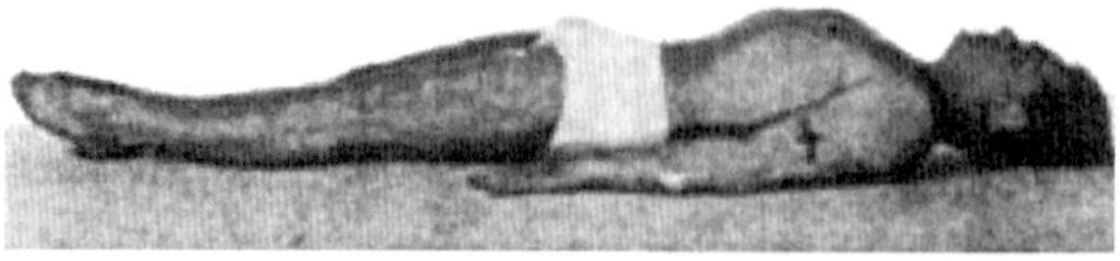

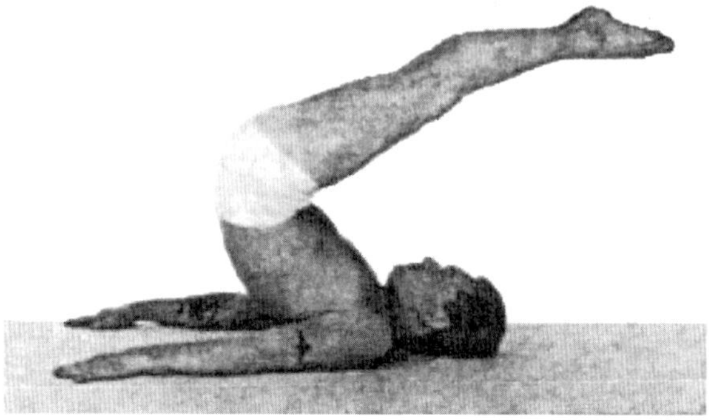

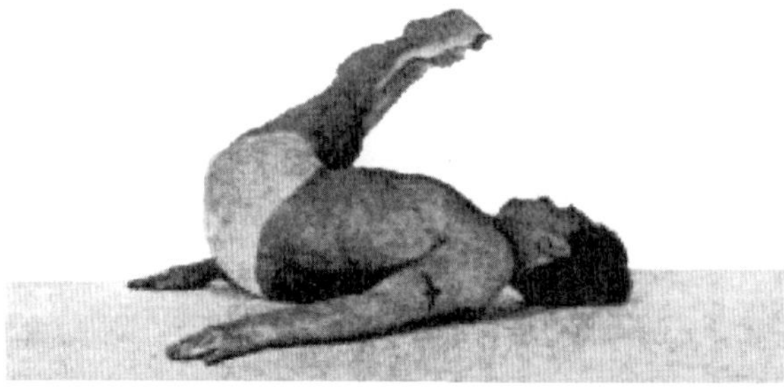

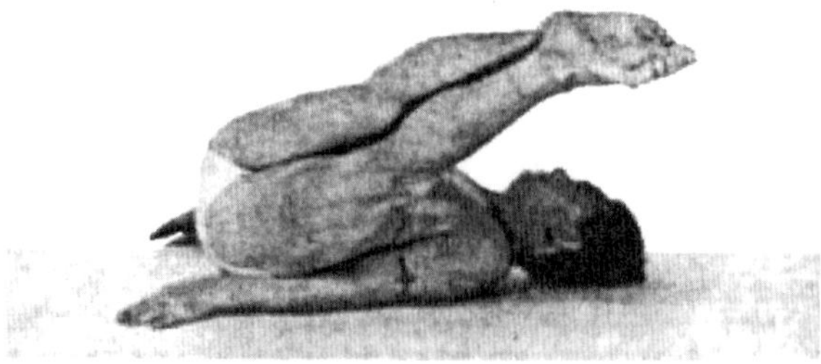

“空中瓶塞”的训练指导

The Cork-Screw

体式一

1. 采取如图所示的姿势，整个脊柱放松；

2. 手臂伸直并且接触身体，掌心向下。

体式二

1. 缓慢地吸气，同时双腿合并并抬高向上和向后卷起；

2. 整个身体的重力压在肩部、手臂和头部，膝盖伸直，脚尖绷直。

体式三

1. 缓慢地呼气，下落并拢的双腿但是不要触碰到垫子或地板；

2. 膝盖伸直，脚尖绷直；

3. 像开瓶器一样旋转躯干，直到身体的一部分落向垫子或地板的右侧。

体式四

1. 缓慢地吸气；

2. 双腿完成一个完整的从右到左的圆圈动作并且尽量地向远处延伸；

3. 接着回到体式二。

体式三

1. 缓慢地呼气，下落并拢的双腿但不要触碰到垫子或地板；

2. 膝盖伸直，脚尖绷直；

3. 像开瓶器一样旋转躯干，直到身体的一部分已经落到了垫子的左侧。

体式四

1. 缓慢地吸气；

2. 双腿完成一个完整的从左到右的圆圈动作，并且尽量地向远处延伸；

3. 接着回到体式二。

（译者注：上文重复出现的体式三和体式四是相反方向的同样动作。）

标注

重复练习以上动作 3 次。

此练习可以强化颈部和肩部，并且是一个对脊柱和深层组织的按摩动作。

注意

体式三、体式四：当做画圈动作时，保持手臂伸直，双肩压向垫子或地板。

11 旋体拉锯 The Saw

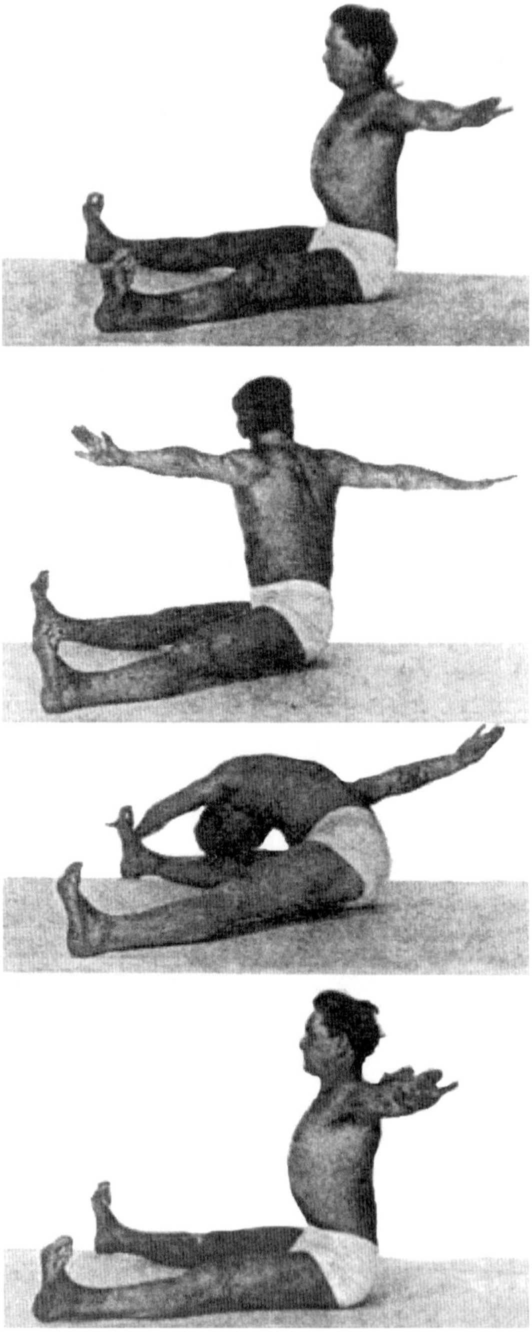

“旋体拉锯”的训练指导

The Saw

体式一

1. 采取图中所示的姿势，将手臂尽量地分开；

2. 抬头，收下巴，挺胸，收紧腹部；

3. 手臂（与肩同高）向后打开直到肩胛骨完全收紧。

体式二

（仅是躯干部分）向右旋转到最大幅度。

体式三

1. 向前、向下屈曲脊柱到最大幅度，直到左手可沿对角线伸到右脚位置；

2. 缓慢地呼气；

3. 同时让身体做“拉锯”似的动作，在这个体位上做 3 次身体的前后滑动动作，每次都尽量向前伸展身体。

体式四

1. 返回到如图所示的姿势；

2. 缓慢地吸气；

3. 回到体式一。

体式二

（仅是躯干部分）向左旋转到最大幅度。

体式三

1. 向前、向下屈曲脊柱到最大幅度，直到右手可沿对角线伸到左脚位置；

2. 缓慢地呼气，同时让身体做似“拉锯”的动作，在这个体位上做 3 次身体的前后滑动动作，每次都尽量向前伸展身体。

（译者注：重复出现的体式二和体式三是相反方向的同样动作。）

标注

重复练习以上动作 3 次。

注意

体式二： 在做体式三之前旋转身体。

体式三： 如图所示，将抬起的手臂尽量地向后和向上伸展。

12 天鹅下潜 The Swan-Dive

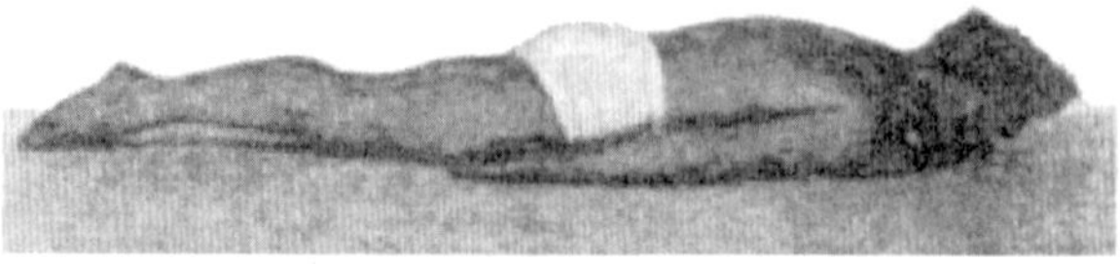

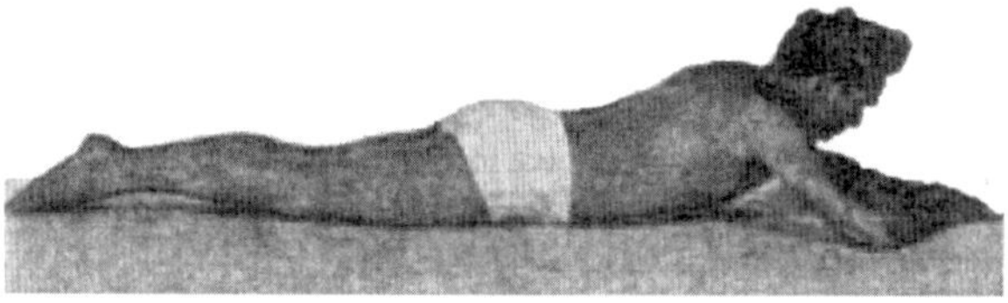

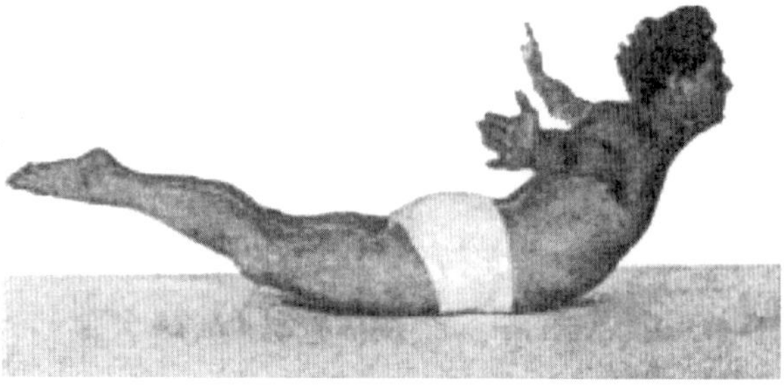

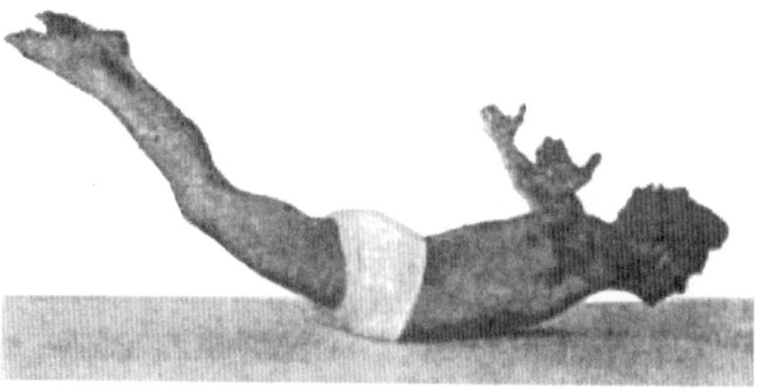

“天鹅下潜”的训练指导

The Swan–Dive

体式一

采取如图所示的姿势。

体式二

采取如图所示的姿势。

体式三

1. 缓慢地吸气；
2. 将头部向上和向后尽可能地抬起；
3. 将胸部从地面抬起；
4. 将手臂从身体的两侧向上抬起，肩部后缩收紧；
5. 掌心转向天花板；
6. 双腿并拢抬高并伸展（两侧膝关节绷直），绷直脚尖；
7. 保持身体的刚性，收紧背部。

体式四

1. 当你向前摆动时，缓慢地呼气；
2. 当你向上摆动时，缓慢地吸气。

标注

重复练习以上“滚动”的动作 6 次。

注意

体式三：保持背部收紧，双腿始终抬离垫子或地板，头部向后，手臂收紧并保持刚性，肩部后缩锁紧。

13 单腿上踢 The One Leg Kick

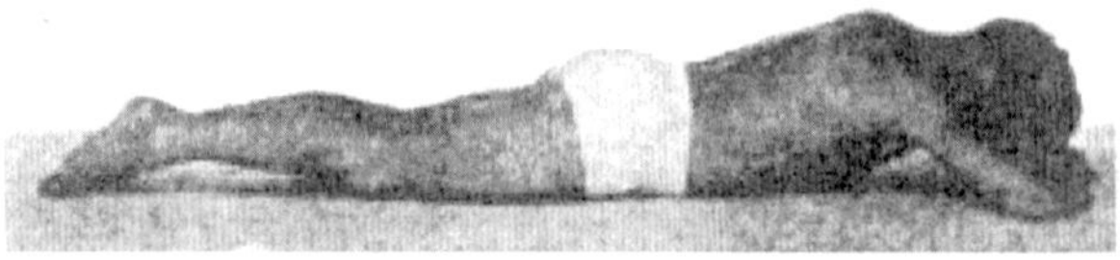

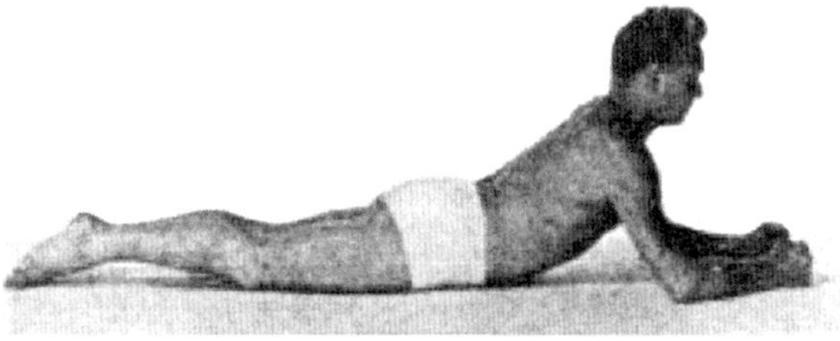

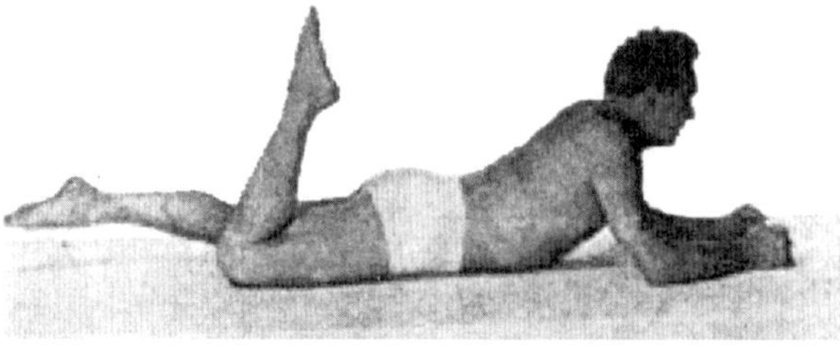

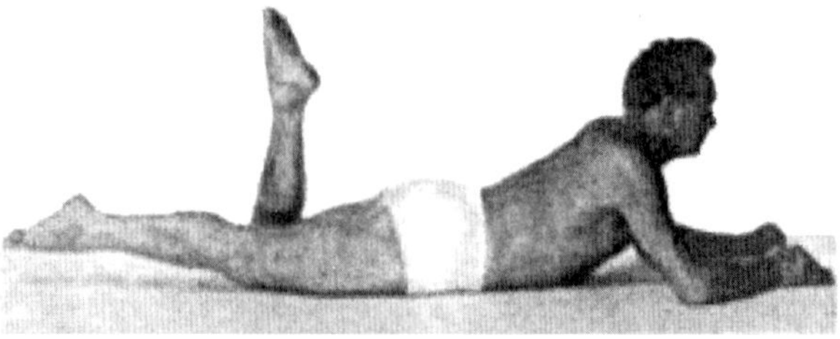

“单腿上踢”的训练指导

The One Leg Kick

体式一

1. 采取如图所示的姿势；
2. 身体平卧，将头部置于弯曲的双臂上方；
3. 双手握拳；
4. 双腿并拢向后伸直，绷直膝盖。

体式二

1. 以腹部支撑身体；
2. 将头部和胸部抬离垫子或地板；
3. 双臂向前伸展至适当的角度；
4. 双手握拳置于垫子或地板之上；
5. 双腿并拢并用力延伸；
6. 保持膝盖伸直，脚尖绷直。

体式三

1. 缓慢地吸气；
2. 双腿抬高大约 5 厘米；
3. 试着将右脚脚后跟快速地踢向臀部。

体式四

1. 缓慢地呼气；
2. 向后伸展右腿；
3. 腿部抬高大约 5 厘米；
4. 与此同时，试着将左脚脚后跟快速地踢向臀部。

标注

左右腿各重复练习以上动作 6 次。

注意

体式二：保持头部抬高，胸部始终在垫子或地板的上方。

体式三：保持脚尖绷直并且始终悬在垫子或地板上方。

（译者注：根据原著图片示范，以上动作的原版英文描述与图示存在出入，为了更利于读者理解，在翻译成中文时，已根据原著图片示范对动作描述进行修正调整。）

14 双腿上踢 The Double Kick

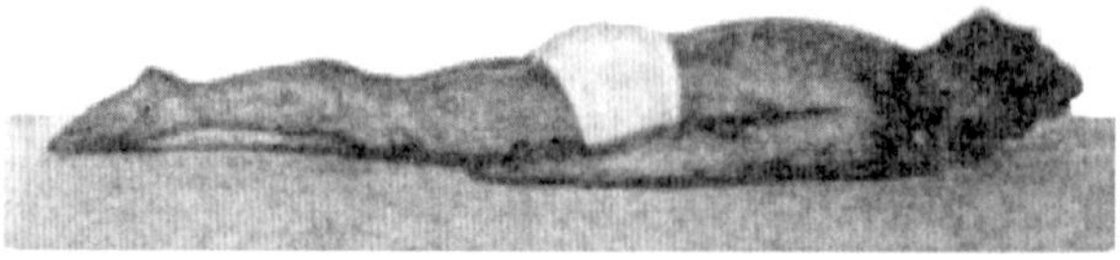

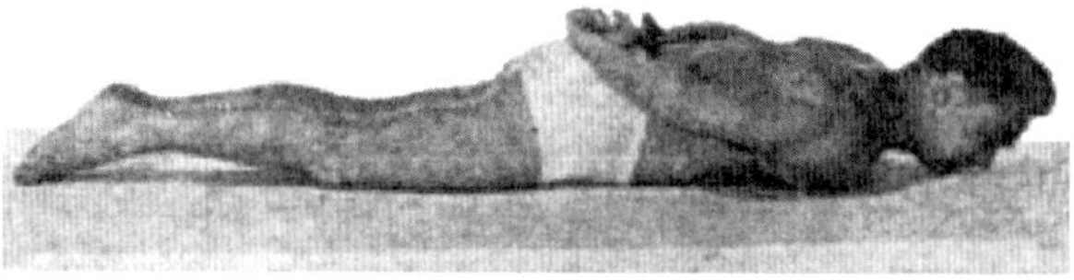

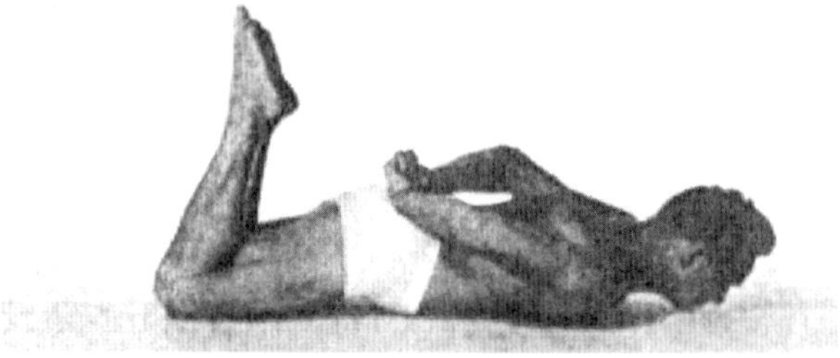

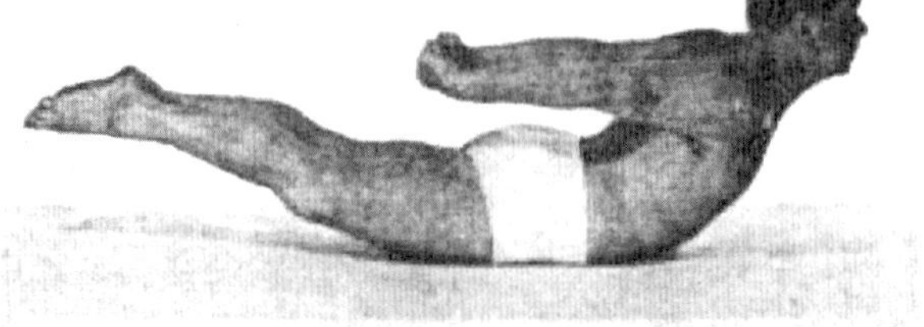

“双腿上踢”的训练指导

The Double Kick

体式一

1. 采取如图所示的姿势；

2. 双臂向后伸展，用力压向身体的两侧；

3. 面部朝下，下巴接触地板或垫子；

4. 脚尖绷直，膝盖伸直。

体式二

1. 下巴置于地板或垫子上方；

2. 将手臂上下交叠放在背后；

3. 用右手握住左手的手指；

4. 双腿并拢并极力向后伸直；

5. 膝盖伸直，脚尖绷直；

6. 双腿抬离地板或垫子约 3 厘米。

体式三

双腿屈膝抬高到与地面垂直的位置。

体式四

1. 缓慢地吸气；

2. 抬高胸部，同时将头部尽可能地后仰；

3. 与此同时，双臂伸直收拢，向上抬离身体并尽可能地后伸；

4. 接着，保持收拢的双腿做快速的后踢动作；

5. 然后，保持双腿抬升尽量远离地板或垫子。

标注

重复练习以上动作 5 次。

注意

体式四：让头部抬得尽量高；保持在不触碰身体的条件下尽量地让手臂向后伸展。

15 引颈前伸 The Neck Pull

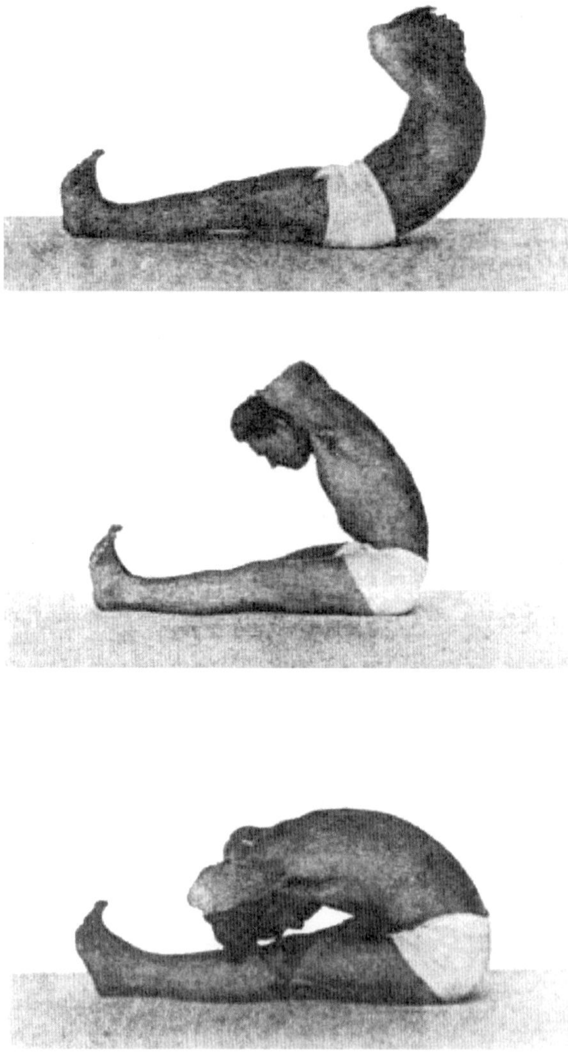

“引颈前伸”的训练指导

The Neck Pull

体式一

1. 采取如图所示的姿势；

2. 缓慢地吸气；

3. 双手手指交叉置于头部后侧，勾脚尖向上。

体式二

1. 头部前屈，下巴接触胸口，腹部向内收缩；

2. 保持勾脚尖向上，让脊柱向前弓起并离开垫子或地板。

体式三

1. 缓慢地呼气；

2. 收紧双腿并用力压向垫子或地板；

3. 如图所示，缓慢地将身体向上、向前抬起来，保持勾脚向上。

体式四

1. 缓慢地呼气；

2. 向前屈曲身体，直到头部尽可能地去触碰膝盖；

3. 保持肘关节一直向后，直到肩胛骨收紧为止；

4. 缓慢地吸气；

5. 回到体式三的姿势；

6. 缓慢地呼气；

7. 返回到体式二和体式一的姿势。

标注

重复练习以上动作 3 次。

注意

体式一：保持勾脚向上。

体式二：保持双腿用力压向垫子或地板（如果需要，可以在脚下放一个靠垫）。

体式四：保持肘关节向后直到肩胛骨收紧为止。

16 空中剪刀 The Scissors

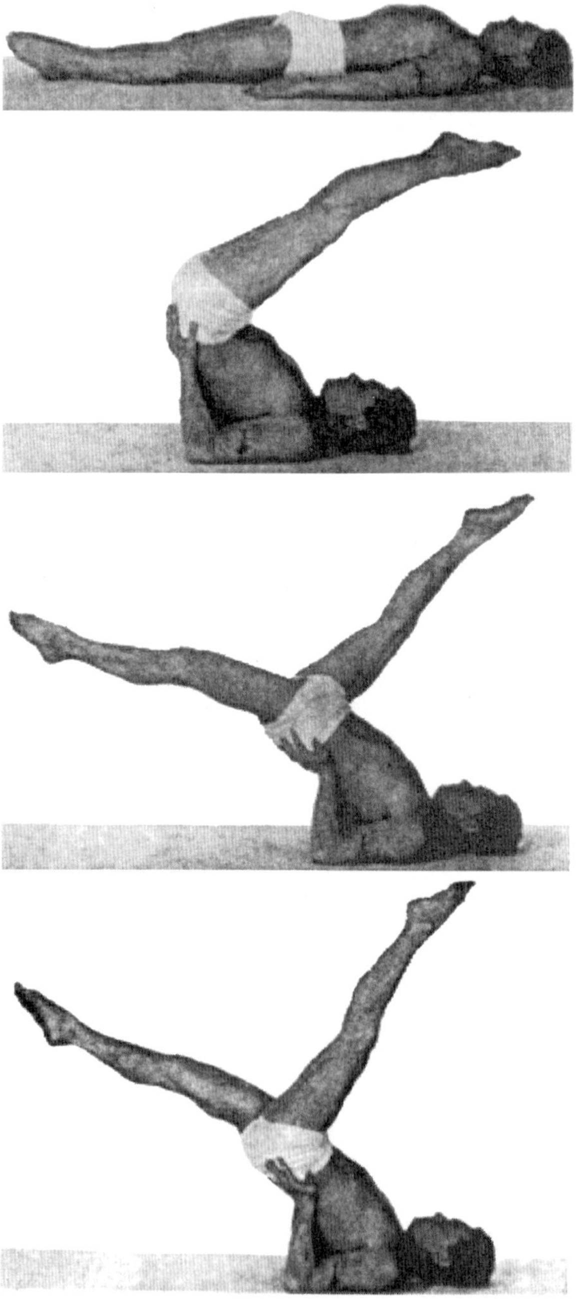

“空中剪刀”的训练指导

The Scissors

体式一

采取图中所示的姿势。

体式二

1. 双腿向上抬起；

2. 直到你的身体可以被头颈、肩膀、手臂肘关节所支撑；

3. 用手掌做成一个“托碗”的姿势，托住髋部；

4. 缓慢地吸气。

体式三

1. 双腿像剪刀一样分开（左腿向后，右腿向前）；

2. 保持双腿向两侧伸展，脚尖绷直。

体式四

1. 缓慢地呼气；

2. 交替呈剪刀姿态的双腿的位置（右腿向后，左腿向前）。

标注

重复练习以上动作 6 次。

注意

体式二：保持躯干的稳定，只移动腿部，膝关节伸直，并且绷直脚尖。在试着做交替的“剪刀”动作时，让前后的脚趾伸展到你的视线外面，以此缓慢地增加难度。

17 倒踩单车 The Bicycle

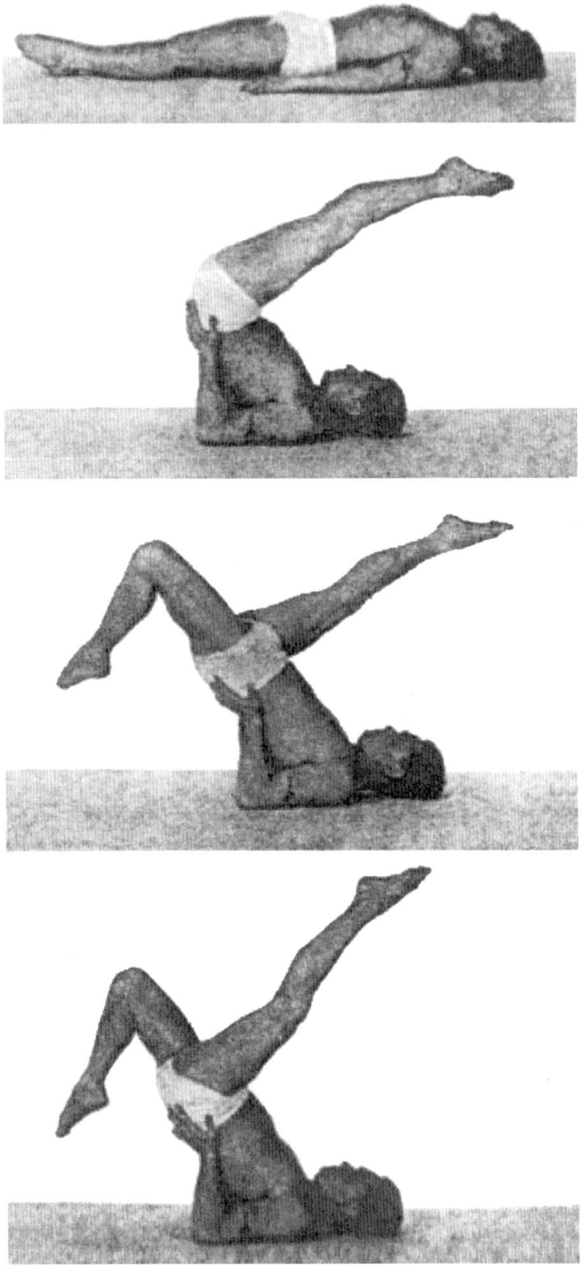

“倒踩单车”的训练指导

The Bicycle

体式一

采取如图所示的姿势。

体式二

1. 在手臂、肘关节、肩膀、头颈的支撑下，将身体抬起；

2. 缓慢地吸气；

3. 分开双腿（见体式三图）。

体式三

1. 左侧膝关节做向下、向后的弯曲，并试着踢到自己；

2. 缓慢地呼气。

体式四

1. 左腿伸直并拉向后方；

2. 缓慢地吸气；

3. 右侧膝关节做向下、向后的弯曲，并试着踢到自己。

标注

双腿各重复练习以上“踢腿”的动作 5 次。

注意

体式三：尽量确保你的姿势能够达到图示的标准程度。双腿交替时向前伸展你的腿部让它超越你的视线，并保持膝盖伸直和脚尖绷直。

（译者注：在原著中，体式三和体式四的左右腿动作和左右膝关节动作与图中示范的动作不同。在翻译成中文时，根据原著中的图片示范动作对上述体式三和体式四的动作描述做了修正调整。）

18 肩基举桥 The Shoulder Bridge

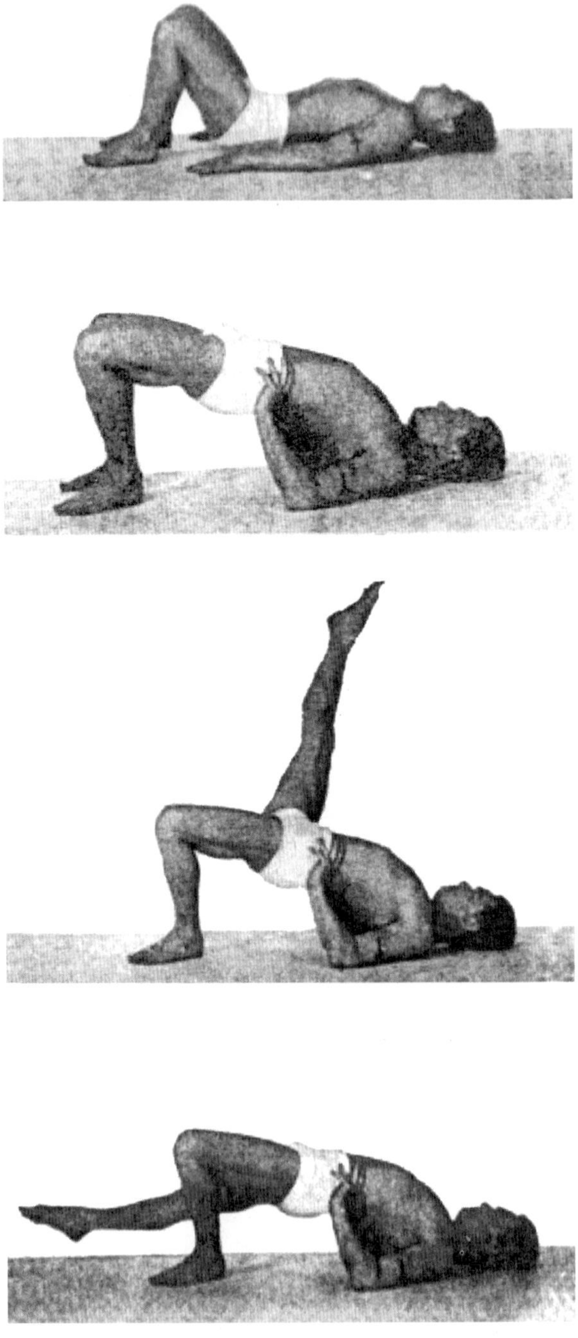

“肩基举桥”的训练指导

The Shoulder Bridge

体式一

采取如图所示的姿势。

体式二

1. 在大臂、肘关节、肩膀和头颈的支撑下将身体抬起，双脚保持与地面接触；

2. 如图所示用双手托住髋部。

体式三

1. 缓慢地吸气；

2. 将右腿向上抬高到与身体垂直的位置；

3. 保持脚尖绷直。

体式四

1. 缓慢地呼气；

2. 将右腿缓慢地直腿落下，确保下落时膝盖伸直；

3. 如图所示，将胸部尽量地向上和向后顶起。

体式三

1. 缓慢地吸气；

2. 将左腿向上抬高到与身体垂直的位置；

3. 保持脚尖绷直。

体式四

1. 缓慢地呼气；

2. 将左腿缓慢地直腿落下，确保下落时膝盖伸直；

3. 如图所示，将胸部尽量地向上和向后顶起。

（译者注：重复出现的体式三和体式四是另一侧腿部的同样练习动作。）

标注

双腿各重复练习以上动作 3 次。

注意

体式三：抬高的右腿保持脚尖绷直，并伸直膝盖。当悬空的一侧腿部下落和胸部向上顶起时，支撑脚要向下用力压向垫子或地板。

19 坐姿脊柱旋转 The Spine Twist

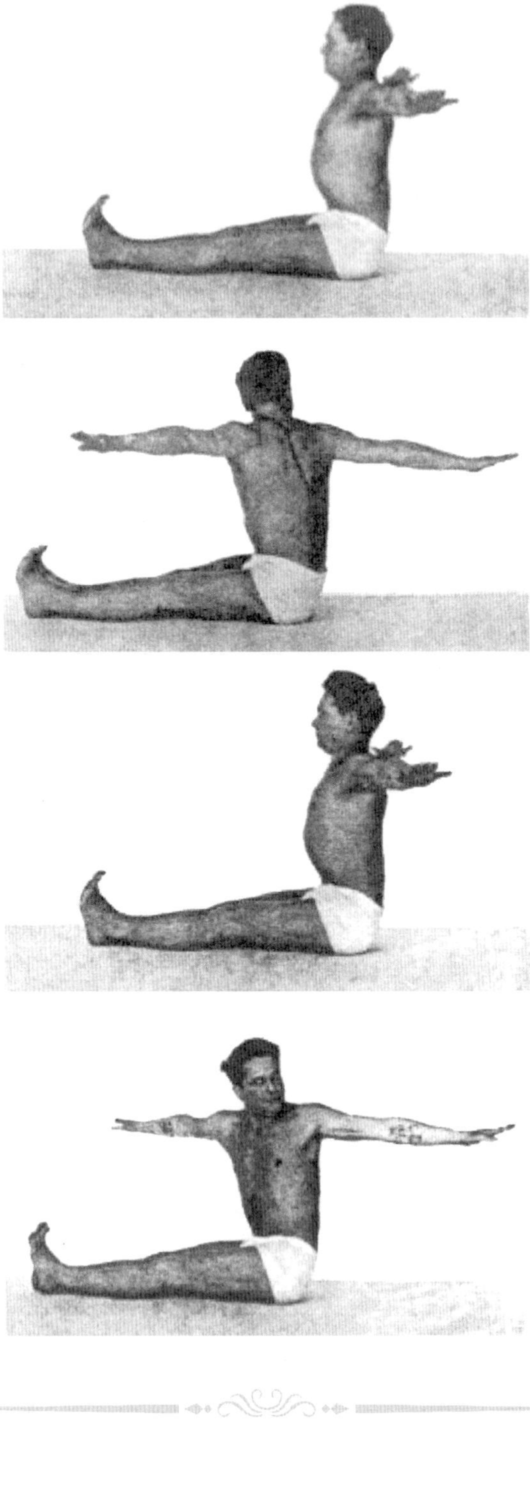

“坐姿脊柱旋转”的训练指导

The Spine Twist

体式一

1. 采取如图所示的姿势；

2. 缓慢地吸气，完全地坐直，挺胸，腹部向内收缩，抬起头；

3. 双臂向后打开（与肩同宽，掌心向下），直到肩胛骨收紧为止；

4. 双腿（并拢）在垫子或地板上伸直，勾脚尖向上。

体式二

1. 手臂和双腿完全收紧，保持刚性；

2. 缓慢地呼气；

3. 向右侧尽可能大幅度地转动身体和头部，然后尝试让自己再继续向更远的位置旋转两次，争取每次比前一次旋转得更远；

4. 缓慢吸气的同时回到初始位置。

体式三

如图所示。

体式四

1. 缓慢地呼气；

2. 向左侧尽可能大幅度地转动身体和头部，然后尝试让自己再继续向更远的位置旋转两次，争取每次比前一次旋转得更远；

3. 缓慢吸气的同时回到初始位置。

标注

左右两个方向的旋转动作各重复练习 3 次，每次练习尝试着尽量向后旋转得更远一些。

注意

体式一：手臂和双腿完全收紧，保持刚性；肩胛骨收紧；旋转时仅仅利用脊柱做运动；尝试用下巴去触碰左右两侧的肩膀。

20 空中折刀 The Jack-Knife

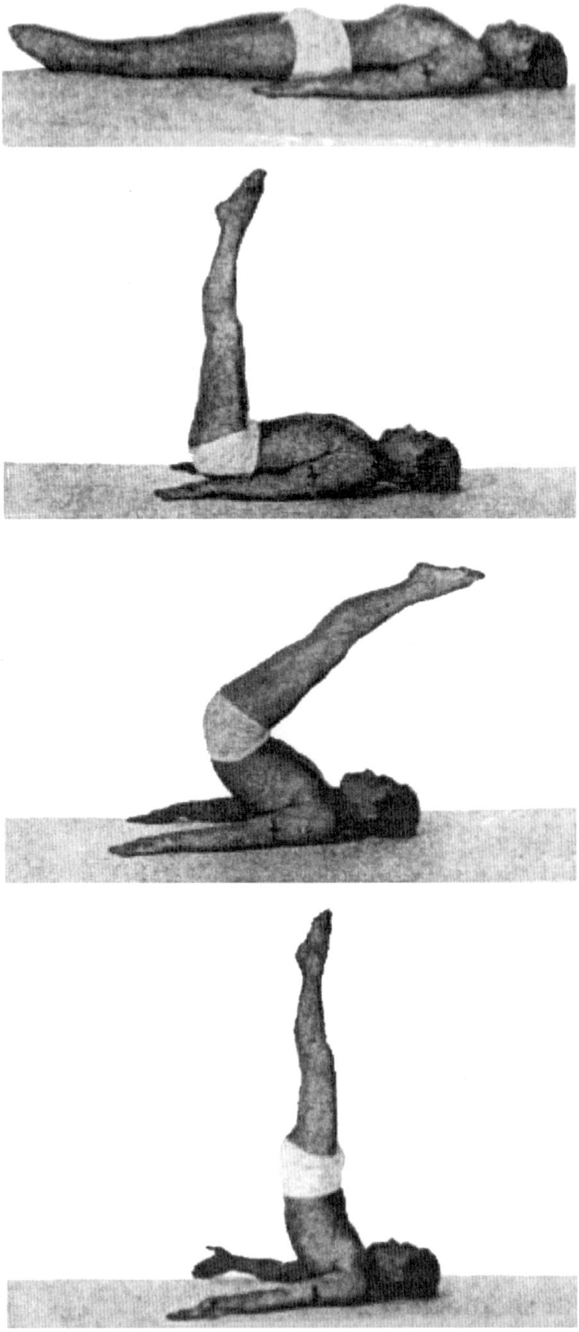

“空中折刀”的训练指导

The Jack-Knife

体式一

1. 采取如图所示的姿势；

2. 脊柱放松，仰卧在垫子或地板上。

体式二

1. 向两侧伸展手臂；

2. 双腿（合拢）向上抬高到与身体垂直的位置；

3. 膝盖伸直，绷直脚尖；

4. 缓慢地吸气。

体式三

1. 用力地将手臂压向垫子或地板；

2. 保持膝盖伸直，将身体向头部方向卷起直至脊柱离开垫子或地板大约12 厘米。

体式四

1. 像折刀一样，双腿上踢，优雅且笔直地向上伸展，直至整个身体被头颈、肩膀和手臂支撑住；

2. 缓慢地呼气，回到体式三；

3. 缓慢地吸气，回到体式二；

4. 缓慢地呼气。

标注

重复练习以上动作 3 次。

注意

体式二：保持双腿在与身体垂直的位置，膝盖伸直，脚尖绷直。

体式三：保持住这个体式姿势，并在心里默数 2 秒种。

体式四：保持住这个体式姿势，并在心里默数 2 秒种。

21 侧卧踢腿 The Side Kick

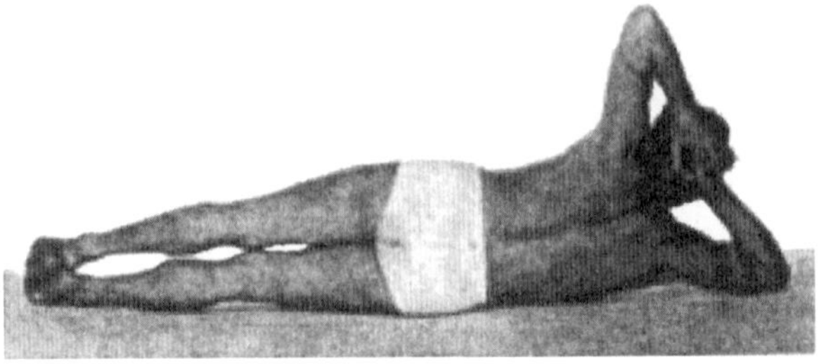

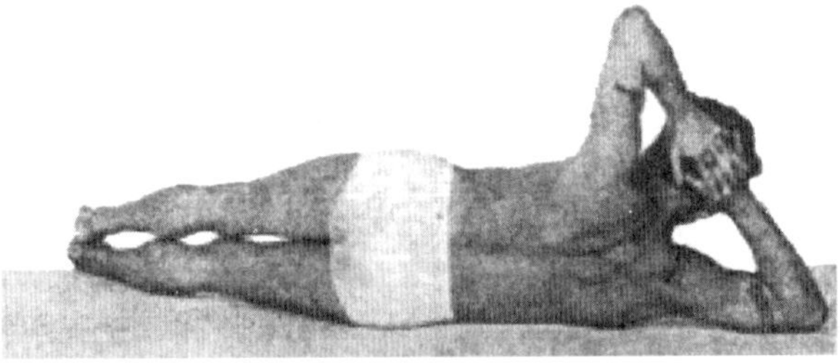

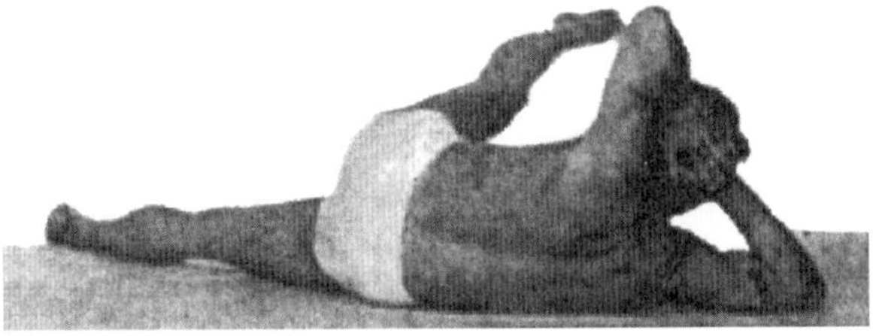

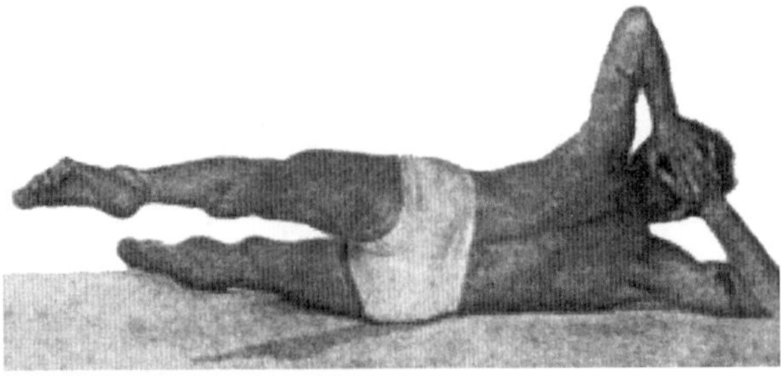

“侧卧踢腿”的训练指导

The Side Kick

体式一

1. 采取如图所示的姿势；
2. 双手交叉在脑后；
3. 抬头，眼睛看向前方；
4. 双臂打开与肩膀呈一条直线；
5. 让整个右侧身体躺在垫子或地板上。

体式二

将双腿（并拢）向前移动约 60 厘米。

体式三

1. 缓慢地吸气；
2. 将你的左腿尽可能远地向前摆动；
3. 左腿向后摆动约 30 厘米；
4. 然后再尝试将左腿向前摆动到比第一次更远的位置。

体式四

1. 缓慢地呼气；
2. 将左腿尽可能远地向后摆动；
3. 左腿向前摆动约 30 厘米；
4. 然后再尝试将左腿向后摆动到比第一次更远的位置。

标注

以左腿重复练习以上动作 3 次。接着按照体式一的样子将身体反过来，让整个左侧身体躺在垫子或地板上。按照体式二、三、四的顺序以右腿重复练习以上动作 3 次。

注意

体式三：抬头，肘关节向后；保持整个躯干的稳定；只能移动那条“自由”腿，保持另外一条腿伸直并压向垫子或地板。

体式四：当侧卧时要时刻保持身体的平衡。

22 “V”形悬体 The Teaser

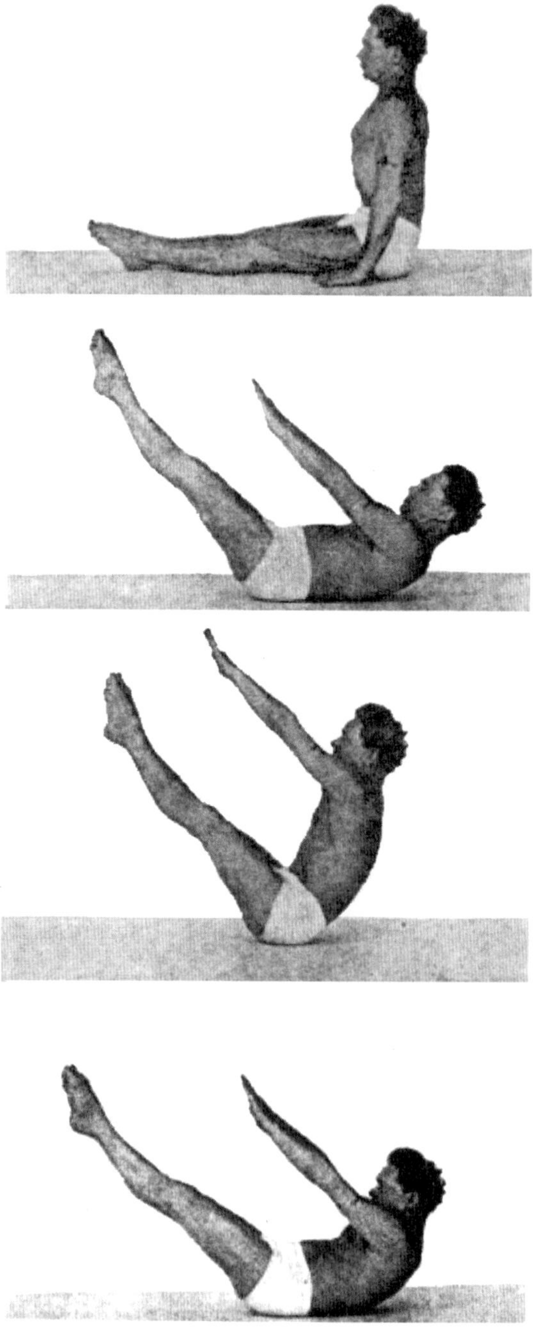

“‘V’形悬体”的训练指导

The Teaser

体式一

1. 采取如图所示的姿势；

2. 头部抬起；

3. 双腿（并拢）膝盖伸直，脚尖绷直向下；

4. 手臂垂于身体两侧，指尖向前。

体式二

1. 头部向前弯曲，下巴触碰胸口；

2. 腹部向内收缩；

3. 将脊柱向后卷动直到双腿抬高到如图所示的角度。

体式三

1. 缓慢地吸气；

2. 如图所示抬起手臂直至与双腿平行。

体式四

1. 向前、向上卷动，以臀部为轴；

3. 如图所示抬起手臂与双腿平行；

4. 缓慢地呼气；

5. 回到体式二；

6. 缓慢地吸气。

标注

重复练习以上动作 3 次。

注意

体式三：手臂和双腿一定要保持平行；后背保持适当的弧度；胸部往前压。

23 髋部画圈 The Hip Twist With Stretched Arms

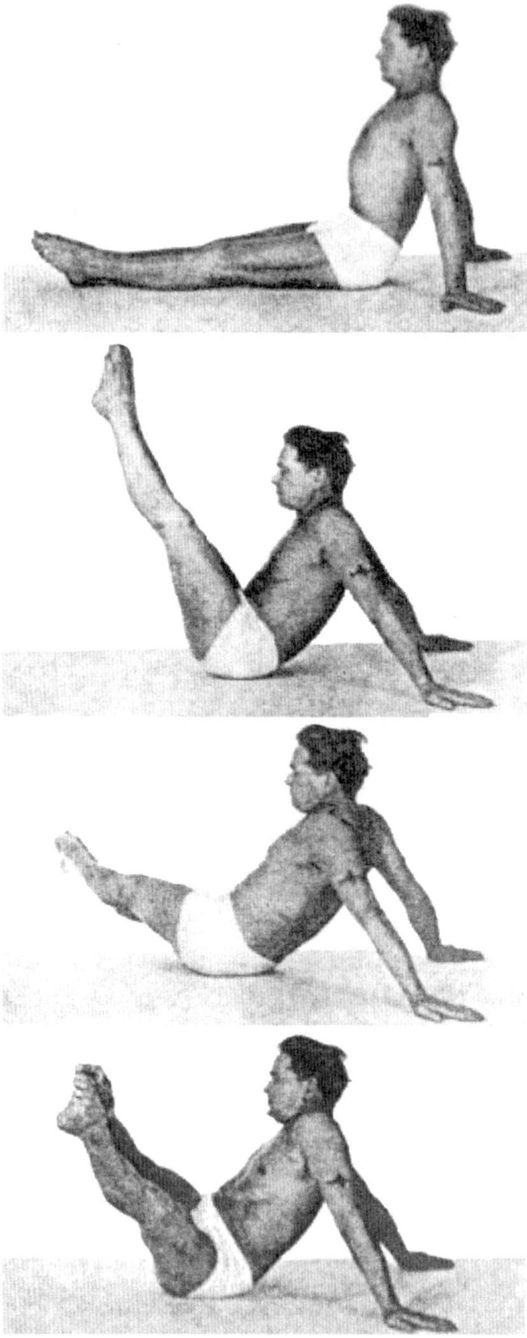

“髋部画圈”的训练指导

The Hip Twist With Stretched Arms

体式一

1. 采取如图所示的姿势；

2. 将双臂放置于较合适的角度，用力地压向地面，指尖朝后；

3. 保持双腿（并拢）并向前伸直，绷直脚尖。

体式二

1. 缓慢地吸气；

2. 尽可能高地向上摆动双腿（并拢）；

3. 膝盖伸直，脚尖绷直。

体式三

1. 缓慢地呼气，同时放下双腿；

2. 双腿摆动时不可接触地面。

体式四

1. 缓慢地吸气；

2. 双腿向右侧画圆圈，尽可能高地向上摆动双腿；

3. 缓慢地呼气；

4. 双腿向左侧画圆圈，尽可能远地向下摆动双腿；

5. 双腿要避免接触垫子或地板。

标注

连续性地重复练习以上动作 3 次，即 3 次向左侧摆腿画圆圈，3 次向右侧摆腿画圆圈。

注意

体式一：用力收紧胸廓。

体式二：收拢下巴。

体式四：双腿画圆圈向上时，摆动的腿尽可能地靠近头部；确保在动作训练中只有腿部和髋部在运动。

24 俯身游泳 Swimming

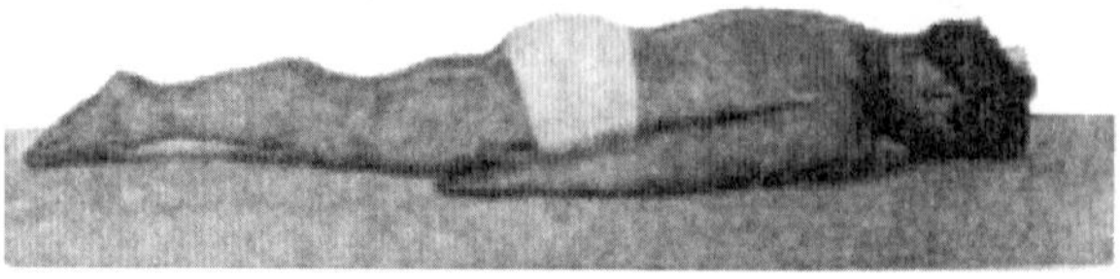

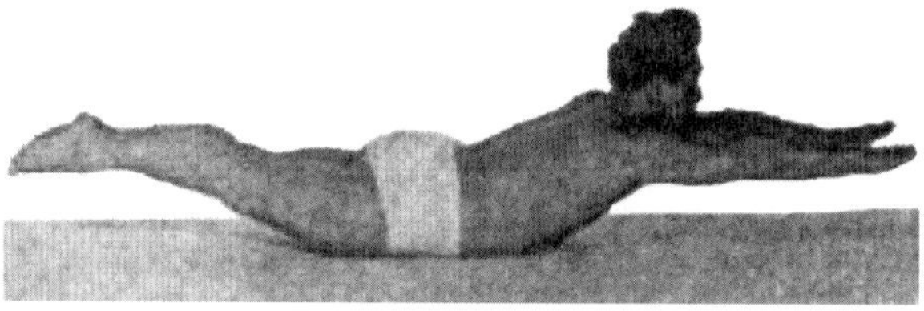

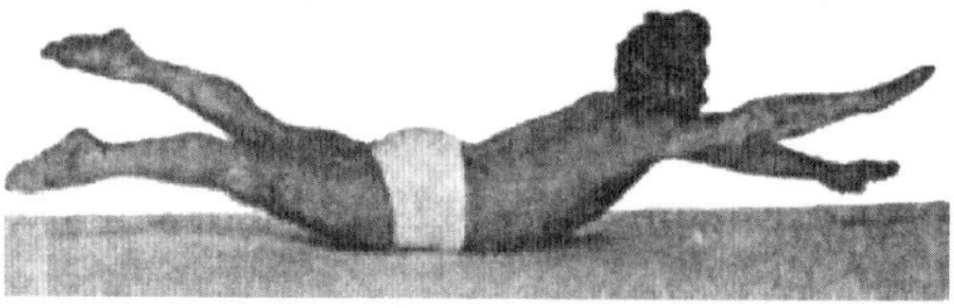

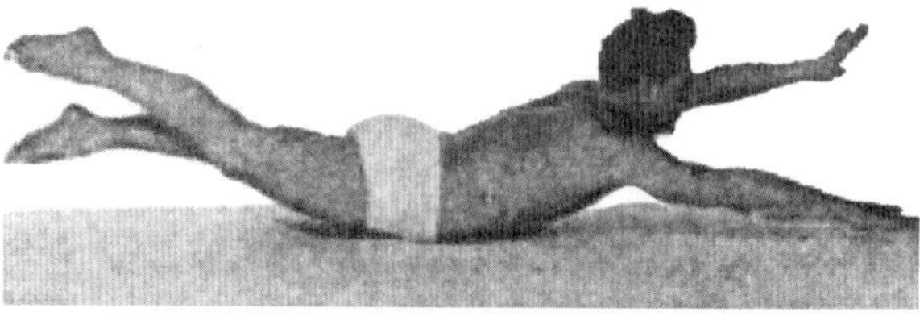

“俯身游泳”的训练指导

Swimming

体式一、体式二

1. 采取如图所示的姿势；

2. 手臂向前伸展，掌心向下；

3. 头颈尽可能地向上、向后伸展；

4. 将胸部抬离垫子或地板；

5. 脚尖绷直，膝盖伸直；

6. 当练习下面手脚同步的交替动作时，需保持正常的吸气和呼气，同时在心里从 1 到 10 地默数，从右臂的动作开始。

体式三

左腿和右臂尽可能同步向上抬起，然后交替方向。

体式四

右腿和左臂尽可能同步向上抬起，并遵循上述体式一、二（第六点）的动作指示。

标注

重复练习以上动作。

注意

体式三、体式四：保持躯干收紧；在整个动作过程中，只有手臂和双腿可以活动，其他部位保持相对稳定；在做游泳动作时，一侧腿和对侧手臂须尽力向上抬高，而在下落时，要特别注意腿部和手臂不可以接触到垫子或地板。

25 俯撑抬腿 The Leg-Pull-Front

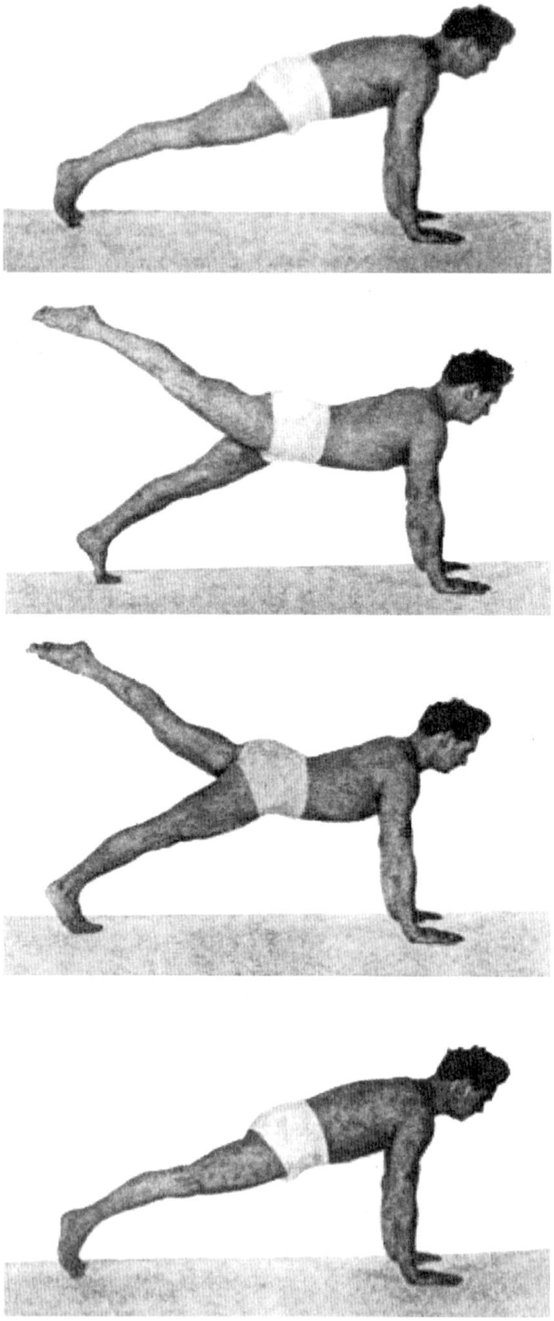

“俯撑抬腿”的训练指导

The Leg-Pull-Front

体式一

1. 采取如图所示的姿势；
2. 双臂（与肩同宽）垂直将身体撑起来；
3. 双手的手腕与地面垂直；
4. 头颈和整个身体呈一条直线；
5. 双腿并拢，脚尖绷紧；
6. 足跟并拢，膝盖伸直。

体式二

1. 缓慢地吸气；
2. 将右腿向上、向后尽量抬高；
3. 缓慢地呼气；
4. 放下右腿回到体式一。

体式三、体式四

1. 缓慢地吸气；
2. 将左腿向上、向后尽量抬高；
3. 缓慢地呼气；
4. 放下左腿回到体式一。

标注

左右腿各重复练习以上动作 3 次。

注意

体式一：双臂须保持与肩同宽并与地面垂直。

体式二：膝盖伸直，确保只有腿部做运动。

体式三：膝盖伸直，确保只有腿部做运动。

26 仰撑抬腿 The Leg-Pull

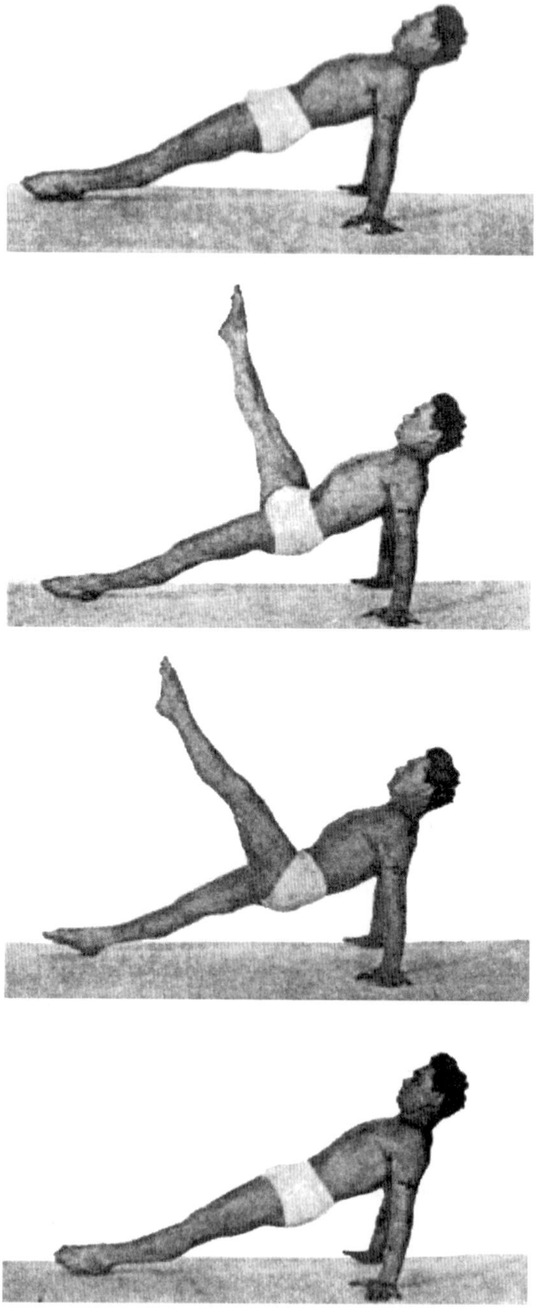

“仰撑抬腿”的训练指导

The Leg-Pull

体式一

1. 采取如图所示的姿势；

2. 双臂（与肩同宽）垂直将身体撑起来；

3. 双手的手腕与地面垂直；

4. 头颈和整个身体呈一条直线；

5. 双腿并拢，脚尖绷紧；

6. 足跟并拢，膝盖伸直。

体式二

1. 缓慢地吸气；

2. 将右腿向上、向后尽量抬高；

3. 缓慢地呼气；

4. 放下右腿回到体式一。

体式三、体式四

1. 缓慢地吸气；

2. 将左腿向上、向后尽量抬高；

3. 缓慢地呼气；

4. 放下左腿回到体式一。

标注

左右腿各重复练习以上动作 3 次。

注意

体式一：双臂须保持与肩同宽并与地面垂直。

体式二：膝盖伸直，确保只有腿部做运动。

体式三：膝盖伸直，确保只有腿部做运动。

27 跪姿侧踢 The Side Kick Kneeling

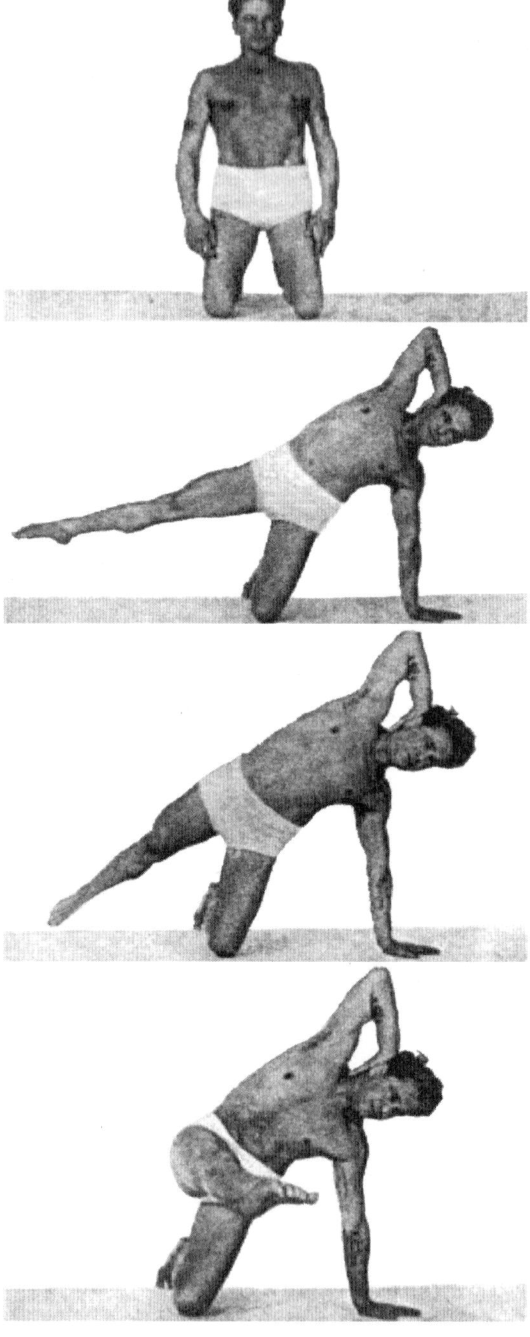

“跪姿侧踢”的训练指导

The Side Kick Kneeling

体式一

采取如图所示的姿势。

体式二

1. 左膝跪立，左手支撑身体；

2. 右腿向侧方伸展（膝盖伸直）与身体呈一条直线，绷脚尖向下；

3. 右手放在脑后托住头部，肘关节尽量向后。

体式三

快速地呼气，同时右腿尽可能地向后用力地摆动。

体式四

快速地吸气，同时右腿尽可能地向前用力地摆动。

体式二

1. 右膝跪立，右手支撑身体；

2. 左腿向侧方伸展（膝盖伸直）与身体呈一条直线，绷脚尖向下；

3. 左手放在脑后托住头部，肘关节尽量向后。

体式三

快速地呼气，同时左腿尽可能向后用力地摆动。

体式四

快速地吸气，同时左腿尽可能向前用力地摆动。

（译者注：重复出现的体式二、体式三、体式四是指向另一侧方向练习的同样动作。）

标注

双腿各重复练习以上动作 4 次。

将注意力放在腰线和髋部，以及平衡感和协调性的训练上。

注意

体式二：保持抬头，肘关节向后，挺胸收腹；身体收紧维持一定刚性，在练习中只能活动腿部；当腿部用力地向前伸时配合快速地吸气，当腿部用力地向后伸时配合快速地呼气。

28 侧弯 The Side Bend

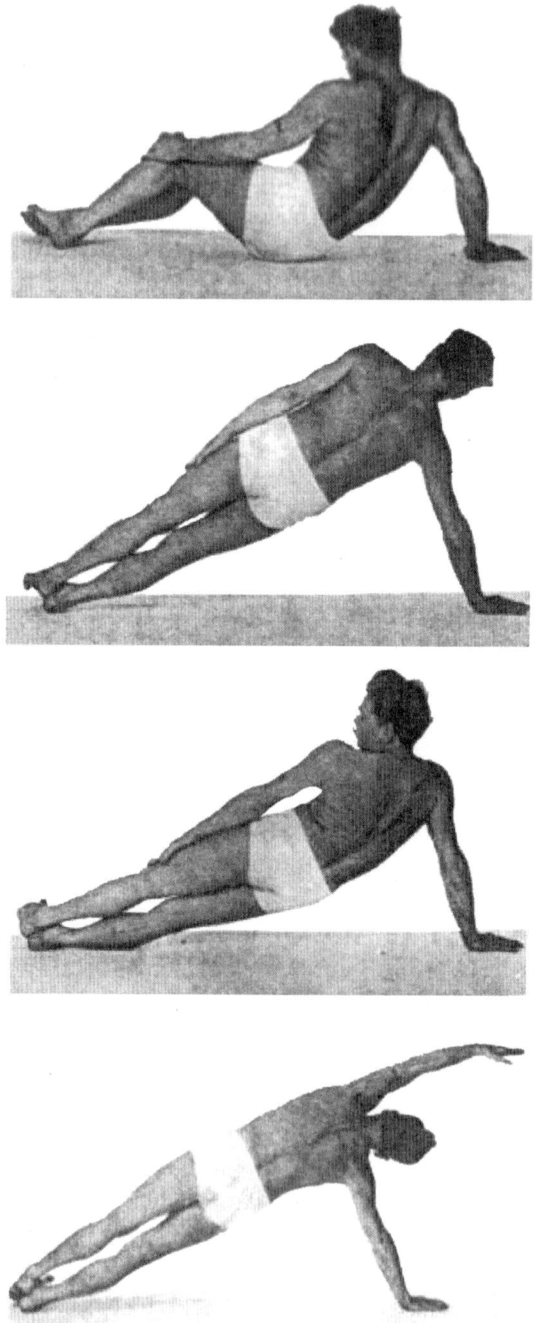

“侧弯”的训练指导

The Side Bend

体式一

采取如图所示的姿势。

体式二

1. 右侧肩膀和手臂呈一条直线；

2. 左侧手臂紧贴于体侧；

3. 抬头，收下巴，眼睛目视前方；

4. 缓慢地吸气。

体式三

1. 将头转向左边，并试图将下巴放于左肩上；

2. 下降身体直到右侧小腿触碰到垫子或地板；

3. 缓慢地呼气；

4. 还原到体式二；

5. 缓慢地吸气。

标注

左右两侧各重复练习以上动作 3 次。

这个动作专注于强化手臂、肩部和腕部肌肉，拉伸髋部和腰线，以及训练平衡感和协调性。起初，你可以在体式二和体式三之间进行往复动作的练习。在一个月的规律练习之后，可进阶至体式四和体式二的往复动作。

（译者注：原著中，作者没有关于体式四的文字描述，读者可参考第四张图片所示的姿势进行练习。）

注意

体式二：保持躯干收紧，抬头，挺胸，腹部收紧。

体式三：当身体下落时，只有一侧的小腿可以触碰到地面。

29 回力人棒 The Boomerang

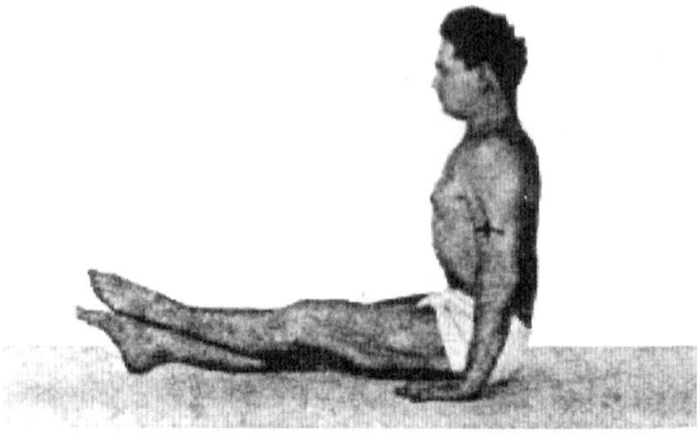

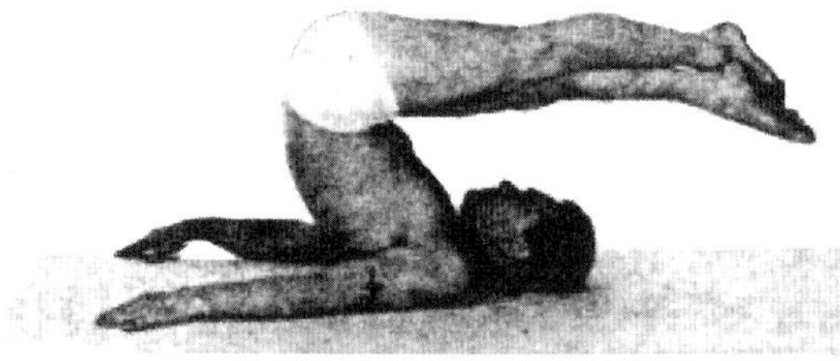

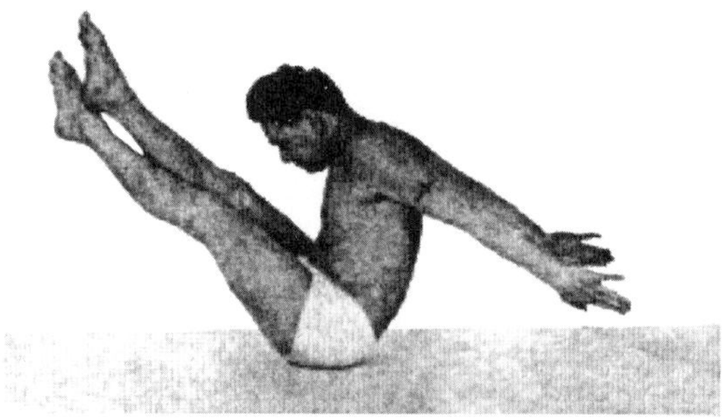

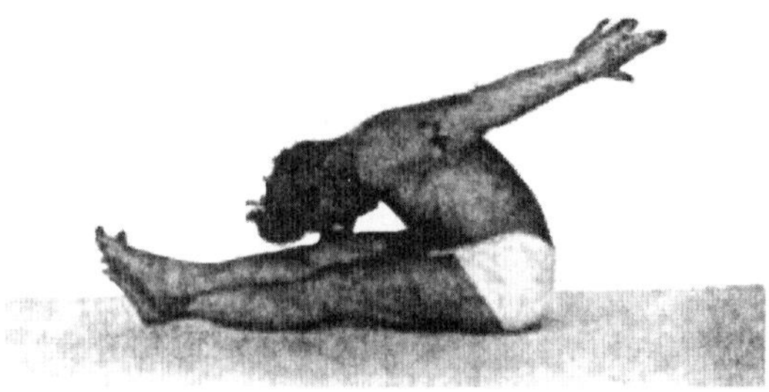

“回力人棒”的训练指导

The Boomerang

体式一

1. 采取如图所示的姿势；
2. 缓慢地吸气；
3. 身体坐直，抬头，腹部向内收紧；
4. 左腿交叉放于右腿之上，双臂贴紧身体；
5. 指尖向前，掌心压向垫子或地板。

体式二

1. 缓慢地呼气；
2. 以这个体式尽可能地向后滚动；
3. 交换双腿的交叉位置，将右腿放在左腿之上。

体式三

1. 缓慢地吸气；
2. 向前滚动，同时将手臂尽可能地向后摆动。

体式四

1. 缓慢地呼气；
2. 同时将双腿放回到垫子或地板上，头部触碰膝盖；
3. 抬高的双臂（掌心向上）向后、向上尽可能地伸展；
4. 回到体式二的姿势。

标注

重复练习以上动作 6 次。

注意

体式二：保持手臂和肩部紧贴垫子或地板；当返回到体式三的姿势时，交换双腿的位置。

体式四：尝试用头部去触碰膝盖；保持双臂（掌心向上）向后、向上尽可能地伸展。

30 海豹拍鳍 The Seal

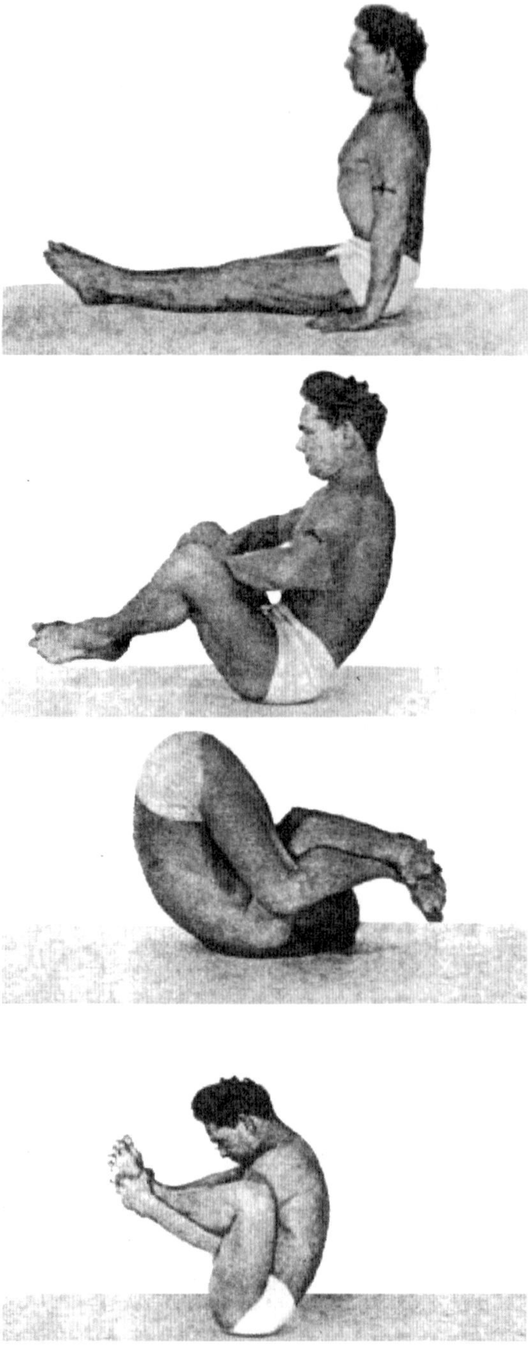

“海豹拍鳍”的训练指导

The Seal

体式一

采取如图所示的姿势。

体式二

1. 缓慢地吸气；

2. 头部向前弯曲触碰到胸口，腹部收紧；

3. 双腿分开像是“雄鹰展翅”的样子；

4. 将脚掌和足跟相对并拢在一起，绷直脚尖。

体式三

1. 缓慢地呼气；

2. 双臂像葡萄藤一样缠绕在双腿下；

3. 左手由下而上地绕过左腿握住左脚的脚背；

4. 右手由下而上地绕过右腿握住右脚的脚背；

5. 将脚掌和足跟贴紧并拢，绷直脚尖；

6. 身体以臀部作为运动支点做前后滚动动作。

体式四

1. 缓慢地吸气；

2. 身体滚动时，尽可能地向后滚动；

3. 缓慢地呼气；

4. 回到体式三；

5. 拍击（类似于拍手鼓掌）并拢的脚掌和足跟两次。

标注

重复练习以上动作 6 次。

注意

体式二：身体向前弯曲；胸口向内收；身体向后倒，使双腿可以离开垫子或地板。

体式三：身体向后滚动时，配合吸气。

体式四：身体向后滚动起身时，头部要用力压向垫子或地板；在身体起身向上滚动时配合呼气。

31 蟹式滚动 The Crab

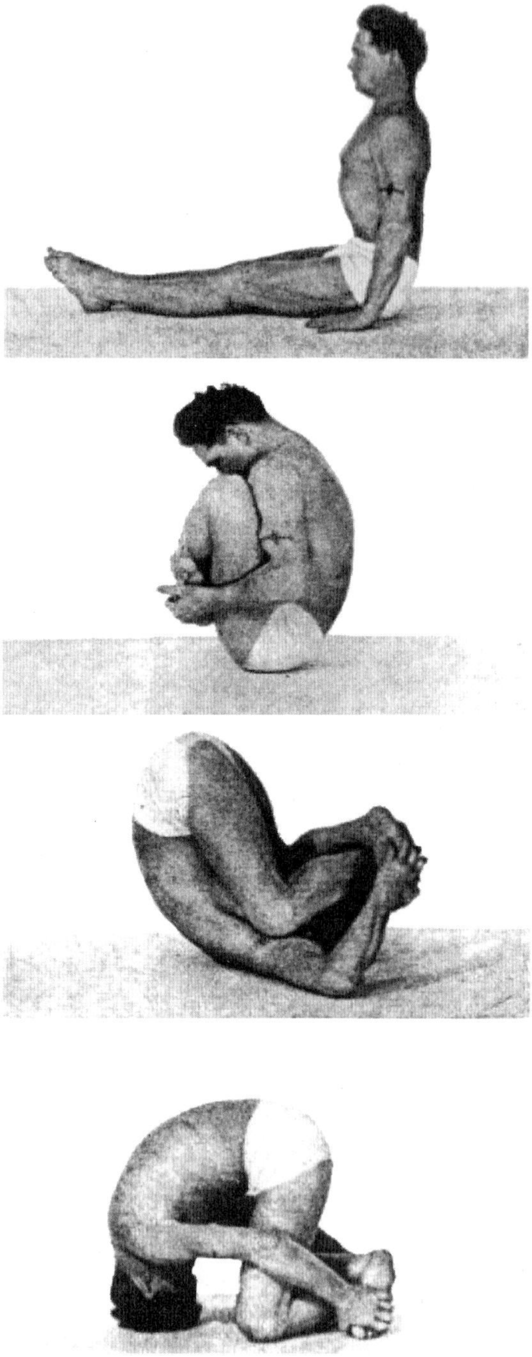

“蟹式滚动”的训练指导

The Crab

体式一

1. 采取如图所示的姿势；

2. 缓慢地吸气。

体式二

1. 缓慢地呼气；

2. 印度式盘腿而坐；

3. 头部前屈，下巴收向胸口，腹部向内收紧；

4. 紧紧地抓住双脚，右手抓左脚，左手抓右脚；

5. 将膝盖尽可能地拉向肩膀的位置。

体式三

1. 缓慢地吸气；

2. 尽可能地向后滚动；

3. 缓慢地呼气；

4. 尽可能地向前滚动。

体式四

1. 头部撑于垫子或地板之上；

2. 缓慢地吸气，直到回到体式三；

3. 缓慢地呼气，再次向前滚动，直到头部又一次像体式四示范的那样撑于垫子或地板之上。

标注

重复练习以上动作 6 次。

注意

体式二：要将头部尽量靠近胸口，腹部向内收紧；弓起背部，将膝盖尽量地拉近肩部；以臀部为运动的支点。

32 弓形摇摆 The Rocking

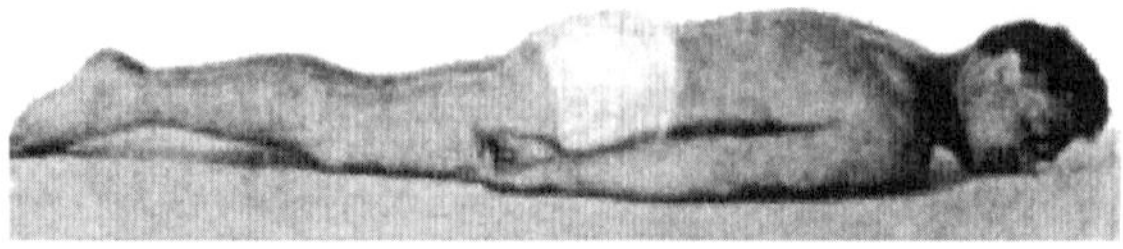

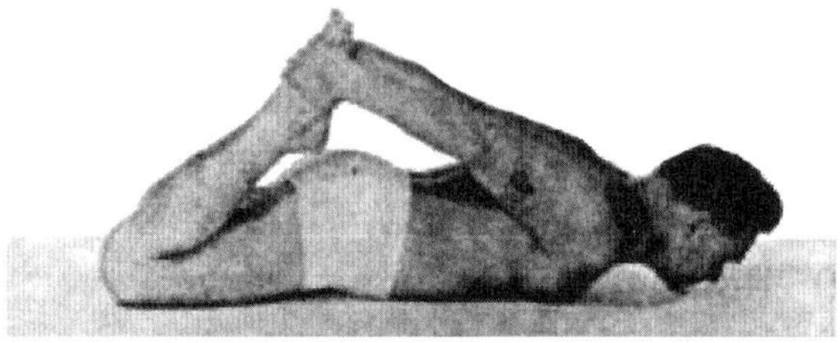

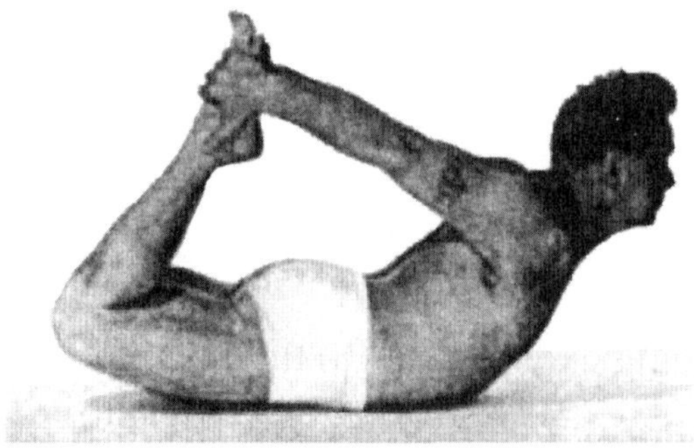

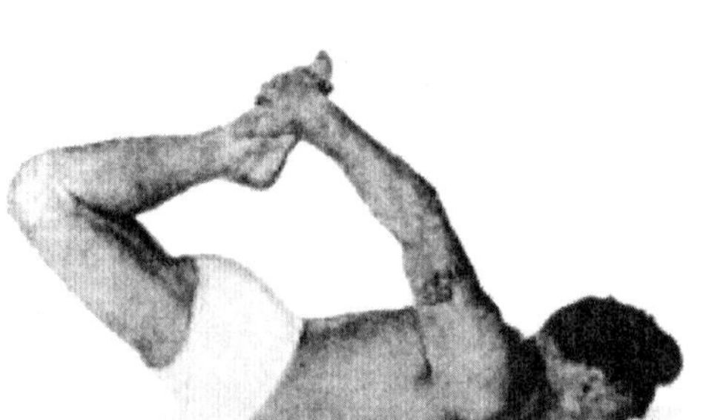

“弓形摇摆”的训练指导

The Rocking

体式一

1. 采取如图所示的姿势；

2. 身体（面部朝下）俯卧于垫子或地板上；

3. 掌心向上，手臂放在身体两侧；

4. 双腿（并拢）向后伸展，绷直脚尖。

体式二

1. 双腿屈膝，足部指向头部的方向；

2. 双手抓住脚背。

体式三

1. 缓慢地吸气；

2. 将头部尽量地向上、向后伸展的同时抬高胸部；

3. 双腿（并拢）向垫子或地板的方向伸展。

体式四

1. 身体向前摇摆，直到下巴可以接触到垫子或地板；

2. 然后身体尽可能地向后摇摆；

3. 向前摇摆时，缓慢地吸气；

4. 向后摇摆时，缓慢地呼气。

标注

重复练习以上动作 5 次。

注意

体式三：保持头部尽量向上、向后伸展。

（译者注：此处原著中为“体式二”，但是根据上述的动作描述和图片示范动作应为“体式三”，故改为“体式三”。）

33 倒置平衡 The Control Balance

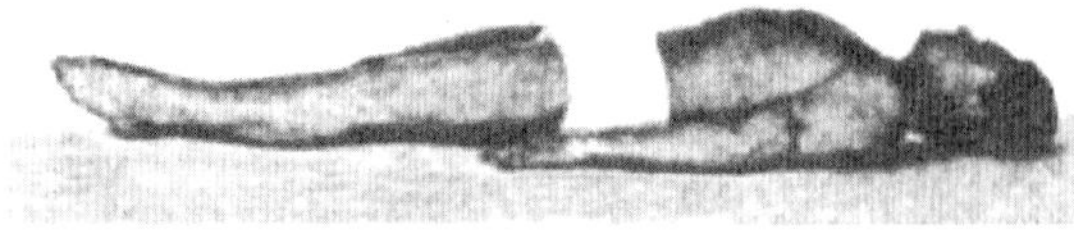

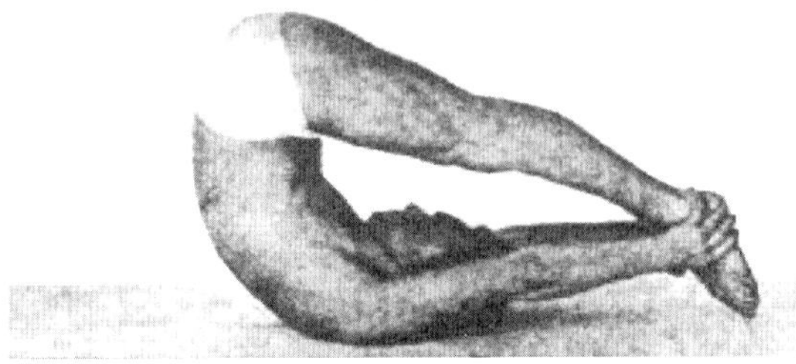

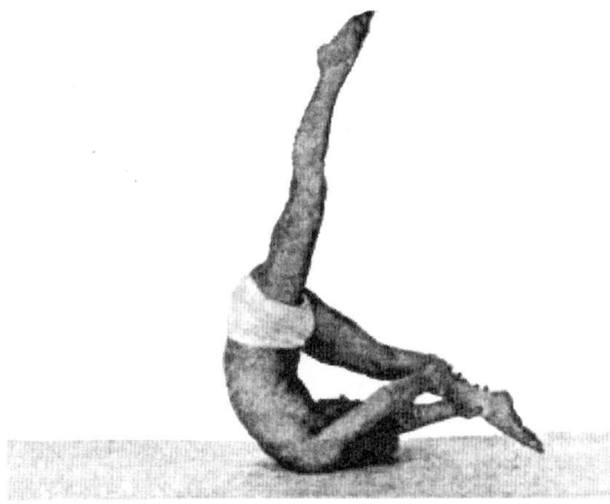

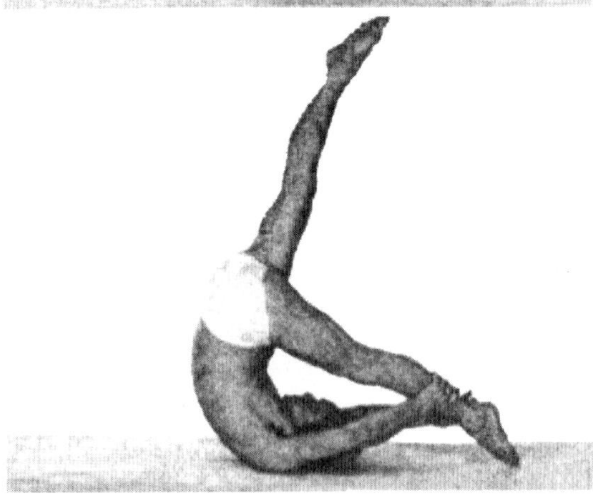

“倒置平衡”的训练指导

The Control Balance

体式一

1. 采取如图所示的姿势；
2. 身体仰卧于垫子或地板之上；
3. 双腿（并拢）向前伸直，绷直脚尖；
4. 双臂在身体两侧向前伸直，掌心向下。
5. 缓慢地吸气。

体式二

1. 缓慢地呼气；
2. 身体向后卷起，直到身体被支撑于肩部、双臂和头颈之上。

体式三

1. 缓慢地吸气；
2. 右脚趾轻触垫子或地板；
3. 双手稳固地抓住右脚；
4. 左腿尽可能地保持垂直向上。

体式四

1. 缓慢地呼气；
2. 双手放开右脚；
3. 同时左腿向下放，直到左脚脚趾可以轻触垫子或地板；
4. 双手稳固地抓住左脚；
5. 右腿尽可能地保持垂直向上。

标注

重复练习体式三和体式四的动作 6 次。

注意

体式二：保持身体在肩部、双臂和头颈支撑下的平衡；膝盖始终伸直，脚尖绷直。

34 俯身撑起 The Push Up

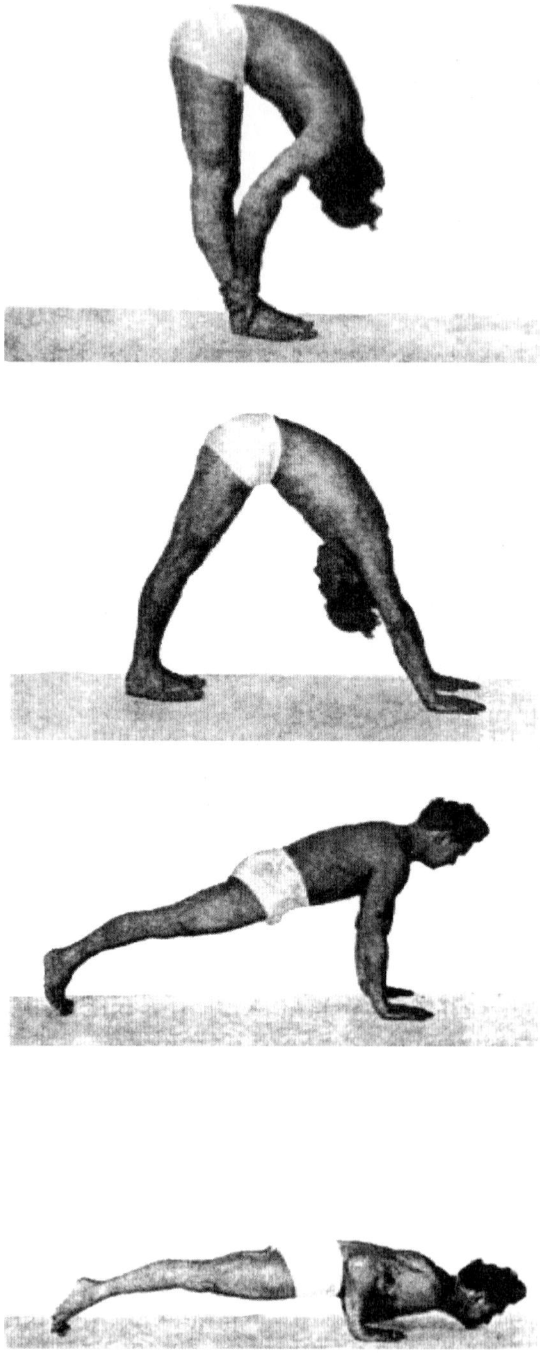

“俯身撑起”的训练指导

The Push Up

体式一

1. 采取如图所示的姿势；

2. 延伸手臂（与肩同宽）和手掌，尝试着去触碰垫子或地板。

体式二

1. 保持双脚稳固地压在垫子或地板上；

2. 用双手手掌顺着垫子向前“行走”，保持低头。

体式三

1. 双手手掌向前“行走”至如图所示的姿势；

2. 保持躯干的刚性，从头到脚呈一条直线；

3. 身体重量压在脚趾和手掌之上；

4. 双臂（与肩同宽）和指尖笔直朝向前方，保持头部和身体呈一条直线。

体式四

1. 保持躯干的刚性，紧固背部；

2. 肘关节（与肩同宽）弯曲，同时上臂要紧贴身体；

3. 缓慢地吸气，降低身体的高度直到下巴轻触垫子或地板；

4. 颈部尽可能地伸展；

5. 保持髋部的稳固，腹部向内收紧，胸口不接触垫子或地板；

6. 缓慢地呼气；

7. 手臂用力压向垫子或地板，将身体缓慢地抬高。

标注

重复练习以上动作 3 次。

注意

体式三：保持肩部和双手呈一条直线；稳固髋部；头部和身体呈一条直线，身体保持僵硬状态；

体式四：仅仅做手臂的运动（不是全身都在动），下巴（不是胸口）触碰垫子或地板。（译者注：此注意事项根据图片展示动作修正为“体式四”。）

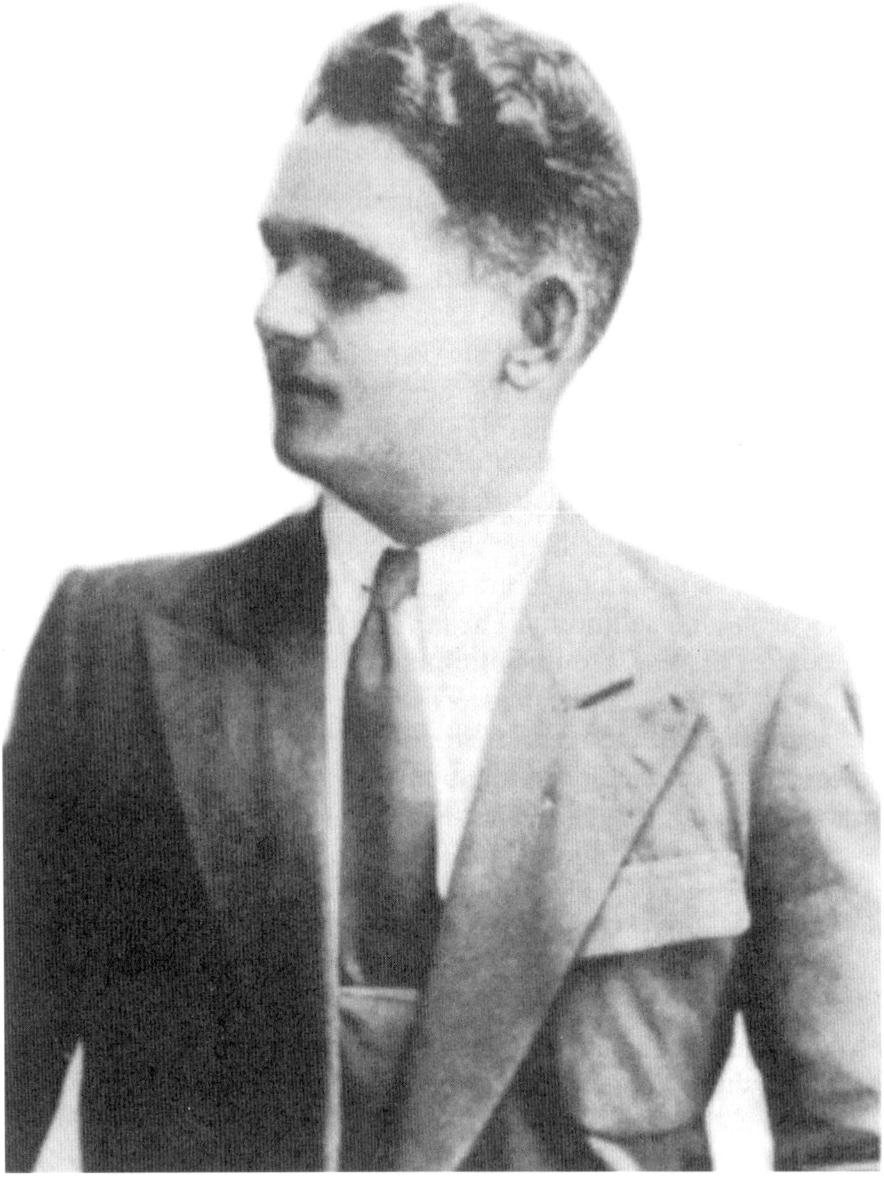

这张照片是约瑟夫·休伯特斯·普拉提在他54岁生日时拍摄的。他花了30多年的时间进行研究和实验，致力于解决身体和心灵的失衡问题。

你的健康

1934 年初版

约瑟夫·休伯特斯·普拉提 著

序

所有创新的想法都是革命性的，当其理论通过实际应用而被证明时，我们只需静待时间来见证其发展和繁盛。这类革命性的想法显然无法被忽视，它们一定不会永远被遗忘在幕后。

进步是时间的同义词，和时间一样，没有什么能阻止它的步伐。

真理将获得胜利，我相信我的教学体系必将会深入人心，并最终被大众普遍接受。

前　言

身体和心灵的完美平衡，是文明人的优良品质。这种品质为他们实现人类健康和幸福提供了必要的身体和精神力量。

本书的目的是通过一种简单易懂的方式，让人们了解当今社会人们健康状况普遍不佳的原因以及由此产生的影响。这些问题阻碍了普通人获得本该获得的身体健康。

我本人尝试通过简单的表达来指导读者如何改善我们当前糟糕的健康教育体系，从而使每个人都能通过正确地了解自己的身体来适应日常面对的各种任务。

约瑟夫 · 休伯特斯 · 普拉提

献 给

下一代医生
和
物理治疗研究协会

约瑟夫·休伯特斯·普拉提 敬上

借此机会感谢我亲爱的朋友纳特·弗莱舍，感谢他善意的帮助和建议。他是美国运动和体育教育方面的权威。他给了我很多的动力来支持我的工作，并致力于开发更适当的身体矫正训练器械，改善人类健康。另外，还真诚地感谢威廉·米勒。

目 录

第1章 严峻的形势

每天，从日出到日落，广播、报纸和杂志都在向世界传播如何保持健康，如何恢复健康——应该吃什么，喝什么，甚至是想什么。

各种健康权威机构发布充满争议的信息和各种不同的意见，实际上，这对数百万的广播听众，以及报纸、杂志的读者而言不过是“乱上加乱”。大众非常不幸，从所谓的健康守护者处听到的或读到的有时是完全相反的观点。这些观点更多的是个例而非通用的规则，因为这些专家们给出的指导与他们自身践行的方法一致，而没有考虑是否适用于大多数人。

一位一生致力于将身体科学研究和自然生命规律投入于实际应用的人，应注重协调身体和精神的自然发展及疾病预防，而不是治疗疾病。人们经常在广播中听到或在报刊上阅读到的关于健康应该更注重治疗疾病的错误信息，这无异于是在犯罪。为什么这样说呢？ 因为这些理论可能会被大众所普遍接受，这不仅会导致数百万美元的浪费，而且更严重的是，实际上是缩短而不是延长了数百万相信这些理论的人的寿命。（译者注：作者个人观点，有待考证。）

每年有成千上万的人在35~59岁之间就走向了死亡，请设想一下，如果这些人理解并将生命的自然规律应用于日常生活，那么他们之中能够继续活20~40年的人会有多少？然而，我们每天听到的却是呼吁设立更多医院、疗养院、伤残者之家、精神病院，以及教管所和监狱的声音。

是谁造成了这种可悲、可恶的形势？

我们所谓的“健康权威”，他们的言论被视作铁律；我们所谓的“科学家”，他们的言论被笃信。他们首先应该被责备，因为他们有负于自己所肩负的健康文明的使命！

人们对于日常生活中所适用的生命自然规律的不理解及其实践的忽视，是导致这种形势的主要原因。这些问题应归咎于那些掌控着健康舆论导向却不去纠正错误的人。

数字可能会说谎，也可能不会说谎。美国陆军、海军和海军陆战队在世界大战中的统计数字指明了通向真相的道路，并警告我们应选择什么样的健康途径和应避免哪些有损健康的途径。记录说明了一切！

这种严峻的形势还要持续多久？

难道这个重要的问题不值得我们密切关注吗？即便这是面对悲观主义者的失败预测，难道我们就不应该获得至少一个权威的特定群体的有力支持，并怀着固有的理想主义来启动一项运动，然后花几个小时对我在此处声明的优点进行公正的调查吗？

我已经数百次地向我的学生和患者证实了我的学说，但那些讨厌推陈出新的人却拒绝承认我创立的学说的好处。因此，我撰写了这本书，以便有兴趣的人阅读并理解当今社会的人类存在哪些问题，以及如何治愈或预防身体疾病。

通过医学？不！我认为通过自己的努力，掌握简单的锻炼方法，了解简单的健康法则，就可以让身体获得益处，而且一定能感受到身体的变化。

真理的阳光终将冲破无知的阴云，永远闪耀于知识的蓝天。

与其寻求消极的政策支持，不如采取积极的行动，通过实践来证明我关于健康、力量和幸福的理论。对此，活生生的例子有很多，之前曾有身体衰弱、精神也不是那么健康的实践者，通过系统的锻炼成为身体健康、身材完美的人。他们经历的这个过程充分证明了我工作的成效。您也可以自己进行调查和验证。

我自信地认为，以下代表我个人观点的陈述是可以得到证明的（译者注：下列观点为作者个人观点，有些观点于今天来说，可能存在偏颇或夸大，值得商榷，仅供参考）：

1. 今天并没有其他基本系统和标准准则（除我的方法之外），是用来衡量和表明正常健康状态的真正构成的。我的方法在这方面是独特的和革命性的，它本身就足够独特到脱颖而出。

2. 即使是医学界的专家也不一定真正理解日常生活中的一些生命自然规律，因此，他也不一定能理解通过适当的健康教育来促进文明发展。

3. 今天可能没有一位教授、科学家和医生是真正享受健康的。

4. 今天可能没有一位私人护士或医院护士、私人按摩师或专业按摩师、非专业体育教练或专业体育教练，可以正确和充分地解释什么是真正的健康。他们中应该没有一个人能成为自然健康理念的榜样。

5. 鉴于上述事实，这些所谓的专业领域的权威人士是不可能了解处于不同年龄段的人体的正常健康状况的。

6. 一般来说，我们孩子的老师们通常都没有享受过理想的健康，而且完全无法觉察到（因此无法纠正）自己学生正在养成和已经养成的非自然的、不利于健康的习惯。

7. 即使是训练运动员的教练，以及杰出的运动员自己，也只有少数人具有比其他人更好的身体状态，而这些人甚至并不知道自己为什么能具有如此优越的身体状态。他们缺乏那些顺应自然的训练方法的有关信息，更多的是通过刻苦锻炼达到自己所处的状态。他们努力奋斗以期达到身体完美的目标，从而获得心灵和身体的平衡。

8. 几乎所有的人类疾病都可以直接追溯到错误的习惯，而这只能通过及时采取正确的（自然、正常的）习惯来矫正。

9. 直至今天，我们所谓的卫生部门在身体健康方面的努力都是徒劳的。

10. 这种更重视疾病治疗的情况仍会盛行，直到一种全新的体育文化形成。这种文化以生命自然规律为基础，适用于协调身体和精神活动，有利于智力正常、健康地发展。

11. 所有的结核病都是由其他小病发展而来的，更不用说 O 型腿、X 型腿、扁平足和脊柱弯曲，以及本可预防的心脏病（根据目前的方法不可能预防）。

12. 现今我们所花费的用于购买健身设备的数百万美元本可以更明智地用于培训教师，使他们成为正常的健康的实例创造者，而不是仅仅倡导什么是正常的健康（如果他们真的知道）。

13. 现今我们花在所谓的健康食品、健康讲座和保健用品上的数百万美元实际上有可能是被浪费了，因为它们所宣称的好处根本无法证实。

14. 相对而言，只要将现有花费中的一小部分用于正确的方向，就能实现理想的效果，即自然地恢复健康。

15. 数个世纪以来，我们都坚持坐和睡在设计不合理的椅子和床上。

16. 今天的科学研究发现，让我们躁动不安的真正原因是现代椅子和床的设计使得舒适和放松只能通过不断调整身体位置才能实现。

17. 我们的长凳、长椅、沙发、卧榻和床似乎是为休息、放松或睡眠之外的其他目的而设计的，它们实际上是我们养成许多不良的姿势习惯的主要原因。

18. 与椅子和床一样，我们与健康相关的体育训练及运动被误解了。

19. 只有达到内心和身体的完美平衡，人们才能认识到日常健康的真正含义。

20. 在超过25年的时间里，作为本书作者的我已经沿着科学和实用的路线，以我自己和我学生的身体进行了渐进式的训练实践，并且现在已经将这些训练实践得出的研究结果纳入我命名为"控制学"的训练体系中（译者注：控制学训练体系在约瑟夫·休伯特斯·普拉提去世后，被传播者命名为"普拉提"。该名称后被大众广泛接受，并流传至今）。我认为，它代表了一种简练而全面的体育文化体系，并以崭新的形式科学地呈现。如果它能够被我们的教育机构所普遍采纳，不仅能使更多人免受疾病折磨，还能减少医院、疗养院、伤残者之家、精神病院、管教所和监狱的数量。同时它也很可能会使健康和幸福不再只是一种理论上的状态，而是成为事实上的状态。

为了自己和人类的福祉，每个拥有道德和勇气的人都可以调查我所声称的"控制学"这个训练系统的好处。

第2章　健康——一种正常、自然的身体状态

一般来说，越少谈论健康的人，他的健康状况反而可能越好。对所有人来说，健康不仅应该是一种正常状态，而且应该是不但要获得健康，还要去维持健康。如果人们知晓并遵循简单的自然法则，全民健康就会随之而来，健康盛世也将成为现实。

那些无私地致力于研究如何减轻人类不必要的痛苦的工作者们，每天都被迫目睹他们的大多数同胞不知不觉地犯下违背自然规律的过失行为。他们如此勤奋，好像人类的生活健康取决于他们是否努力，但他们完全没有意识到，这实际上是在危害人类未来的健康。

想象一下，现在被消耗掉的那些本该可以为数百万人带来直接利益的能量，如果直接用于阻力最小的自然健康之路的建设上，将会获得怎样巨大的效果！

想象一下，人们将立即增加多少更有生活质量、更快乐的岁月！

想象一下，人们将增加多少时光来最大程度地真正地享受生活！

我们有多少人真正意识到生命的真谛？不幸的是，这种生命的喜悦，只限于那些少数比较幸运的因懂得并遵循自然法则而获得真正健康的人——而这，本应是我们每个人与生俱来的权利。

虽然我们已意识到现代化进程或多或少地会给人们带来健康问题，但在这里我们不应妄下结论说它具体错在哪里。我们只需要知道，很多所谓的聪明人对真正简单的自然法则居然一无所知，在他们可怜地寻找正常健康和幸福的过程中，他们总会不知不觉地经历迷茫、绝望和无助。他们蜿蜒穿过充满庸医和骗术的山谷，然后继续走向痛苦、悲惨和死亡，而不是攀登到通往代表健康、幸福和生命的山顶。

如果生活中的那些不幸的“健康旅行者”没有被这些虚假的幻影所诱惑，如若他们完全忽视那些所谓健康权威人士们的指引，并勇敢地朝相反的方向前

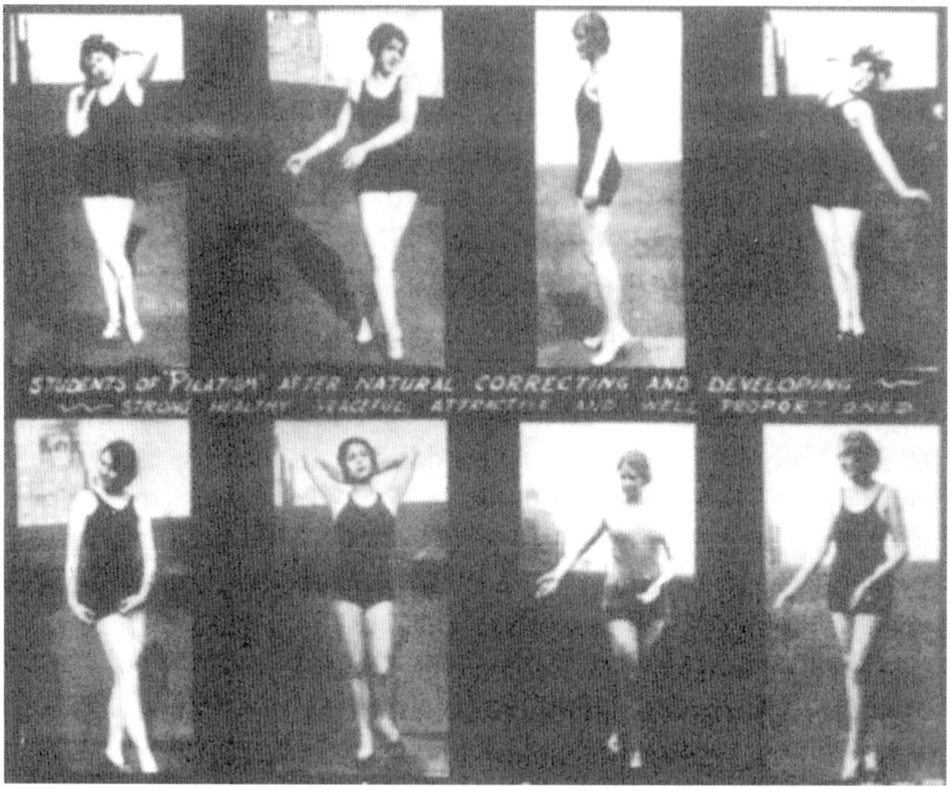

这是一张极具启发性的组图。从图中我们可以看到来到我工作室的一些当时难过地寻求帮助的女士，她们需要改善身体状况才能继续她们的职业。这组图中的人有的是专业歌手，有的是演员或舞者。我亲自教导她们，经过三个月的矫正性系统锻炼，她们表现出了在上图中所看到的完美体型和姿态。这是采用控制学训练体系获得益处的具体例子。

进，结果将会完全不同。但是，谁会来告诉他们远离这些幻影，并引导他们遵循自然法则而前往健康的绿洲呢？这些可悲的情况不能完全归因于大众对自然法则的理解的缺乏，或不明白这些自然法则对缓解和治疗人类疾病的实际、有益的作用——应该归因于大众目前还无法理解健康的真谛是必须真正地解决问题根源而非仅仅治疗身体出现的症状。

历史上没有哪个时代比当代花费更多的时间和金钱来让身体恢复正常甚至达到完美，没有哪个时代对健康的渴望比现在更合乎情理！

伟大的军事上的胜利、道义上的胜利，以及现代科学的成就和工业的进步，不可磨灭地铭刻在人们的记忆中。

在战争期间和战争结束之后，商人们都在忙于积攒财富，以至于完全忽视了投入必要的时间来保持自己的身体健康。等到他们终于明白这一切的时候总是已经太晚。在获得物质财富的同时，他们不经意间无情地牺牲了自己的无价之宝——他们的精神幸福和身体健康，这些都被他们肆意挥霍了。此外，他们还注意到，他们那些按照所谓“最简单的方式”来获取财富的亲戚朋友，都在不断抱怨自己的健康状况不佳。他们看到这些亲戚朋友的生命被缩短，生活质量变差，并在身体或精神上持续遭受痛苦，在许多情况下，还会在生命的黄金时期离世。

商人们获得了他们想要的财富，却留下了被摧残的身体，并被连本带利地剥夺了他们本该享有的健康以及身体健康带来的其他快乐，付出了沉重代价。商人们终于从这一教训中有所醒悟，但可惜已经太晚了！

商人们现在已经充分意识到“每个人都是自己的幸福建筑师”，他们还知道幸福主要依赖于健康，而不仅仅是获得社会地位与物质财富。他们在亲身实践中学习到了这一课。

在这样的环境下，所谓的健康专家、医生、专利药物所有者及其制造商，以及各种形式的机械设备如理疗灯、按摩器，还有秘方药、血清和其他注射剂的制造商，通过广告来诱骗不明就里的弱者不是很自然的吗？每一位制造商都向公众保证，自己的方法是快速恢复健康的唯一方法。他们屈服于自己的贪婪，通过过度治疗的方式引诱不幸的人，从而给自己带来丰厚的利润。这样的治疗不仅不能达到所期望的结果，而且实际上会带来更多的危害。

这些骗局取得了什么效果呢？它榨取了公众的金钱，却没有给公众带来相应的利益，而且往往在很大程度上增加了他们的痛苦。

我非常怀疑，是否有一个真正理智的人曾试图去证明，在这众多被强烈推荐的“治愈方法”中是否有一种真的能够改善人们的健康？

请原谅我的这个想法，但这并不是愚蠢的假想。形象地说，允许自己被这些唯利是图、不负责任的“剥削者”牵着鼻子走，让他们通过误导性的广告、引用所谓的权威言论和不合理的方法来盘剥盲信的公众，这难道不是愚蠢的吗？好好想想吧，你是不是太差劲了？这些不过是使用了障眼法的骗人把戏！

实际上，如果在理想的情况下，不仅一般公众，医生也将享受正常的生活。

展望未来，享受正常的健康将成为那些正在遭受痛苦折磨的人们的权益。想想那时将通过立法强制要求那些鼓吹疗效的人通过他们自己的身体状况和健康程度来证明他们方法的有效性，真让人兴奋不已。

我已准备好接受这样的测试。控制学训练体系已被证明每一个细节都能够令人满意，可以经受最严苛专家的考验。

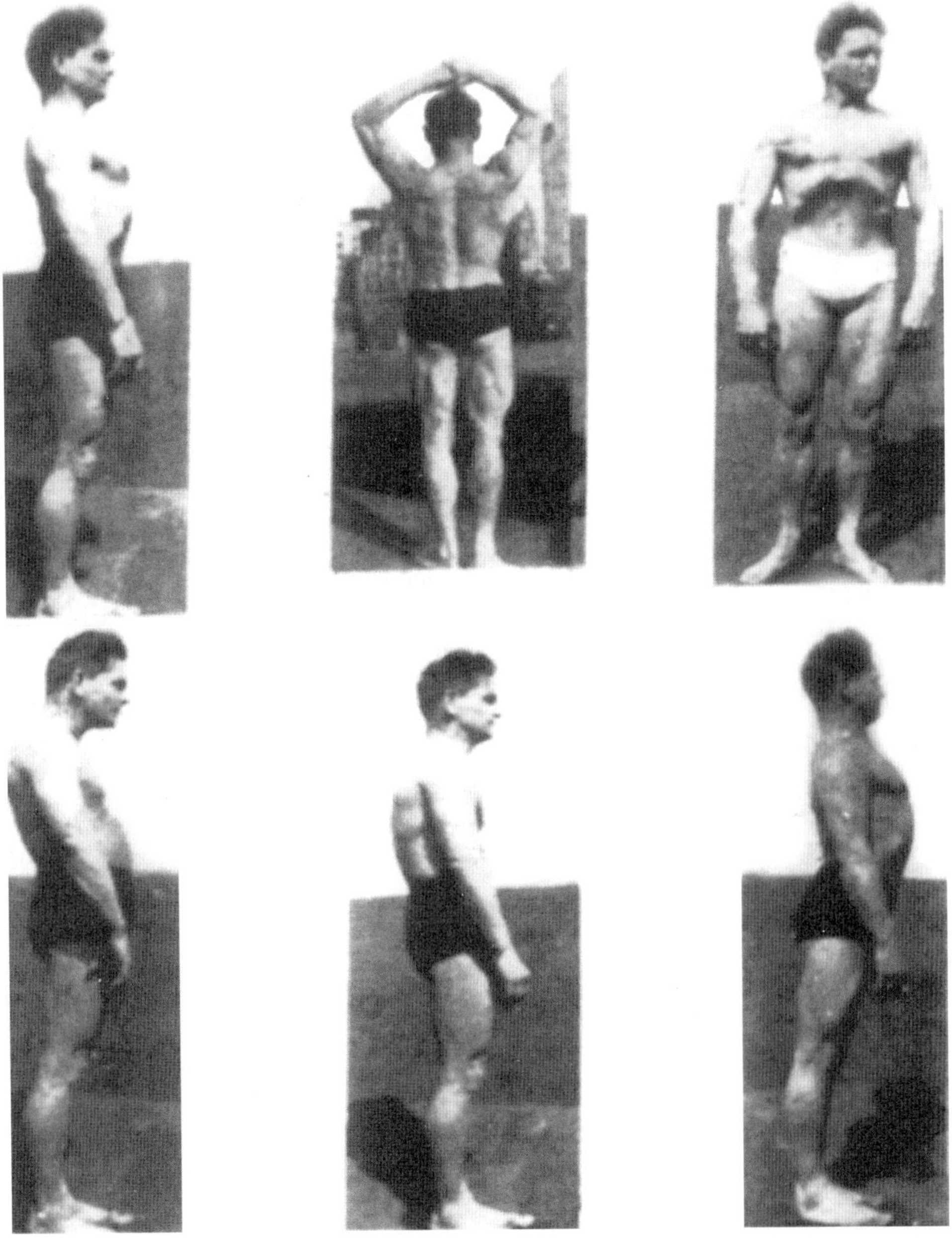

由本组图我们可以看到正确和不正确的站立方式，请注意每个姿势。通过上方的三张图片，我们可以看到三个站立面（侧面观、后面观和正面观）的姿势。请注意完美的身材！我们再看看下方由本人摆的姿势：（1）95%的人通常出现的姿势，显露了前凸的腹部（以及脊柱在腰部和颈部的双弯曲）；（2）阔肩和肌肉僵硬，这是运动员常见的不正确姿势；（3）麦克法登式脊柱前凸的不正确姿势。

第 3 章 可怕的情况

我不同意一些信教的科学家们和其他教众所阐述的“内心是身体的绝对主人”的说法，也不同意所谓的体育文化专家和教练们所阐述的“身体是内心的绝对主人”的说法，而他们主要致力于通过各种器械设备来锻炼身体肌肉。我认为，相互斗争的这两个理论都不是解决我们健康问题的正确方案。

现在有人主张，无论怎样，我们现今的健康问题唯有先认可了身体和内心的平衡发展才可能被完美地解决，而不是把身体和内心的发展放在对立位置，仅仅聚焦于身体或内心的发展。正如本文所指出的，只有认清内心的精神功能和身体的物理限制，才可以实现身体和内心的完全协调。

这样的见解是安全而可靠的，而其他的理论或多或少都缺乏安全和存在谬误。报纸每天都在报道知名人士的死亡，他们中包括教育工作者、科学家、医生、银行家、政治家、企业家、演员、律师和艺术家等，他们常常死于生命最辉煌的时期。不幸的是，我们不得不十分频繁地看到一些名人在他们才刚达到他们反哺社会的高度时便去世了。

这些名人中的许多人，虽然他们本人和他们的家庭完全意识到了这一点，但由于受到他们自己想要实现人生目标的野心的影响，数年来默默地忍受了多年的痛苦。这些靠不住的健康学说的殉道者们在较年轻时就去世了。由于他们的去世，他们的家人丧失了亲人，他们的朋友悲痛不已，国家遭受了不必要的和不可挽回的损失。

人们一般不知道，许多极受欢迎的被我们误冠以“专家”称号的体育教练，还有一些竞技运动的冠军获得者，已经遭受了多年的疾病折磨，特别是可怕的心脏病。事实上，这些人中的许多人在他们的巅峰时期甚至达到巅峰之前就英年早逝了。

这些难道还不能表明他们所阐述和所信奉的理论和方法已经被嘲弄了吗？

而对于他们在教学中的错误，已经有人对此产生了怀疑。通过接受这些理论和方法的实践，他们并没有改善自己的健康和延长寿命，实际上反而损害了健康，缩短了自己的寿命。他们的英年早逝就足以证明，他们的理论和方法与前面提到的身心平衡的理论是相悖的。后者的体系必然是正确的，因为人们在接受了这些身心平衡的理论和方法并加以实践后，健康得以改善，寿命得以增长。这就是那“不为人知的秘密”。

几乎没有所谓的体育文化倡导者可以证明他们的学说能使我们比从不锻炼的人寿命更长、更快乐。

几乎没有所谓的体育文化倡导者会像他们年轻时宣扬的那样锻炼长达60年或更长的时间。如果他们能足够长寿，他们中也几乎没有人可以证实只要坚持锻炼许多年，自己的身体状况就能像他们所宣称的那样。

要找到这些成功案例非常艰难，因为并没有很多这样的人。

现在是推动成立一个由有影响力的人士组成的委员会的时候了。该委员会的目的是调查最简单的自然法则之一——身体和内心的平衡，以及它在我们当前的体育教育和训练方案中缺乏实际应用的情况。

随着精神训练的不断增强，人们越来越依赖于身体的活力，而活力本身依赖于身体和内心的完美平衡。

什么是身体和内心的平衡？

它是对身体的所有肌肉运动的有意识控制，是对构成身体框架的骨骼所提供的杠杆原理的正确利用，是对身体机制的完全认知，以及对平衡和重力原理的充分理解。这些原理适用于身体在运动、休息和睡眠时的活动。

缺乏这种被称为“控制学”的知识，将无法获得正常的生活和身体健康，且不能避免死亡的过早到来。（译者注：作者个人观点，有待考证。）

除非现代体育和健康体系对于控制学的艺术性和科学性的忽视被推翻，否则可以预测，这种无视必将带来的是更多的危害而不是益处。

另外，如果控制学的艺术性和科学性被普遍接受和实践，那么可以预测，精神痛苦和身体痛苦将一代代逐渐减少。对我们大多数同胞而言，生命将拥有真正的乐趣，而不是像现在一样被病魔诅咒。

因此，我建议所有人都应了解控制学的科学性和艺术性。

控制学以对自然法则基本原理的探索和终身实践中汲取的教训为基础。

可以说，我们的大多数疾病都是由不正确的习惯造成的。

同样的事实是，只有通过适当的训练才有可能纠正坏习惯，培养好习惯。这些改变所必须付出的时间，取决于个人的具体情况和年龄，相对而言这个代价非常小，它能使你重新获得健康和幸福。

在哪里可以获得这些知识或信息呢？

谁有资格提供呢？

只喜欢批评而无法提供一些建设性意见的人，最好闭嘴。

一个理想主义者和人文主义者有责任建设性地批判我们当前的体育教育和训练体系，并通过真实地展示他自己以及他的学生的身体状况来证明这是有害的。他们必须提供必要的数据支持，以尽快地改变现状，用正确的理论和实践来替代我们当前的教育体系。

因此，下面将简要阐述控制学的理论和方法的普遍性原理。它以控制学的科学性和艺术性为基础，涵盖了身心平衡的理论和方法。通过无私和善意的观点，我们向任何希望与我们合作的人展示该理论体系的真实性，旨在传播控制学的健康学说和进一步地阐释关于实现和维持正常健康有关的“紧张”和“放松”的个人见解，从而使整个世界受益。

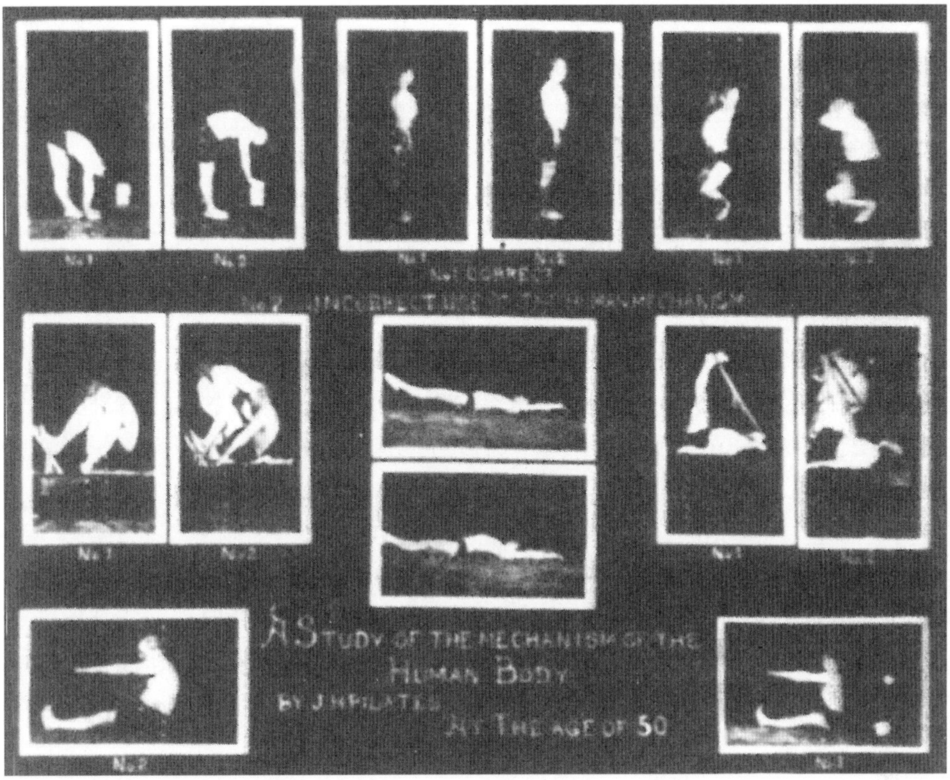

在这组图中，你会看到一个学生和一个教授在展示正确和错误的人体生物力学机制的运用。仔细研究每张照片，看看身体是如何通过矫正性锻炼而获益的。

第4章 走下坡路

我们正走下坡路吗?

不，我们不是在“走”下坡路，而是在“飞奔”向下。我们正沿着一条将最终导致破坏身心平衡的道路急速下滑。

只有一种补救办法。公众媒体必须唤醒人们的兴趣，而这种兴趣最终将迫使科学“停下来，看一看和听一听”，并起码保持足够长的时间，以便能够对我的关于让所有人获得和维持健康的简单、明智、安全和全面的方法进行公正的调查。这种调查将证明我的理论会使人类受益，且不会被不道德者利用。

如果科学可以开展基于实践的调查，在当前狭小的传统活动范围外勇敢冒险，而不局限于眼前的事情，那么它将可以同时消除贫穷、疾病和痛苦。我呼吁明智地结束现有旧的体系，并利用我的科学体系来获取和维持健康。

随着文明的不断进步，人们对监狱、精神病院和医院的需求理应越来越少，但是我们这个时代是否是这样呢？显然不是！通过引导人们正确地关心自己，我们将会远离这些使人深受折磨的机构。

这种可悲的“灾祸”如果能妥善应对其实是可以避免的，这对我们的文明是一个多么可悲的讽刺。出于狭隘的政治考量，不接受真正可以治愈的方法，这是多么严重的罪行!

为什么我们不断夸耀人类在这个科技高速发展的时代所产生的物质方面的进步，却完全忽视了所有创造中最复杂和最奇妙的事物——人类自己?!

如果人类投给自己的时间和精力与他们投给生产其他事物的时间和精力一样多，那将会产生多么令人惊叹、难以置信的进步。这种进步将是一项多么伟大的奇迹！请好好想一想吧，我的朋友。

人们都应该牢记和思索希腊的一条箴言：过犹不及。

人类对自身的忽视，会破坏身体和精神的效能，这往往会导致不诚实和不道德不断增加，丧失对自己和他人的责任感，丧失理想主义情怀和破坏伦理文化。这些不是说说而已——它们都是事实。

文明是否应对人类当前的身体和精神状况负责？如果我们尝试用创造者的双眼来审视现状，这个问题不难回答。

我们假设现代科学和文明在提高心理能力方面不能使野蛮人（译者注：原著中的说法，相对于“文明人”而言，在文中指未受现代文明开化的人）受益，但从身体发展的角度来看至少这些野蛮人并没有受到伤害。这个事实可以通过将普通文明人的身体状况与普通野蛮人的身体状况进行比较来迅速证明。

从逻辑上讲，人在发展思想的同时还应发展其身体状况——而不应以牺牲一个为代价来成全另一个。否则，“身心平衡”将不可能实现。而这种身体与精神健康之间的不和谐，就是造成今天人们身体和精神状态不佳的主要原因。

如果一个人持续地忽略自己的健康，或者如果继续依靠现有的方法进行治疗，他的情况将随着时间的推移而变得越来越无望。（译者注：作者个人观点，有待考证。）

我们有必要进行完全不同的研究，以发掘和践行人类与生俱来的权利——内心和身体的平衡。

“不是心或者身，而是心和身！”

来看看野蛮人强健的体格和强大的力量——他们健壮的身体是人体美的精髓——然而，他们的肌肉掌握了控制权。

再来看看普通文明人，他们的体格或多或少地发生了改变，缺乏力量，挑剔的人通常会发现他的身体不成比例。然而，在这种情况下，他的大脑掌握了控制权。

野蛮人缺乏精神发展，文明人缺乏身体发展。如果他们能在身体和精神方面取长补短，而不损失现在已拥有的任何身体和精神的“资产存量”，那么理想的身体状态和精神状态将有可能同步达到——“身和心的平衡”。这样取长补短的交换将会创造一个多么完美的健康人类的范本啊！

简而言之，我们在“生命之旅”中所需要做的就是追踪生命本身，从出生到青年和中年，以发现扰乱身体层面和精神层面的均衡即“身心平衡”的因素。然后，我们将会比较容易识别和理解其根本的原因，并根据绝对可靠的自然法则来进行矫正。总之，从研究你的身体到了解它的优势和劣势，再到消除劣势并提升优势，这将带来怎样的结果？一个身体和精神都完美的人。

在尝试变化或改良任何既定的操作或方法之前，我们首先必须知道什么是错误的，然后我们可以再来建议什么是正确的。坦率地说，目前所表明的真相是这样的：

一般情况下，很多孩子的父母的身心都是失衡的，甚至从来没有达到过平衡。通常，这些父母的身体都存在缺陷，有时问题出在表面，有时问题却源自内部，有时两者都有，然而他们自己并不知道这一点。

这些身体缺陷会对他们的孩子造成一定的影响，因为缺陷通常是具有遗传性的。有很大比例的孩子是在非常不自然的条件下出生的，还有许多孩子在分娩的过程中遭受了巨大的痛苦，甚至会因此失去生命。

在这种不利的出生条件下，孩子生来就遭受痛苦，由此产生的许多不必要的痛苦有一部分也可以归因于父母的身体状况。

下面列举了目前人们常见的一些错误行为，这些错误行为可能会导致孩子患病、手臂或脚部畸形、体弱等情况。

- 使用母乳替代品喂养孩子。
- 在孩子不饿时给孩子喂食。
- 在孩子不冷的时候给孩子穿得太多。
- 强迫孩子在不困倦时睡觉。
- 在孩子不想伸展或弯曲胳膊和腿的时候强迫孩子伸展或弯曲胳膊和腿。
- 在孩子的力量不足以支撑自己的体重时强迫孩子站起来。
- 在孩子的力量不足以控制他们的身体进行运动时强迫孩子行走。
- 在孩子宁愿蹲在地板上也不愿意坐下休息时强迫孩子坐在椅子上休息。
- 当孩子倾向于身体活动时强迫孩子保持安静不运动。
- 当年龄较大的孩子自然地想要攀爬树木或跳跃栅栏时禁止他们这样做。

- 当孩子渴望活动时被迫保持安静，被迫去学习那些他们不感兴趣的东西。他们这样做只是为了迎合自己“盲从”的父母。
- 有时孩子甚至被教导说谎，而孩子的本性是说实话。
- 孩子被故意误导和传授他们并不理解的事情，这种情况十分常见。
- 孩子被迫吞咽泻药而不是通过自然运动来防止便秘。
- 当今孩子过早的性倾向，源自性知识匮乏或被故意误导。孩子可以在街上和其他地方获得这些性方面的不良信息，从而导致他们的身体和精神最终被影响。男性和女性的手淫，我认为其根源就是孩童时期所受的不良影响。
- 孩子完成学业后，他们被迫学习职业技能或被安排好就业，因为他们的父母以他们“可靠的智慧”认为这是对孩子最好的安排。除了少数勇于“挑战”父母权威被认为是叛逆的孩子外，大多数孩子都妥协了，接受了这种被安排的命运。这既伤害了自己，也无益于社会。
- 孩子被教导认为成功是通过金钱来衡量的，因此他们的目标应该是尽快获得财富。
- 孩子以同样的方式被迫接受体育教育的例行程序，这种培训体系或多或少是在机械地遵循例行程序，而没有体现真正人体健康的含义，并造成了一种假象，即这种例行程序有益于孩子的健康。

千千万万的人从出生到去世，都不曾真正了解过自己，也不知道生命到底是什么。

如果他们熟悉希腊的格言——“认识你自己”，就知道这句话实际上并没有很好地应用在自己身上。

这些孩子在青少年时和成年后，往往缺乏应有的主动性、食欲、爱好和竞争压力，这就好像是让身心健康水平慢慢地降低。他们从未经历生活的风风雨雨，从未享受过活力和健康所带来的甜蜜果实。如果让他们经历一些生活的问题和学会适当的身体控制，那么，这一切本应属于他们。

再后来，当他们的生命力处于低潮时，他们的四肢开始出现颤抖状况，他们的血压逐渐不稳定，他们时常会头发热而手脚却冰冷，他们精神恍惚，他们成为一具魂不守舍的移动的“衣架”。这是一个非常严重的问题，请认真想一想，这值得每个人深思。

然后，他们又被引导加入运动队，顺从地接受残酷的训练，并把他们所有的努力用来发展身体和获得体力，而没有考虑精神方面的发展。他们努力钻研和学习并不适合身体发展的特技，虽然他们的身体是接近正常或异常发达的，但他们在精神层面上的控制却完全被忽视了。

这是你想让你的孩子所接受的指导吗？如果这种体育教育体系被废除，孩子们难道不会发展得更好吗？

难道所有这些违背自然法则的行为不会导致我们走下坡路吗？我为人们提供了一个快速改变这一切的方法，用来代替现今所普遍采用的方法。这是具有革命意义的有针对性的方法，即通过学习和实践控制学体系来获得身心平衡。**我的控制学体系可在家练习并可同时促进身和心同步发展，从幼年时期开始，通过中小学和大学的岁月沉淀可逐步地走向成熟。**

但是，那些站在传统体系背后的人会接受我这种创新的革命性的训练体系吗？在公众舆论迫使他们这样做之前，他们不可能会接受。因为他们很清楚，一旦控制学的训练体系被普遍接受，就意味着庸医和骗子们的职业生涯的终结。

第5章 对于人类身体常见问题的常识补救

无论我们是否意识到这一点，事实是，在我们的日常生活中，如果我们过正常的生活，我们就能从自然运动中获益——它们存在于我们所做的每一个动作中。这些非常必要的日常功能性活动，由个人在正常生活中经历，排除了进行任何形式的人工锻炼的必要性。

若不通过或多或少的高强度的特技般的训练，人们就无法变得强壮和健康——这种观点可以说是错误的。但不幸的是，这种错误的观点在公众心中是如此的根深蒂固，也许只有依靠神祇无所不能的力量才能消除大众思维中这种被普遍接受的无稽之谈。

然而，为了能使人们能够从日常活动中获得最大的益处和保持健康，人们至少应该理解一些基本的原理，它们控制人体运动、休息和睡眠的机制。例如，构成人体框架的骨骼的杠杆原理，适当的肌肉紧张和放松的范围和限制，平衡和重力的规律，以及最后并非不重要的吸气和呼气，即如何正确地呼吸。如果我们希望从锻炼中受益，这些知识将是必不可少的。

由于公众看起来对这些原理要么不知情，要么被误导，因此他们必定不能从中受益。当一个精通体育教育知识的人，以正常的标准衡量人类健康时，这个事实将是不言而喻的。如果这种知识得到普遍传播，特别是卫生部门普遍接纳专业人员，建立倡导传播这类知识的系统，那我们将看到一个多么光明的健康前景。

再一次重复简单的真理，不借助任何人为的特定训练，人们照样可以达到和保持完美（正常）的健康状态。如果你仔细观察动物们完美的身体形态、力量、敏捷性、耐力，这种说法似乎就能被完全证实，然而人们总是与之背道而驰。

生命难道不能本能地沉浸在自然运动中，从而获得理想的身体状态吗？人类目前所提倡的人为锻炼，是否导致大众获得并维持了一个相对差得多的身体状态。

如果动物用自己的身体健康来交换人类的思考能力，它们是否会受益？或者，如果人类用自己的思考能力来交换动物的身体健康，他们又是否会受益？

根据各自的身体条件进行公正的判断，人们必须承认，如果动物和人类分别交换各自的本能和思考能力，动物会不出意料地因为“眼前利益”而舍弃它们与生俱来的权利，而人类将会通过交换获得不可估量的益处，至少会获得一个完美的身体。

你何曾听说过动物为了身体健康，为了满足自身的欲望而进行动物体操？

动物具有自己的自然状态，并在栖息地自然运动，难道这不是理所当然的吗？

动物是否理解自然规律并相应地管理自己？

答案是肯定的，因为本能直接引导所有生物，包括人类。

你有没有近距离地仔细观察过一个新生婴儿的运动？如果你研究过动物的运动，你就会被一个事实所深深震撼，即人类和动物的运动方式是相通的。你在动物身上看到的运动，在新生婴儿身上也都能看到。

动物和人类都可以向任何可能的方向移动他们的身体——自由的身体活动是最重要的。婴儿渴望不断变换动作只是自然的许多基本法则之一——行动法则的一种表现，如果不受阻碍，动物和人类都会遵循这种法则。

只要没有危险，自然本能会促使动物母亲允许自己的后代自然地“发展”。不过，有时候，如果在它们的大家庭中有成员表现出懒惰和不愿玩耍，它的母亲将会毫不犹豫地强迫它运动，这样它的肌肉就可以通过运动促进血液循环来得以发育和增强。动物母亲甚至会用嘴叼住小懒鬼的脖子，不断摇晃，或反复将其扔在地上，直到小懒鬼有所回应。你观察过猫妈妈或狗妈妈与它们的幼崽吗？

然而，人类母亲的行为却是完全不同的。

她们通常不允许婴幼儿自由地服从自己的自然本能，这从她们的行为中可以看出：一种行为是让婴幼儿不断地转变方向，去抓握在他们可达到范围内的物体，以拉伸他们的小身体、手臂和腿；让婴幼儿在地板上爬行，在沙滩上或草地上玩耍，直到他们的身体感到疲倦，然后按照另一自然规律进入健康的睡眠。另一种行为是宠溺的母亲直接用食物填满孩子的胃，然后用小被子包裹住他们的臀部和膝盖，为了安慰他们可能是由于抗议这种相当“不人道”的待遇而发出的哭泣，母亲会继续哄孩子睡觉。但是，他们得到的是自然的睡眠吗？不，小小的“无辜者”只是感到厌恶或昏昏沉沉，或两者都有，他们纯粹只是因为疲惫而入睡。

不会开口说话的动物母亲与人类母亲的行为简直是天差地别！

动物母亲按照它自己的本能喂养幼崽，然后允许幼崽采取自然的姿势入睡，通常是依偎着母亲温暖的身体。这不仅能给幼崽提供舒适温暖的感受，而且能让它们感受到母亲健康身体的吸引力。这对于后代的健康来说，是一个至关重要的因素。

理解这些道理不需要受过大学教育，只需观察我们眼睛所看到的，并在抚养我们的孩子时使用这些常识。花费在当前研究工作上的时间和金钱，如果有很小一部分能用于研究许多违反自然规律之事，并运用于教育，那么人们的生活不是会变得比现在惬意和美好得多吗？

理解上述讨论主题的人，可以自由讨论通常只由科学家和医生讨论的健康话题。每个人自出生起就被赋予了理想主义的祝福和人道主义的激励，本能地履行责任，真心行善，不求回报地传播他自己的知识，使仍然愚从于传统法则的同胞可以受益。

每个人都是被邀请的，没有人被禁止去追随那些一直致力于探究是非并据此形成自己观点的人。这一次，有一个人开始了他的知识之旅，从童年、中年到老年，不断追寻，想要检验这些说法的真实性。

在小摇篮里自由安睡的孩子此刻已经醒来，仰面躺着。但是，不管你相不相信，因为没有野蛮的绷带，饥饿感也已经得到了解决，他感到十分舒缓，他享受着胳膊、腿和身体的完全自由。

由于这样或那样的原因，我们觉得一个孩子在睡觉前必须先用绷带固定臂部和膝盖，这不是很荒谬吗？

大多数人似乎认为，孩子在睡眠或休息时先包扎固定臀部和膝盖是绝对必要的，这样腿才能长直。多么愚蠢！

我们从来没有听说过动物需要借助这种或类似的手段来伸展它们的幼崽的腿。此外，除特殊情况外，我们发现动物自然的身体状况基本正常，即身体匀称，O 型腿、X 型腿和脊柱弯曲的情况明显较少。因此，我们可以得到这样的结论：畸形儿童遭受的痛苦往往是由他们在婴儿时期受到的可怕对待造成的。

如果读者有兴趣、耐心继续跟随这个讨论直到结束，他可能最终会相信，坚持束缚孩子身体这种过时的传统真的是无知的父母强制对他们无助的孩子施加的许多坏习惯之一，对于这种情况我们的卫生部门负有不可推卸的责任。

一般的正常不受约束的孩子会努力满足其肌肉的自然运动的欲望，自然地会采取所谓的“四仰八叉”的姿势，不断拉伸和弯曲其胳膊和腿，并上下左右地反复晃动脑袋。如果不受干扰，他将表现出极大的满足和无比的快乐。但在同一种状态保持较长时间后，他将开始表现出不安和不快乐的迹象，如果得不到缓解，这种状态将导致孩子哭泣。然后，如果哭泣被无视，孩子会变得疲惫，除非父母介入，帮助孩子调整到一个他自己无法做到的姿势。

实际上，每 10 个母亲中有 9 个会自信地告诉你，孩子哭泣的原因是他想被抱在怀里。这个解释似乎有部分是真的，因为当孩子的小腿靠在母亲的身体上时他便立即停止了哭泣。

然而，这只是另一个需要被破除的流行的谬误。

孩子哭泣的真正原因是什么？

这个问题的正确答案是非常确定的，而且很容易被查明。只需要让实验者采取与孩子相同的姿势仰面躺下，并进行相同的运动一段时间（20~40 分钟），他就会知道发生了什么，然后他就会明白为什么孩子会感到不安和哭泣。

事实上，似乎没有人真的知道发生了什么，否则这种残酷的做法很久以前就应被舍弃了。

如果让孩子躺在一个正常的床上——床的设计符合其骨骼结构的解剖平衡

的基本原理——他就有可能以任意特定的姿势躺上数小时，而不会感受到任何不适。人们普遍不了解这种科学的优势，即不时地发生改变，从一个姿势换到另一个姿势，如果发现孩子仰面躺着时在哭泣，就将他翻个身，使其脸朝下趴着休息，哭泣就会立刻停止，反之亦然。

这种姿势的变化对于儿童的成长是绝对必要的，如果以或长或短的频率间隔实施这种变化，将能极大地帮助儿童进行自然运动。这对其正常发育至关重要，并有益于培养孩子的满足感和幸福感。

另一种“虐待”儿童的方式是迫使他们安静地端坐（笔直地）在椅子上，也就是静静地坐在我们现代的餐厅、厨房或其他地方的椅子上，即使只维持一段比较短的时间。进行实验研究的人员显然还没有明确其危害性，因为如果他们知道的话，他们肯定在几个世纪以前就会抛弃现在这种类型的椅子，并主张制造我发明和推荐的椅子。

我敢打赌，任何人只要静静地坐到任何现代的椅子上一个小时，不进行任何活动，他很快就会明白这对孩子而言到底意味着什么。肌肉会变得僵硬和麻木，以至于他们的感觉不再敏锐。没有人真的可以以这样的姿势休息，因为这个姿势本身就是最不自然的。为获得自然、正确的姿势，确保孩子能得到最大程度的休息和拥有足够的舒适度，建议你环顾四周，看看孩子自己在独处时所采取的姿势。

年幼的孩子喜欢坐在地板上，像熊一样“四肢并用”地依靠手和膝盖爬行，这些姿势都有利于锻炼他们的背部、腿、腹部和肩膀处的肌肉。

傲慢的父母严重扰乱了这种自然的身体发展过程，迫使孩子在他们的肌肉得到充分发展并足以支撑他们的体重，以及在他们拥有足以控制运动平衡的心智能力之前开始行走或站立。正常的孩子在这方面不需要父母的教导或帮助，因为如果他们独自一人，他们可以自己不断学习和尝试，直到他们能够笔直地站立不跌倒，并且获得行走的能力。

强迫孩子遵循任何其他程序，而不是这种自然的过程，不管出发点是多么善良，都是不利于他们的健康的。脊柱弯曲、O 型腿、X 型腿，以及错误的姿势和后天的扁平足都可以直接追溯到这些错误的想法。它们都源于宠溺的父母那可悲的无知。（译者注：此处的观点为作者个人观点，有待考证。）

那些看起来蠢笨的动物拥有的知识或自然本能比我们人类多多少呢？但是，它们养育后代的方法与人类相比却有着天壤之别。

通过简单地观察动物母亲，特别是猫科动物，我们可以从它给幼崽上的一堂生动的“体育课”中发现这是多么有趣呀！

它给我们上了多么重要的一课！

第6章 控制学

古希腊人可能比任何人都清楚“身心平衡”的真正意义，它意味着人类在进步的道路中获得最高标准的身体健康、精神幸福。他们甚至相信灵魂本身与人体的身体功能和精神表现密不可分。

他们充分地理解人的身体离完美的状态更进一步，心灵也就离完美的状态更进一步。

他们知道同时和对等地发展控制自己的身和心的能力是一个最重要的自然法则，身或心的发展不平等（非正常或亚正常），或者对任何一方的忽视都会导致无法实现最重要的文明法则——实现和维持一个人的身体和心灵上的完美。如果无法实现这个理想的目标，身和心就将成为彼此的“敌人”；反之，身和心将成为彼此的“朋友”。

与我们今天的许多同胞不同，希腊人虔诚地实践着他们的信念，他们美妙的雕像就是他们身体所达到的完美状态的真实反映。

鉴于他们独特的身心发展，他们应该成为杰出的智者。如果他们未能真正构成“文明之轮”的“枢纽”，而是被列入“轮辐”之中，那岂不是很不符合逻辑吗？

不幸的是，对我们所有人来说，他们这些令人瞩目的成就似乎已经完全被现代文明遗忘了。太遗憾了！

尽管我们在许多方面都取得了进步，但就身心和谐和科学发展而言，我们实际上正在从身心平衡发展的高标准向后倒退。相比之下，我们今天实际上是生活在“不健康和不幸福的丛林”中，而古代的人却是生活在“真正健康和幸福的山顶”上。

希腊人经常在华丽和宽敞的运动场上展示自己的运动才能，这使得大众能够注意到他们完美的身材，并试图变得像运动员一样。

他们优美而匀称的身体给雕塑家提供了灵感,雕塑家立即认为这是一种“鲜活的艺术”，并将这些形象永久留存于无与伦比的古希腊大理石雕像中，使我们现在得以在世界各地知名的博物馆展出中一窥其真容。这是古希腊文明给我们留下的最丰富的文化遗产之一。对我们现代人来说，这真的是生动的一课，我们不应该忽视。特别是我们的卫生部门，应该通过承认并重视这种健康文化教育，实践获得和维持身体与精神完美的基本原则，即“身心平衡”，就像古希腊人所做的一样。

古希腊人的生活方式与现在完全不同。他们是自然爱好者，他们喜欢与大自然中的元素如树林、小溪、河流、风和海洋等交流。对于热爱户外生活的古希腊人来说，这些都是来自大自然的音乐、诗歌和戏剧。

他们的身体没有不必要的衣物的束缚，正如我们今天所理解的。他们或多或少地喜欢将身体暴露在令人神清气爽的空气中，接受阳光的沐浴。当然，这一切都使得他们相比于现在，能更大程度地实现身体和精神趋于完美的目标。

如果我们今天的运动员追求古希腊人倡导和实践的“身心平衡”的标准，我们可以自信地预测，凭借我们现有的控制学知识，他们不仅能达到古希腊时代所达到的高标准，而且事实上（虽然看起来令人难以置信）会超过这个标准，特别是当我们将人性的“整体性”与古希腊人建立的“整体性”标准进行比较时。

古希腊人不会完全理解我们今天所理解的关于“身心平衡”的规律。如果我们停止当前的生活方式，放弃当前的体育训练体系而采取我在这里倡导的基于控制学的科学性的训练，必将导致精神和身体的复兴，生活本身将再次成为一种艺术，正如在古希腊时代时一样。

自然的习惯，而非人为受训和锻炼，将使人保持完美的身体和精神状态。

接下来，我将简要解释一下“身心平衡”的基本原则——这是我投入多年心血研究的一门科学。

有，因为你缺乏协调。注意本页图片显示的，通过控制学是可以优雅地做到这点的。注意脊柱的完美曲线、弹性和灵活性，以及髋关节、膝关节和踝关节显现出的完美的生物力学机制。

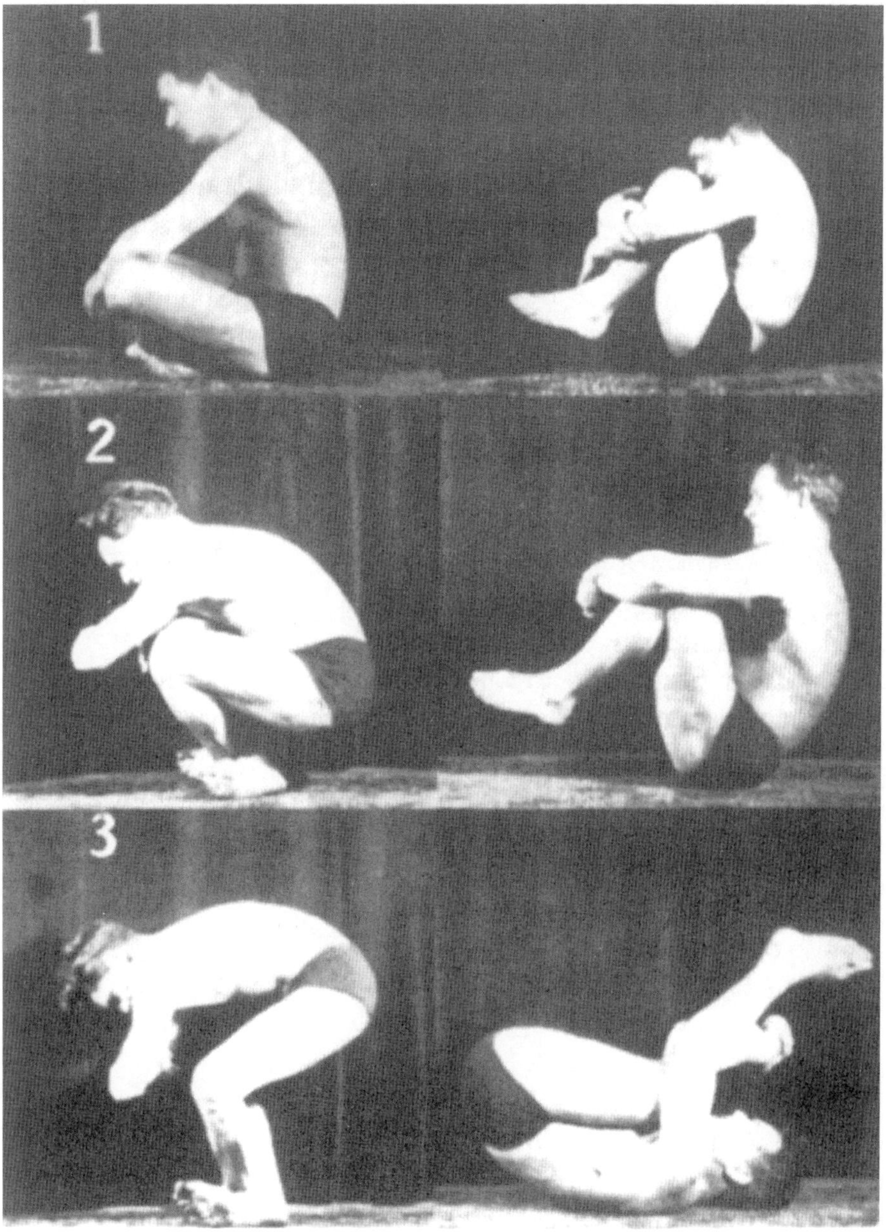

你有没有尝试过从直立到坐到地板上？尝试一下。有困难吗？当然有，因为你缺乏协调。注意本页图片显示的，通过控制学是可以优雅地做到这点的。注意脊柱的完美曲线、弹性和灵活性，以及髋关节、膝关节和踝关节显现出的完美的生物力学机制。

第 7 章 身体和心灵的平衡

一颗健全的心“安置”在一个不健全的身体（50%的平衡）中，这种状况，就像一幢房子拥有铜屋顶，却是建在流沙之上。

一个健全的身体“安置”着一颗不健全的心（50%的平衡），这种状况，就像一幢房子拥有坚实的岩石地基，但却只有脆弱的纸质屋顶。

一颗健全的心“安置”在一个健全的身体（100%的平衡）中，这种状况，就像一幢拥有优质铜屋顶且建在坚实的岩石地基上的房子一样。

一颗不健全的心“安置”在一个不健全的身体（没有平衡）中是不可取的，就像一幢拥有脆弱的纸质屋顶且建立在流沙之上的房子一样。

以上陈述及附带的百分比数字说明了什么？

显然，这已经清楚地表明，身和心都是不可或缺的，任何一个不能从属于另一个。

身与心两者必须协调一致，不仅要以最低的精神和身体能量消耗来取得最优的结果，而且还要以正常健康的状态获得尽可能长的寿命，享受幸福的生活。

第8章 首先教育孩子

在童年时期，习惯很容易形成，不管是好的还是坏的。那么，为什么不专注于只形成良好的习惯呢？这样就能避免在以后的生活中再去耗费大量的体力和心力来纠正坏习惯并养成好习惯，而且这通常是很难实现的。

因此，最重要的是要教育孩子“身心平衡”的主要原则。换句话说，必须教导孩子通过控制学这门新科学获得身心全面发展。

一般来说，我们的学校目前使用的体育教育方法可能会吸引那些不知情的行外人，但是对于知情者，就像我，就会觉得很可笑，因为我们知道这些努力是很可悲的。

在教室和体育馆（总是过度拥挤或通风不足，或两者兼而有之）里，我们看到孩子们只是每天例行花费一点点时间去锻炼而已。

很少有孩子明白他们去运动他们的胳膊、腿和身体的真正意义，而且很少有孩子是充满活力地在进行这些运动。

大多数孩子在进行机械式的锻炼时都没有集中精神，这完全是浪费时间和精力。这种锻炼最终有可能会极大地损害了孩子成年后本该享有的身体健康。

在从体育锻炼中获得任何真正的好处之前，必须首先学习如何正确地呼吸。这个重要的功能需要单独地指导，不仅是通过说教，更要通过实践练习。

告诉每个人如何吸气和呼气是完全不够的。学会正确地呼吸这真的比大多数人（不知情的）意识到的更难。此外，只有相对较少的老师可以真正理解正确呼吸的艺术，并能指导其他人。

人们都在讲体态，但正确的体态到底是什么样的，人们并不清楚。

人们经常会听到“抬头”“肩膀向后”这样的表达。为了努力使肩膀向后，人们会过度用力地将背部凹陷（弓状），让肩胛骨被迫贴向脊柱，还有的人将腹部向前凸，这样做其实危害很大。

这些动作本身是不自然的，不仅没有益处，而且对人的健康还有危害。

我们真正需要的，不是如前所述的肩膀向后拉伸，而是使腹部内收的同时胸部前挺。

一般孩子（不知情的）在站立时，手会放在口袋里，腹部向前凸出，肩膀向前，腿向后靠，脚和关节锁定在错误的角度，这种状态当然不会使孩子受益。所有这些姿势都不利于形成良好的习惯，反而会造成 O 型腿、X 型腿和随之而来的扁平足。

如果孩子在第一时间被教导什么是对的，什么是错的，他们就会自然地避免形成错误的习惯，并遵循正确的方式。特别是在呼吸问题上，这种早期教育至关重要。

在正常（自然）条件下，孩子不需要人为的锻炼来刺激。然而，不幸的是，孩子生来便生活在各种人为的干扰下。这时候，需要一个特殊的心理训练课程来教导他们可以有意识地控制身体动作，直到形成好习惯并成为潜意识的常规行为。

第一课是正确地呼吸。

必须教孩子如何进行长而深的足以扩大上胸部容量的呼吸。他们需要学习如何在腹部鼓起和收缩的同时，短暂地屏住呼吸，然后他们还应该学习如何正确地在呼气时完全释放肺内的气体。

正确地释放肺内的气体本身便是一门艺术，这个正确呼吸的最后一步是被大家了解最少的。通常情况下，除非由懂得其真谛的私人教练进行一对一的指导，否则，它很难被正确地教授。

在头脑有意识地控制主导下进行正确的呼吸训练，无疑将比所有其他的治疗措施加起来更能预防结核病，也更有助于实现和维持练习者想要达到的健康标准。（译者注：作者个人观点，有待考证。）

起初，在不付出巨大努力的情况下，肺是无法完全释放气体的。然而，凭借坚持不懈的努力，我们所期待的结果是可以实现的，并且随着力量的增加，肺将逐渐发育达到最大容量。这实际上将导致胸廓“膨胀”，几乎可以同时调动整个身体系统的其他肌肉的力量。这样，孩子的姿势就会是正常的（自然的）。

有了正确的呼吸和良好体态，孩子就不需要人为的锻炼了。步行、跑步、跳跃、翻滚、攀爬、摔跤等都是由大自然母亲为孩子正常发育而精心设计的最自然的锻炼。（译者注：作者个人观点，有待考证。）

自然运动的规律完全排除了运动中存在的由主观偏好所造成的问题，除非你真的不希望身体能够匀称发展。

例如，如果身体的右侧完全被忽略，则左侧必然不能正常发展。

在身体正常发育的过程中，自然运动的规律使身体匀称发展与协调运动。

例如，如果一系列自然运动需要一定数量的前屈动作，则该系列的自然运动也应该需要重复一定数量的后屈动作。以此类推。

在身体恰当和正常（自然）的发育过程中让身体变得强壮是另一个重要的考虑因素。

恰当的着装在这方面起着关键作用。如果让孩子们遵循自己的自然倾向，毫不约束他们这些自然倾向，那么他们就会毫不犹豫地丢弃不必要的衣服。事实上，更少的衣着可以让他们更加乐于运动。

在户外体育娱乐活动中越是活跃，对于不必要的衣服的需求就越少。在这种情况下，孩子却很少感冒。在停止活动的那一刻，他们会本能地寻求必要的衣服保护，以避免着凉。

除非风雨天和严寒时期，不然无论天气条件如何，都应该允许孩子在户外运动。因为露天运动能得到自然的滋养，能自然地增强他们的体质并相应地使他们变得强壮。

如果孩子玩耍回家后感觉到寒冷，应该给他用热水和冷水进行交替淋浴，然后让他稍微休息一会儿再出来重新活动，以使其身体逐渐习惯自然状态。（译者注：作者的个人见解，有待考证。）

无知的人们为了实现健康而采取了错误的理论和方法导致了很多错误的结果，却不知道方法其实越自然简单就越好。

经验告诉我们，在生命的早期将孩子的身体尽可能地暴露在阳光下是一种智慧。只要他们没有因沉溺其中而对健康和生命造成危险，我们就不应对自然运动做任何限制。

孩子的健康在某种程度上取决于皮肤的清洁度。孩子可以经常接受淋浴，先使用热水淋浴，然后让热水逐渐冷却后再淋浴，这样直到水温完全变冷。这样淋浴可以取得很好的、令人振奋的效果，特别是在淋浴开始阶段用软刷轻轻地按摩身体，然后再换更硬点的刷子进行按摩效果会更好。

肥皂只应在身体有汗渍时偶尔使用，其他情况只需用刷子按摩，这样一般就能达到清洁的效果。这种皮肤处理方式不仅能软化皮肤角质层，使皮肤清透更有光泽，而且可以打开毛孔去除存在于毛孔中的肥皂残余物，从而使毛孔畅通，消除感冒的隐患。

另外，还应该教授孩子在洗脸、泡澡或淋浴时，用一只手捧上一点水，再用一只手堵住一个鼻孔，然后用另一个鼻孔吸取手中的水，接着通过轻轻按压两个鼻孔将水挤出，最后换另一侧重复这个动作。如果可以允许水进入咽喉并通过口腔喷出，那么咽喉和口腔就都能得到清洁并保持健康状态，逐渐提高身体免疫力。这些简单的建议如果被正确遵循，将能很大概率地预防我们罹患耳鼻喉疾病。（译者注：作者的个人见解，有待考证。）

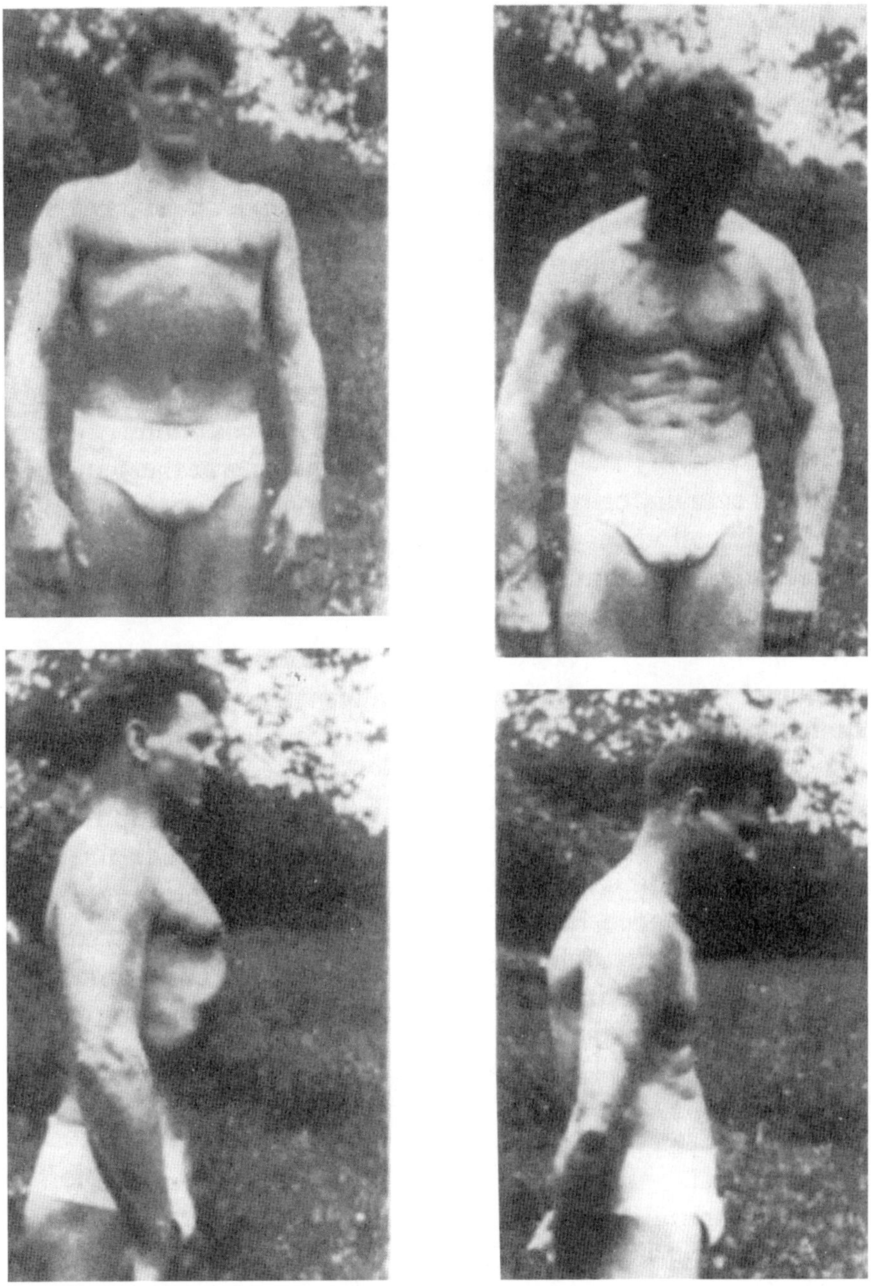

这四张照片（自然呼吸的两张侧视图和两张正视图）展示了正确的呼吸方式。注意每张图在吸气和呼气时胸部的变化。上下两组图片中，第一张图片是吸气运动，第二张图片是呼气运动。

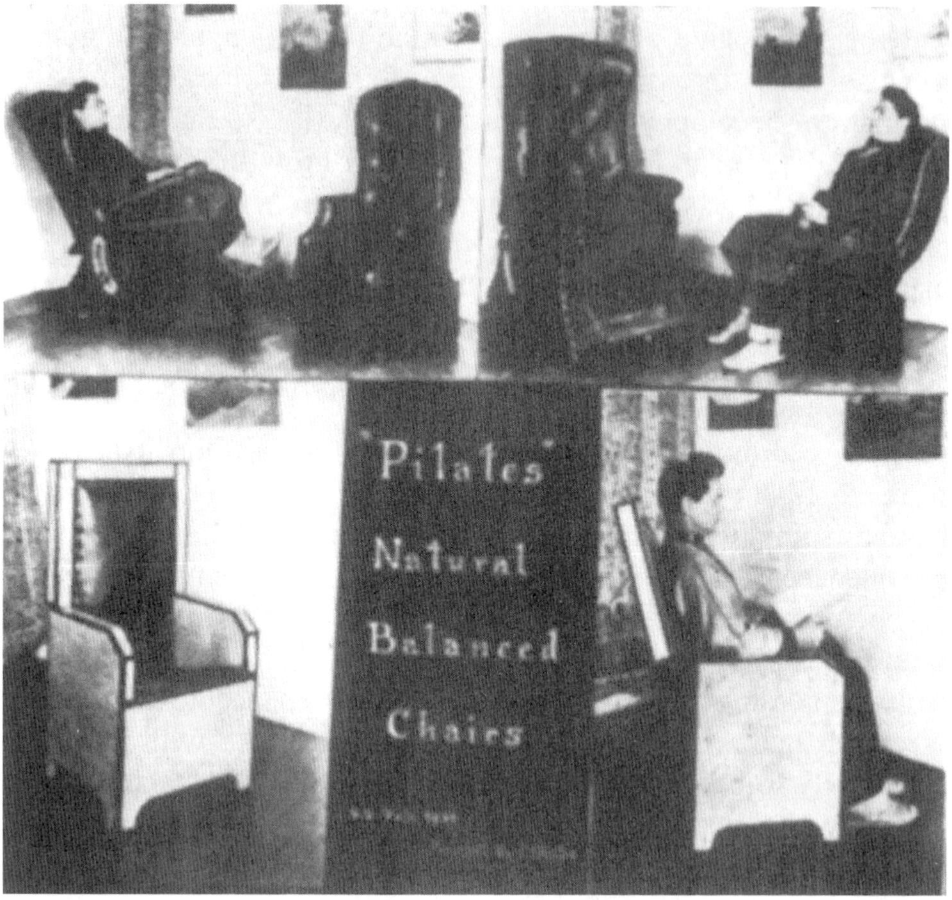

上图展示了作者所开发的椅子模型中的一部分，这些椅子可以用来让身体保持正确的姿势和得到充分的休息。一把用于各种用途的椅子，它的适用者可以是幼儿园的孩子，也可以是因为姿势不良和缺乏锻炼患上常见的中老年疾病的年长者。

第 9 章　已被证明的事实

每个人都知道大自然赋予了人类和某些动物“脊梁骨”，但很少有人认识到大自然希望人类从出生到成熟，其脊柱能通过科学的途径，以自然发展的形式逐步达到完美状态，以使人类的脊柱可以逐渐地成长为正常的形式（直的）。人们对于脊柱的生物力学机制和如何对这块“基础”骨进行恰当的功能训练，以便它的运动在任何时候都可处于绝对控制之下的正确方法还不太了解。大多数人没有意识到的一个事实是，由于极度缺乏对这部分知识的理解，人类的脊柱已经遗憾地被忽视了许多世代。

基于以上事实，每个人的脊柱都在不断适应个体运动模式的情况下自行发展，以至于今天人类的脊柱都或多或少地存在变形。不幸的是，这种情况已被公众普遍接受。我们一些杰出的解剖学家，似乎也持有类似的观点。这种情况令人遗憾，它不仅给予了一个严重的错误信号，如果不立即纠正，将会阻碍受这种错误观点影响的受害者走上康复的道路，并阻止他们达到健康的目标。

在医学史上，从未有哪个时刻比现在更需要组织科研人员对本文提出的事实进行公正的调查，并通过对这一重要课题的深入研究来对其进行补充和完善。

鉴于实验室和各个实践应用领域内日新月异的研究成果，医疗科学应该大胆地放弃传统的思想及其传统的教学方法，并专注于预防而不是治疗疾病。这就是我为什么要写本书并进行宣传的原因。

对于这个问题的讨论应该能迅速地使公正的医疗部门和其他相关部门相信，几个世纪以来，人们由于对人类脊柱的生物力学机制的基本原理的错误认识以及未能理解人体在运动睡眠时的平衡因素而遭受了不必要的折磨。这是我做的一项研究，根据这项研究，我发明了用于健康发展脊柱的椅子、床垫和床。

人文主义者有义务根据观察和经验来引导社会关注这一重要事件，而不是仅仅与有着不同观点的解剖学家就这一问题发表不同意见。

关于“人体脊柱的解剖”，只要参考医学文献就可以很容易查到，无须进行不必要的重复研究。在此，我个人的观点如下：

1. 人们对基于事实的关于人类脊柱的生物力学机制方面的知识储备严重不足。这种令人遗憾的知识匮乏是当今人们普遍接受脊柱反常和亚健康状态的主要原因，而这又反过来加重了当今正在折磨着人类的每一种疾病。

2. 解剖学家描绘的脊柱曲线，通常代表了人体中发现的普遍性状况，但是，这不应被认为是正常情况，而是应该被理所当然地视为不健康或亚健康的状态。

实际上，被检查的每 100 个人中可能就有 95 个人患有脊柱弯曲异常（见下一页照片 1）。

毫无疑问，这就是“证据的优势”。95%的脊柱畸形率导致解剖学家们和其他人得出了错误的结论，以为既然这么多人都有这种弯曲度，那么这应该就是人类脊柱理想的、正常的状态。

此外，还有的人认为脊柱有这种弯曲度是必要的，不仅增加了脊柱本身的强度，而且还可以更好地吸收人体运动中脊椎骨持续承受的震荡。

在这种情况下，科学无条件地地接受了这一违反了最简单的人体生物力学定律的结论，这难道不是严重的错误吗？（译者注：本观点存疑。若作者提及的“脊柱弯曲”不是指脊柱在矢状面的过度偏离，例如头部前突、脊柱后凸、骨盆前移等，而是指现代解剖学中的“生理曲度”，那么现代运动科学的主流观点仍然与作者的该观点相反。）

3. 每个正常孩子的脊柱都是直的，背部完全是平的。

幸运的是，出于对自身的益处，成长中的孩子沿袭身体的自然运动，如弯曲的膝盖和睡眠时采取自然蜷曲的姿势。因此，孩子和动物一样，下意识地寻求最舒适的姿势，从而让骨骼处于一个恰当的排列位置以实现理想的身体状态。

现在很多父母坚持让孩子双腿伸直、关节“锁定”地平躺在配备了或多或少弹簧的现代床垫上，这几乎是一种犯罪。

迫使孩子采取这些不自然的姿势会对肌肉产生影响，尤其是身体主要的肌肉。这些肌肉根据他们偏离自然姿势的程度呈现出紧张或半紧张的状态。

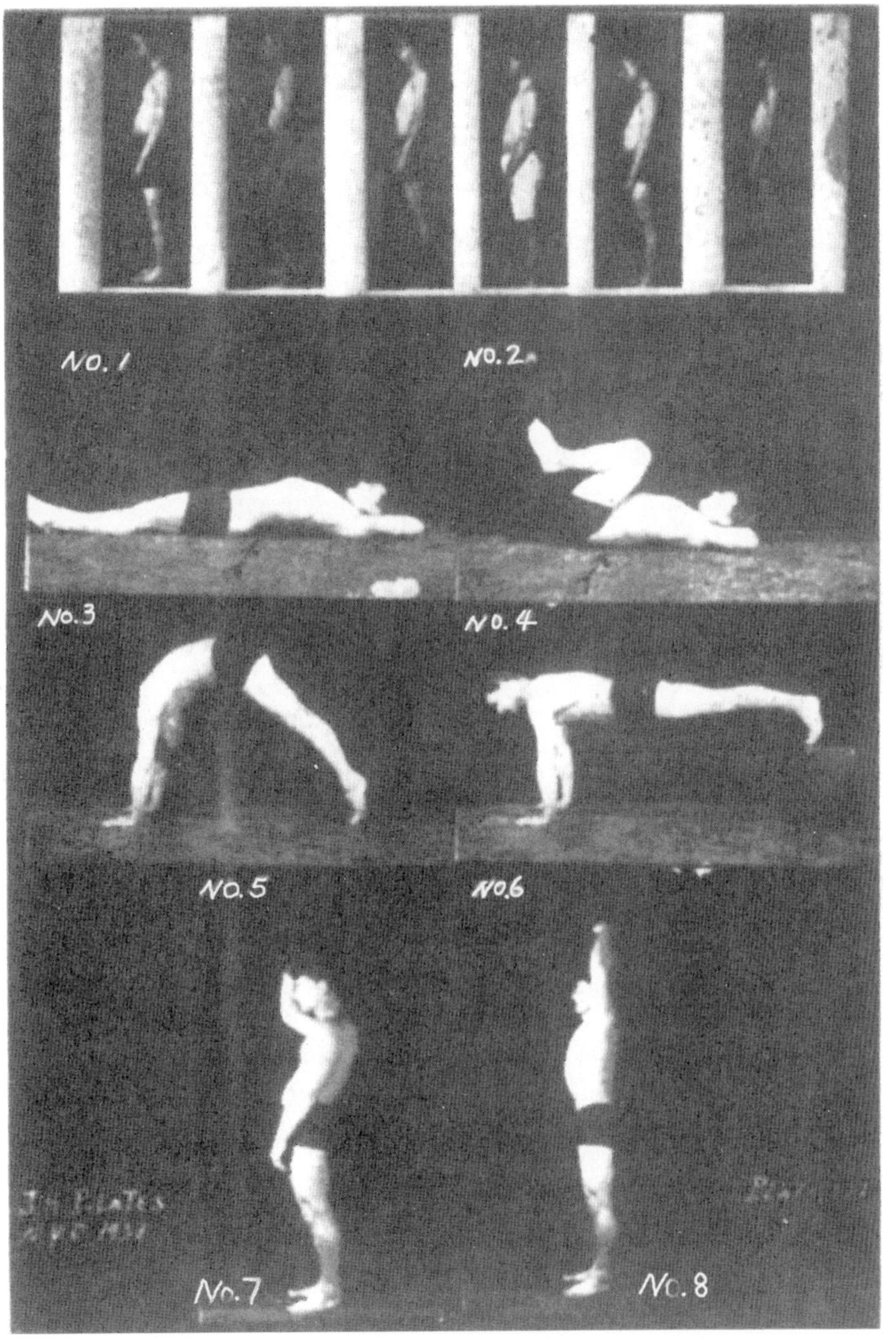

上面这组图（照片 1 ~ 6）给出了一种关于脊柱弯曲度的证明。它们表明脊柱必须是直的。

当然，孩子的哭泣已经证明这种不自然的姿势是不舒服的，甚至还会带来或多或少的疼痛，这样的情况会持续到这个错误姿势的坏习惯形成。接着，通过父母的鼓励，孩子便永久地保持了这种有害的习惯。

这个坏习惯对身体到底会造成多大的伤害和痛苦呢？

上一页的照片 2 很好地说明了由于对肌肉过度施加拉力而对肌肉造成的不良影响，并且这种影响倾向于持续将脊柱拉离其正常的直线位置。当孩子逐渐长大到可以行走的阶段时，他们的脊柱将出现不同程度的弯曲。特别是当父母由于忽视或无知，让孩子处于驼背塌腰的体态并排斥自然运动（例如在地面上爬行和翻滚）的好处时，更会加重这个问题。这些来自父母的“压制”，影响了他们后代的正常发育，并妨碍了他们获得正常的健康。

不满足于这些“压制”，“一家之主”和他“更甚的另一半”还使问题变得更加糟糕。他们坚持让孩子在其大腿上部和背部肌群没有发育完善到足以支持自身重量前就练习站立。

这些肌肉应该是通过允许孩子在“四肢支撑”的熊爬模式下快速移动身体，或者通过慢慢移动手和膝盖来匍匐前行，并且是在伴随着多次跌倒的尝试后能够自己扶着墙、椅子或床等站起来而自然发育起来的。

每个正常的孩子，如果不被干扰，将会很自然地在没有父母的帮助下独自一个人不断地尝试，按如前所述的方法从一个位置移到另一个位置。刻意地强迫小孩过早地用其软弱和还未发育完善的腿站起来，是极其残忍的。

对这种行为的惩罚就是脊柱的弯曲、O 型腿、X 型腿和随之而来的所谓的扁平足。脊柱的弯曲能为椎骨构成的脊柱提供额外的强度，这样的设想即使是使用简单的生物力学机制原理也难以论证。

上一页的照片 3 和照片 4 提供了令人信服的证据，即身体侧面的弓形毫无疑问地比处于水平面位置时更明显，而照片 5 和照片 6 适当地证明了竖立的曲线不如直线坚固。

因此，由上述插图的说明和观察的结果得出结论，我们没有理由接受将弯曲的脊柱作为正常的标准，这难道不合逻辑吗？这难道不是证明了事实恰恰与普遍性认知相反的决定性证据吗?

同样地，难道不应立即采取补救措施来纠正由于接受这种关于人类脊柱的错误论断而产生的不良状况吗？图片比语言更能说明事实，因为这是活生生的例子，能吸引人们的关注并引发思考。

例如，照片 6 提供了充分的理由完美地证实了我的结论，即正常脊柱应该是直的。根据一般的自然规律，特别是万有引力定律，可以论证正常脊柱应该是直的才能有效发挥其功能。照片 5 除不美观以外，只能说明向后弯曲的曲线中固有的弊病——减少相邻的力，使其接近于无力，“丧失优雅”。弯曲本身对身体和重要的器官来说特别危险。

在前面段落中所述的驼背塌腰的体态（骨盆向前推），会扰乱身体的平衡，导致受影响的各种器官功能紊乱，包括身体的骨骼、肌肉、神经和血管，甚至腺体，从而造成不同程度的永久性伤害，在这里不做赘述。

4. 单纯性的腹部肥胖和具有危险影响的整体性肥胖，可以说都起源于脊柱的“位置不正确”。

脊柱的位置正确是唯一能自然预防腹部肥胖、呼吸短促、哮喘、高血压、低血压和各种心脏疾病的方法。可以这样说，在脊柱的弯曲度被校正前，上面列举的所有疾病都无法得到治愈。

那么，如何实现这种脊柱的自然疗法呢?

不幸的是，大多数在寻求治愈之道的人们，在阅读和获取了或多或少的真真假假的相关资料和建议之后，仍然无望地在黑暗中摸索。此外，也有可能是因为他们无法投入相应的时间和费用去获得对他们健康真正有益的方法，只有相对较少的人了解到真相并从中受益。

我们呼吁相关部门公正地调查我在本书中所做的陈述，使人们最终可以通过预防和矫正的方法而不是通过治愈的方法来解决人类疾病。这就是我的体育教育方法所做的事情。我可以说服你。

时间和进步是同义词，没有什么能阻止它们的步伐，真理必将战胜谬误。

我的工作将会得到时间的肯定，而到那时，我将是世界上最幸福的人。我的目标终将实现。

第 10 章 新型的床和椅子

在这个革命性的发现和发明频出的时代，我们的公共卫生部门对如何科学地设计有益于健康的各种床、沙发和椅子竟然是如此的无知，这真的让人难以置信。

我本人在这方面的理论研究的正确性没有获得那些著名的业内人士和外行的审查者的支持，但只需参考本人多年来对普遍性的健康问题敏锐的研究和在近期的调查活动中积累的大量相关信息，就能明白在本书中提到的各种观点，都得到了我个人理论和实践调查的证实。

公众普遍缺乏对健康的自然法则的理解，而专业的卫生部门在这方面的理解的缺乏更是令人惊讶。事实上，与医学、工业机械化、电话通信、广播电视等领域令人瞩目的跨越式的进步相比，这一点也是独一无二的。

保险公司的重要统计数据清楚地表明，心脏病的死亡率正在不断攀升。这个令人担忧的局面不正强调了我们需要立即开展深入研究，以探究造成这种实际上可避免的情况的根本原因吗？

虽然从表面上看心脏病在孩童时期并不常见，但事实并非如此。它其实在孩童时期就可能埋下了隐患，只是通常在40~55岁之间才会被发现。不幸的是，当发现时再为患者提供有效的治疗就往往太迟了。

今天，我们的公共卫生系统和研究项目并没有充分强调对适用于人体的生物力学机制做深入研究的重要性，特别是没有强调必须深入研究在运动、休息或睡眠时达到身体平衡的重要性。

从严格的人道主义而不是纯粹的商业角度看，如果对大多数人睡觉时出现焦躁不安的原因进行一项全面的、公正的调查，将得出一个明确的与我们现代的床有关的结论，即它们虽然在外观上夺人眼球，看起来似乎很舒服，事实上却是非常不自然和不切实际的。它们不能让人得到最佳的休息和让人完全放松，它们提供的只是一个折腾身体的地方。（译者注：作者个人观点，有待商榷。）

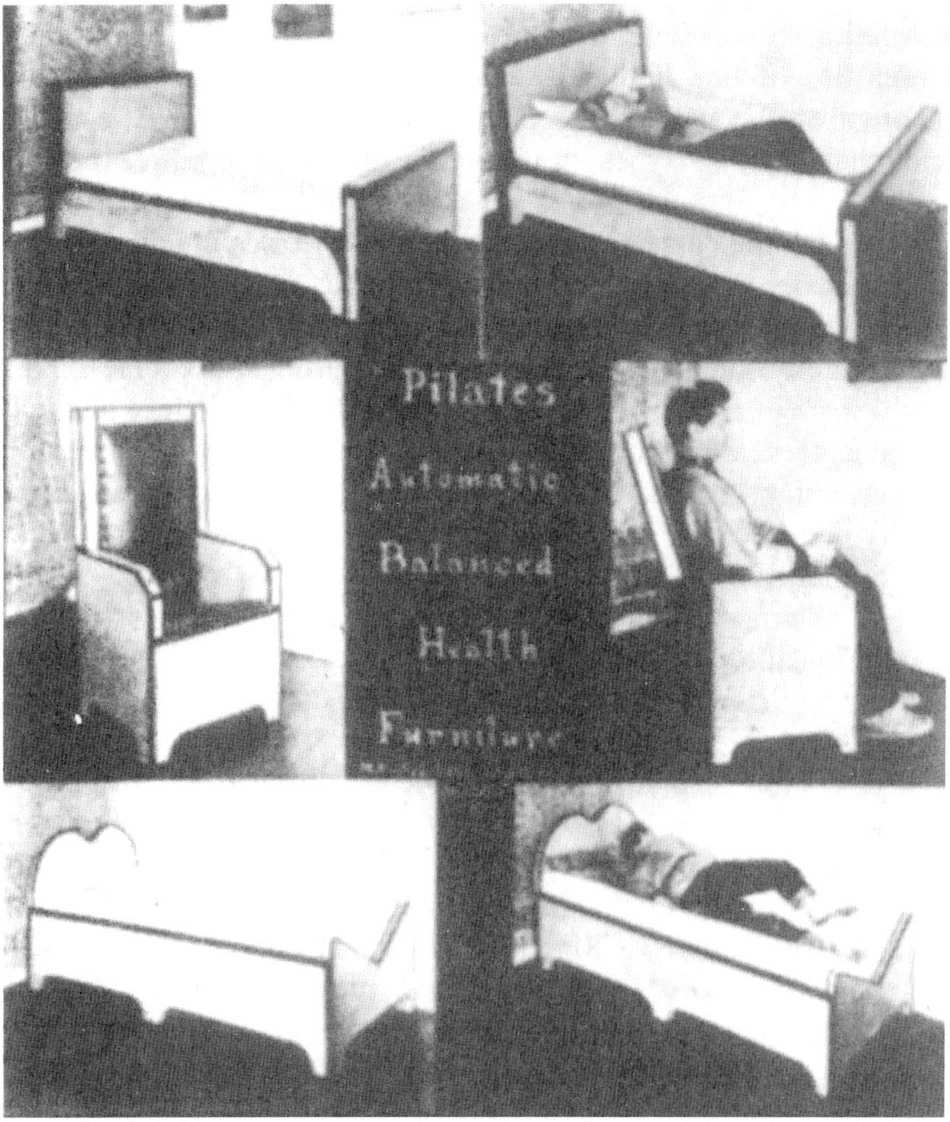

以上是我设计的一些矫正模型——舒适的椅子和床，每个模型都是我自己在工作室制作出来的。它们可以由任何种类的木材和任何颜色组成，以匹配你最美丽的家。

这些床可能看起来很漂亮，但我认为它们在有利于休息和健康方面是不合格的。

我发明了一种既能休息得好又很舒适的床，但那些美丽的床的制造商不会认可我的发明的。因为他们充分意识到，当这一切得到认可后，床具制造领域将发生革命性的变化。

毋庸置疑，如果我们所有的肌肉没有得到充分和完全的放松，那么想要获得平静的睡眠是不可能实现的。

对于那些不了解技术的人，似乎会觉得很奇怪，但事实上，我发明的床的确胜过了即使是装配了最好的钢丝弹簧的床。（译者注：作者个人观点，有待考证。）

为什么？因为构成我们身体“基础”的骨骼结构在床上没有获得必要的自然支撑，无法令人体的骨骼和肌肉系统同时放松。

在这些不适的条件下，身体已经告诉我们它在翻来覆去中“忙碌”地争取一些放松。我拍摄了一个人在睡眠中的身体活动记录，拍摄时间长达 8 小时。我拍摄的影像和今天的一位优秀床具制造商拍摄的影像展现出来的几乎是一样的。他拍摄的影像记录了一个人在睡眠中多达 45 次不同的姿势变化，而我拍摄的影像显示有 48 次。而在我发明的床上，据我观察，睡眠的姿势变化不会超过 6 次。

当认识到我们的疲劳是由于活动太少或太多造成的这个事实时，那舒适的秘诀就是活动不要太多，也不要太少。在睡眠期间平均每小时超过 6 次的动作变换，对于正常、健康的人来说是不是太多了？

在正常睡眠期间，身体在这种条件下是否能够获得真正的休息，获得本该拥有的由姿势的最小变化而不是最大变化所带来的益处？

从上述推论中，我们可以明白现代床具的设计和构造实际上并不能为身体提供最好的休息。这个推断难道不合乎逻辑吗？显而易见，这种推论是正确的。事实如下：

对自然法则一无所知的愚蠢的父母，在他们的孩子还未记事的幼年时期，就在不知不觉中给孩子施加了不必要的“残忍”行为。他们努力维持着一种错

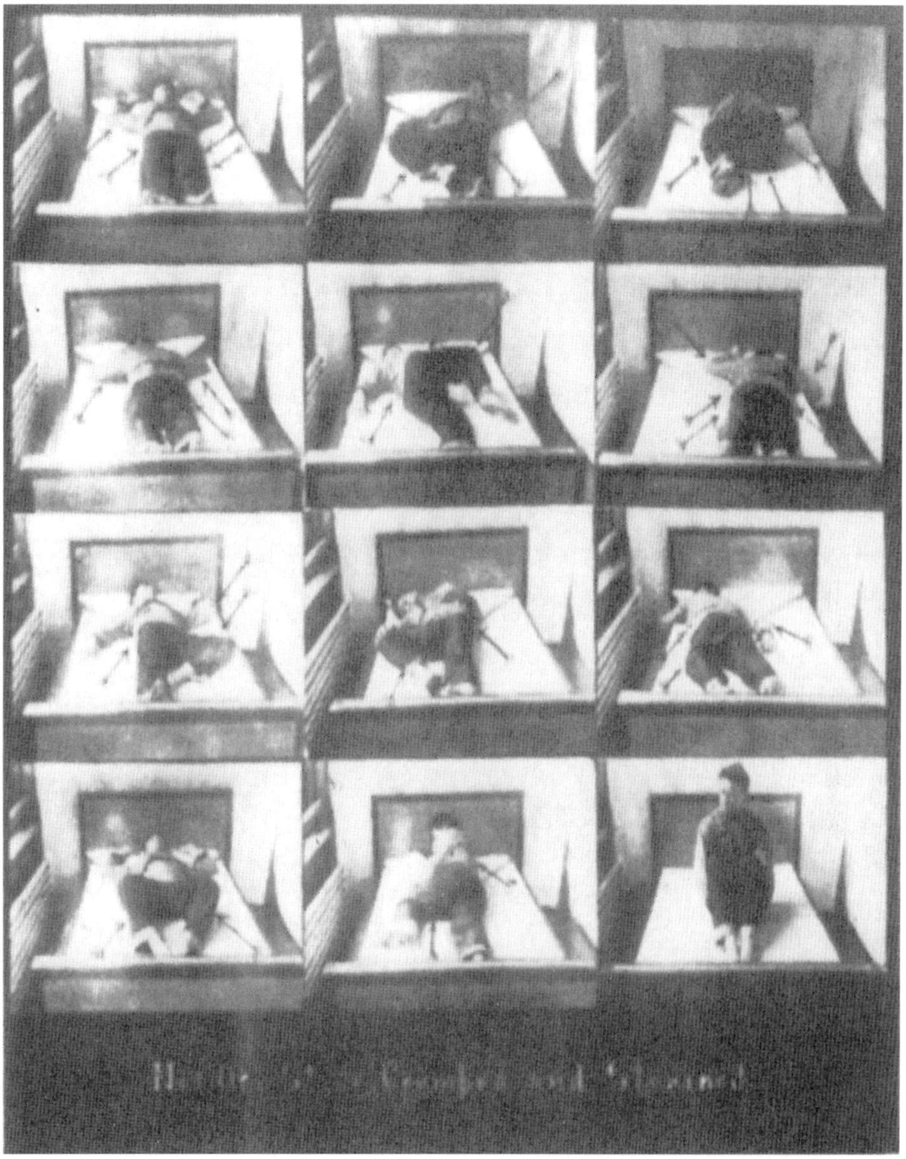

图片显示的是现在很多人都在使用的传统类型的床。箭头显示的是我们现在直躺在床上的紧张姿势。在这些床上，只有持续的焦躁不安。无论这些床有多漂亮，它都不能像我的“V”形床一样给你提供舒适的休息。本书所展示的所有我设计的椅子和床，从木工到装饰，都是由我亲自参与制造的，每个款式都受到美国专利局的专利保护。

觉，即他们成长中的孩子在睡觉时必须伸直小腿，而不是让他们保持自然和正常的睡眠姿势。这个自然和正常的姿势其实是他们进入睡眠的姿势。类似于猫科动物和其他动物，在睡觉之前将自己蜷成一个圈。

在这方面，似乎动物母亲的本能要远远优于人类母亲未加思考的做法。不幸的是，这只是大多数母亲违反自然法则的许多“罪行”中的一例。这些问题可能会危害他们后代未来的健康。如果动物保持这样的蜷曲习惯可以茁壮成长，那么人类当然也可以。（译者注：作者个人观点，有待考证。）

为什么几乎每个人在准备睡觉时都会自然地想要采取一个蜷缩的“猫咪蜷”（可能需要一个更好的术语）姿势？

为什么健康权威人士们断言，采取这个本能的姿势，不仅不自然，而且不利于身体健康？

有什么合理的理由可以提出来支持健康权威人士们那些明显错误的论断吗？

为什么无论是孩子还是成年人，只要有机会，总是倾向于坐着时向后倾斜，并凭借椅子的后腿来获得平衡？为什么父母会反对孩子们这样做（除了刮擦椅子和损伤墙壁等现实原因之外）？

为什么我们大多数人在椅子上坐了相对较短的时间后，或多或少会有一种焦躁不安的感觉，接着会前后倾斜身子，双腿从左到右或从右到左地跷起二郎腿？

为什么现在的椅子和床没有成为它们本应成为的休息、放松和正常睡眠的承载物？

……

上述一系列问题的正确答案都是至关重要的，这值得深入探讨。在这本书中，你将找到所有的答案。

我很乐意向所有感兴趣的人展示我的发明。我怀着无私和善意之心致力于为人类提供真正的服务。

我并非唯利是图的江湖骗子。我很愿意向所有读者提供更多的有关获得和维持正常健康的以紧张和放松为主题的个人看法。

我拥有世界上唯一建立在矫正的基础上并能带来我所声称的良好效果的行动方案（译者注：作者个人观点，有待考证）。正如我前面说过的，我发明了几种不同的椅子，一种是为幼儿园的孩子设计的，用于培养正确的姿势，保持脊柱的自然形态；一种是为受 X 型腿、O 型腿和扁平足所折磨的人设计的，也是矫正椅；一种是为长时间坐在办公桌前没有时间锻炼的人设计的，用于保持正确的姿势；还有一种是为了帮助那些需要腿部和手臂运动的小儿麻痹症患者而设计的。

如前所述，我发明的几种类型的床和床垫，在我位于第八大道 939 号的工作室内，参观过它们的人都十分惊叹。这些床和床垫的创新设计是如此的具有革命性，当我向一个行业内著名的床和床垫制造商展示其中一个模型，以期望他批量生产时，该制造商的总工程师说："普拉提教授，您的发明非常了不起，但我们不能采纳。因为如果我们这样做，将意味着颠覆了我们整个工厂的生产模式。我们必须销毁现在所有的模型，进行新的广告宣传，而且这实际上意味着开始一项新的业务。"

紧接着，这家公司开始广泛地宣传我跟他们说的观点，即一个人在睡眠时的动作在 40~50 次之间，但通过使用他们特别制造的床垫，这种不安分的情况至少减少 30%。但它们真的可以吗？当然不能！他们仍然在贩卖和使用旧式的床和床垫。这只是一个诡计，用于抵消我可能会做的任何广告宣传。

多愚蠢啊！我在本书中呼吁对我们民族未来的健康感兴趣的人帮助我将实用的控制学训练体系向公众推广，让它发挥出最大的效益，从而让公众受益于我为健康目标所做的发明，并最终使人类能够享受神的祝福——健康和幸福。

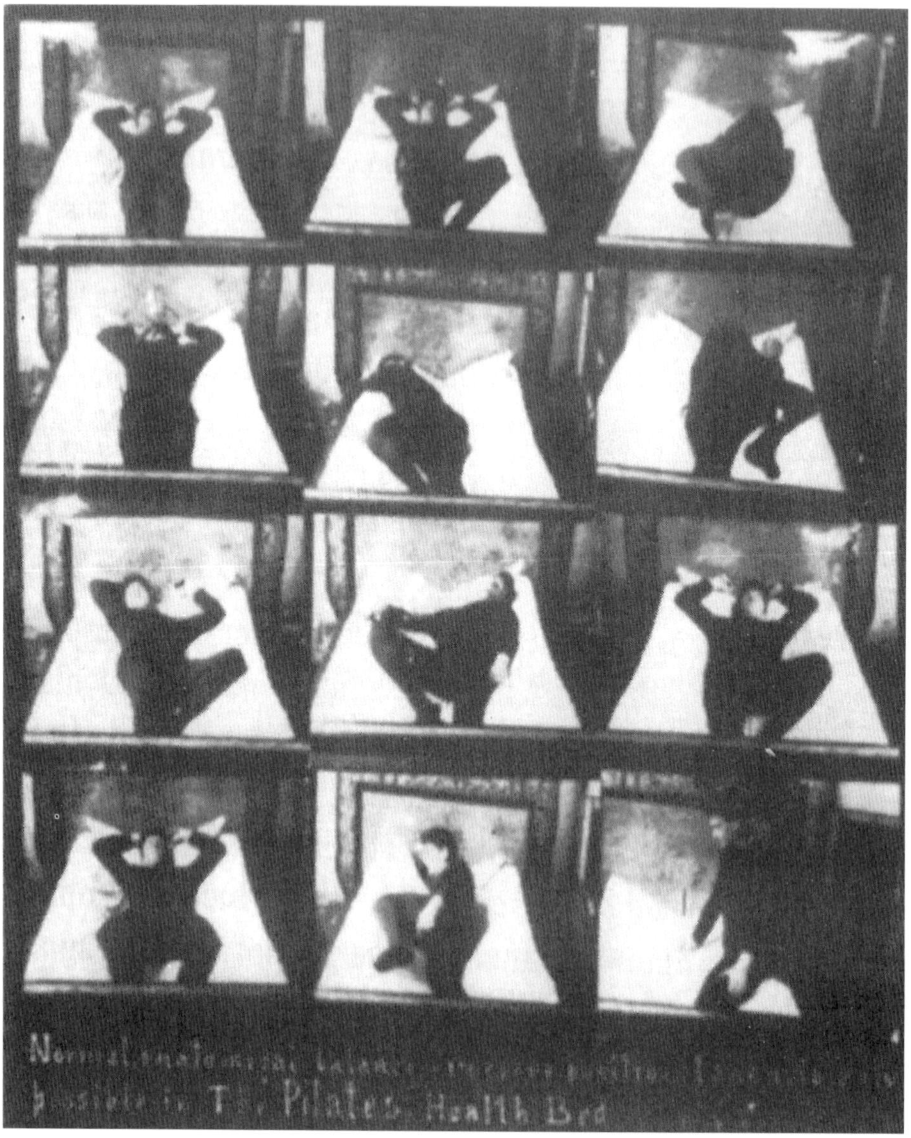

这张图显示的是我本人正舒适地躺在由我自己发明的一张床上休息的情形。注意我的休息姿势——像猫或狗一样自然、舒适的姿势。这是我设计的“V”形床，是专门为儿童设计的，用于纠正错误的姿势和使脊柱及其周围肌肉完全放松。这种“V”形床还是特别为孕妇准备的，她们需要尽可能舒适地休息，也同样需要一条完美的脊柱。

Pilates' Return to Life Through Contrology

Originally Published in 1945 as:

Return to Life Through Contrology

by Joseph Hubertus Pilates *and* William John Miller

ACKNOWLEDGMENT

The authors appreciate this opportunity to express thanks to all loyal friends and students for their sustained encouragement which cheered them on ward in the preparation of this book.

Special gratitude is acknowledged to Beatrice E. Rogers for most valuable assistance rendered,and to George Hoyningen-Huene for his unusual patience and exceptional professional skill in the production of the fine photography illustrating the technical text throughout return to life.

DEDICATION

To "Clara"

TABLE OF CONTENTS

The Basic Fundamentals of a Natural Physical Education

Civilization Impairs Physical Fitness

Physical fitness is the first requisite of happiness. Our interpretation of physical fitness is the attainment and maintenance of a uniformly developed body with a sound mind fully capable of naturally, esdily, and satisfactorily performing our many and varied daily tasks with spontaneous zest and pleasure. To achieve the highest accomplishments within the scope of our capabilities in all walks of life we must constantly strive to acquire strong, healthy bodies and develop our minds to the limit of our ability. This very rapidly progressing world with its ever–increasing faster tempo of living demands that we be physically fit and alert in order that we may succeed in the unceasing race with keen competition which rewards the "go–getter" but by–passes the "no–getter".

Physical fitness can neither be acquired by wishful thinking nor by outright purchase. However ,it can be gained through performing the daily exercises conceived for this purpose by the founder of Contrology whose unique methods accomplish this desirable result by successfully counteracting the harmful inherent conditions associated with modern civilization.

In the Stone Age and onward man lived mostly outdoors with practically little shelter from the elements. He has not yet lived long enough indoors with protection against the elements to be able to successfully withstand the daily strains and stresses imposed upon him by our present mode of "fast" living. This explains why both you and I and all the rest of us are compelled in our own interest to give constant thought to the improvement of our bodies and to spend more time in acquiring and maintaining that all–important goal of physical fitness.

All in all ,we do not give our bodies the care that our well–being deserves. True

,we do stroll in fresh air whenever our whimsical spirit moves us, or whenever necessity compels us to do so, with the result that on these occasions we do, in spite of ourselves, exercise our legs to this limited extent, accomplished, however, at the sacrifice of the rest of our body which after all is much more important to us from the viewpoint of our general health. Is it any wonder then that this haphazard and wholly inadequate body-building technique of the average person fails so miserably in the acquirement of physical fitness!

Admittedly ,it is rather difficult to gain ideal physical fitness under the handicap of daily breathing the soot-saturated air of our crowded and noisy cities. On the other hand, we can more quickly realize this ambition if we are privileged to breathe the pure fresh air of the country and forests without the accompaniment of the traffic roar of the city which constantly tends to keep our nerves strung taut. Even those of us who work in the city and are fortunate enough to live in the country must counteract the unnatural physical fatigue and mental strain experienced in our daily activities. Telephones ,automobiles, and mental stress so great that today practically no home is entirely free from sufferers of some form of nervous tension.

Because of the intense concentration demanded by our work and despite the real enjoyment our work may bring some of us we, nevertheless, gladly welcome any additional relief in the form of diversified and pleasant recreational activities, preferably outdoors, in our constant attempts to offset the effects of increasing cares and burdens so common today. To ease mental strain and relieve physical fatigue we must acquire a reserve stockpile of nervous energy in order that we way really be able to enjoy ourselves at night. Hobbies and all forms of play tend materially to renew our vitality with accompanying moral uplift. Play is not necessarily only confined to indulging in conventional games. Rather the term "play" as we use it here, embraces every possible form of pleasurable living. For example. Simply sending a quiet and pleasant evening at home with our interpretation, a form of play, that is delightful, pleasant social entertainment as distinguished from our daily work. This finds us cheerful, contented, and relaxed.

However, many of us at the end of our daily work lack sufficient energy at night for recreation. How many of us simply spend the night routinely reading the evening newspaper? How many of us are entirely too exhausted to read, even occasionally, an interesting book, visit our friends, or see one of the latest motion pictures? When some of us occasionally spend a weekend away from our city haunts environments, instead of receiving the immediate benefits of that desirable change in the way of complete revitalization(without fatigue) as the result of our experience outdoors in the bright sunshine, we are more often than not likely to find ourselves only recovering from the shock of our disappointment about the middle of the following week.

Why ? Because our previous mode of living and the consequent neglect of our bodies has not prepared us for reaping the beneficial results of this diversion. We lacked the necessary reserve energy to draw upon for this purpose and the fault lies only with us and not with nature as most of us like to think . All that any normal body should require is a change from whatever it has previously been subjected to.

Accordingly , since we are living in this Modern Age we must of necessity devote more time and more thought to the important matter of acquiring physical fitness. This does not necessarily imply that we must devote ourselves only to the mere development of any particular pet set of muscles, but rather more rationally to the uniform development of our bodies as a whole–keeping all our organs as nearly as possible in their naturally normal condition so that we may not only be in a better position to earn our daily bread but also so that we many have sufficient vitality in reserve at night for the enjoyment of compensating pleasure and relaxation.

Perhaps with some feeling of doubt you ask, "How can I realize such a utopian condition? At night I am much too tired to go to a gymnasium." Or, "Isn't it too costly to enroll for a conditions course in some good gymnasium or club ?" RETURN TO LIFE fully explains how you can successfully achieve your worthy ambition to attain physical fitness right in your own home and at only nominal cost.

Contrology Restores Physical Fitness

Contrology is complete coordination of body, mind, and spirit. Through Contrology you first purposefully acquire complete control of your own body and then through proper repetition of its exercises you gradually and progressively acquire that natural rhythm and coordination associated with all your subconscious activities. This true rhythm and control is observed both in domestic pets and wind animals–without known exceptions.

Contrology develops the body uniformly, corrects wrong postures, restores physical vitality, invigorates the mind, and elevates the spirit. In childhood, with rare exceptions, we all enjoy the benefits of natural and normal and normal physical development. However, as we mature, we find ourselves living in bodies not always complimentary to our ego. Our bodies are slumped, our shoulders are stooped, our eyes are hollow, our muscles are flabby and our vitality extremely lowered, if not vanished. This is but the natural result of not having uniformly developed all the muscles of our spine, trunk, arms, and legs in the course of pursuing our daily labors and office activities.

If you will faithfully perform your Contrology exercises regularly only four times a week for just three months as outlined in return to life, you will find your body development approaching the ideal, accompanied by renewed mental vigor and spiritual enhancement. Contrology is designed to give you suppleness, natural grace, and skill that will be unmistakably reflected in the way you walk, in the way you play, and in the way you work. You will develop muscular power with corresponding endurance, ability to perform arduous duties, to play strenuous games, to walk, run or travel for long distances without undue body fatigue or mental strain. And this by no means is the end.

One of the major results of Contrology is gaining the mastery of your mind over the complete control of your body. How many beginners are amazed and chagrined(even trained athletes in the public eye)to discover how few(if any)Contrology exercises they are able to execute properly! Their precious failure to exercise regularly and properly, or their method of training, has not helped them. There is unmistakable evidence, too, that functioning of the brain has correspondingly deteriorated. The brain itself is actually a sort of natural telephone switchboard exchange incorporated in our bodies as a means of communication through the sympathetic nervous system to all our muscles. Unfortunately, pure reason plays only a minor part in the lives of most of us. In practically every instance the daily acts we perform are governed by what THINK we see, hear, or touch, without stopping first to analyze or think of the possible results of our actions, good or bad. As the result of habit or reflex action, we wink, dodge, and operate machines more or less automatically. Ideally, our muscles should obey our will. reasonably. Our will should not be dominated by the reflex actions of our muscled. When brain cells are developed, the mind too is developed. Teachers start with sense organs. Contrology begins with mind control over muscles.

By reawakening thousands and thousands of otherwise ordinarily dormant muscle cells, Contrology correspondingly reawakens thousands and thousands of dormant brain cells, thus activating new ares and stimulating further the functioning of the mind. No wonder then that so many persons express such great surprise following their initial experience with Contrology exercises caused by their realization of the resulting sensation of "uplift." For the first time in many years their minds have been truly awakened. Continued use of Contrology steadily increases the normal and natural supply of pure rich blood to flow to and circulate throughout the brain with corresponding stimulation to new brain areas previously dormant. More significantly, it actually develops more brain cells. G. Stanley Hall, the great American psychologist, observed "The culture of muscles is brain–building "

Guiding Principles of Contrology

Contrology is not a fatiguing system of dull, boring, abhorred exercises repeated daily "ad–nauseam." Neither does it demand your joining a gymnasium nor the purchasing of expensive apparatus. You may derive all the benefits Contrology in your own home. The only unchanging rules you must conscientiously obey are that you must always faithfully and without deviation follow the instructions accompanying the exercises and always keep your mind wholly concentrated on the purpose of the exercises as you perform them. This is vitally important in order for you to gain the results sought otherwise, there would be no valid reason for your interest in Contrology. Moreover, you must accept all collateral advice with equal fidelity. Remember that you are teaching yourself – right! The benefits of Contrology depend solely upon your performing the exercises exactly according to instructions – and not otherwise.

Remember, too, that "Rome was not built in a day, " and that patience and persistence are vital qualities in the ultimate successful accomplishment of any worthwhile endeavor. Practice your exercises diligently with the fixed and unalterable determination that you will permit nothing else to sway you from keeping faith with yourself. At times you may feel tempted to "take a night off ." Don't succumb to this momentary weakness of indecision, or rather, wrong decision. Decide to remain true to yourself. Think of what would happen if the stokers firing the boilers of a giant ocean liner were to decide to "take a night off ." You know the answer. If they were to repeat this action, you know the result. The human body, fortunately, can withstand more neglect, successfully, than can the complicated machinery of a modern steamship. However,that is no good reason why we should unnecessarily and unreasonably tax our bodies beyond bounds of endurance, especially since doing so results only in hurting ourselves. Schopenhauer, the philosopher, said:"To neglect one's body for any other advantage in life is the greatest of follies."

Make up your mind that you will perform your Contrology exercise ten minutes without fail. Amazingly enough, once you travel on this Contrology "Road to Health" you will subconsciously lengthen your trips on it from ten to twenty or more minutes before you even realize it. Why ? The answer is simple: The exercises have stirred your sluggish circulation into action and to performing its duty more effectively in the matter of discharging through the bloodstream the accumulation of fatigue–products created by muscular and mental activities. Your brain cleans and your will power functions.

Bodily House–Cleaning with Blood Circulation

This is the equivalent of an "internal shower ." As the spring freshets born of the heavy rains and vast masses of melting snows on mountains in the hinterlands cause ricers to swell and rush turbulently onward to the sea, so too will your blood flow with renewed vigor as the direct result of your faithfully performing the Contrology exercises. These exercises induce the heart to pump strong and steadily with the result that the bloodstream is forced to carry and discharge more and more of the accumulated debris created by fatigue.Contrology exercises drive the pure fresh blood to every muscle fibre of our bodies, particularly to the very important capillaries which ordinarily are rarely ever fully stimulated once we have reached adulthood. As a heavy rainstorm freshens the water of a sluggish or stagnant stream and whips it into immediate action, so Contrology exercises purify the blood in the bloodstream and whip it into instant action with the result that the organs of the body, including the carried to them by the rejuvenated bloodstream. Observe the beneficial effects that Contrology exercises have on your heart action.

Contrology exercises guard against unnecessary pounding or throbbing of your heart. Study carefully the poses illustrated by the photographs and note that all the exercises are performed while you are in a sitting or reclining position. This is done to relieve your heart from undue strain as well as to take advantage of the more normal (original) position of the visceral organs of your body when in such positions.Contrology to exercises performed in an upright position, those performed while you are in a recumbent position do not aggravate any possible undetected organic weakness.

True heart control follows correct breathing which simultaneously reduces heart strain, purifies the blood, and develops the lungs. To breathe correctly you must completely exhale and inhale, always trying very hard to "squeeze" every atom of impure air from your lungs in much the same manner that you would wring every drop of water from a wet cloth. When you stand erect again,the lungs will automatically completely refill themselves with fresh air. This in turn supplies the bloodstream with vitally necessary life–giving oxygen. Also, the complete exhalation and inhalation of air stimulates all muscles into greater activity. Soon the entire body is abundantly charged with fresh oxygen, a fact which makes itself instantly know as the revitalized blood reaches the tips of your fingers and toes similarly as the heat generated by a good head of steam in your boiler and properly distributed by your radiators felt in every room in your house.

Breathing is the first act of life,and the last. Our very life depends on it. Since we cannot live without breathing it is tragically deplorable to contemplate the millions and millions who have never learned to master the art of correct breathing. One often wonders how so many millions continue to live as long as they do under this tremendous handicap to longevity. Lazy breathing converts the lungs, figuratively speaking, into a cemetery for the deposition of diseased, dying, and dead germs as well as supplying an ideal haven for the multiplication of other harmful germs. Therefore above all, learn how to breathe correctly."Squeeze" every atom if air from your lungs until they are almost as free of air as is a vacuum. Stand erect again and observe how your lungs will automatically completely refill themselves with fresh air. The impact of so much oxygen upon your bloodstream may at first quite naturally and normally result in your experiencing a slight sensation of "lightheadedness,"similar to the effect you might experience were you for the first time to find yourself actively engaged in the rarefied atmosphere high up in the mountains. However ,after a few days this feeling will entirely disappear.

Whenever you read the word "rolling" in the exercises. Be sure to hold your chin pressed tightly against your chest and, when you lie down or when you rise, "roll" and "unroll," your spine exactly in imitation of a wheel tolling forward and backward. Vertebra by vertebra try to "unroll" as suggested. It is this very action of "rolling"and "unrolling" that cleanses your lugs so effectively by driving out the impure air and forcing in the pure air as you "roll" and "unroll." Indefatigably and conscientiously practice breathing until the art of correct breathing becomes habitual, automatic and subconscious, which accomplishment will result in the bloodstream receiving its full quota of oxygen and thus ward off undue fatigue.

Study carefully. Do not sacrifice knowledge to speed in building your solid exercise regime in the foundation of Contrology. Follow instructions exactly as indicated down to the very smallest detail. There IS a reason! Contrology is not a system of haphazard exercises designed to produce only bulging muscles. Just to the contrary, it was conceived and tested (for over forty–three years)with the idea of properly and scientifically exercising every muscle in your body in order to improve the circulation of the blood so that the bloodstream can and will carry more and better blood to feed every fibre and tissue of your body. Nor dose Contrology err either by over–developing a few muscles at the expense of all others with resulting loss of grace and suppleness, or at a sacrifice of the heart or lungs. Rather , it was conceived to limber and stretch muscles and ligaments so that your body will be as supple as that of a cat and not muscular like that of the body of a brewery–truck horse, or the muscle–bound body of the professional weight–lifter you so much admire in the circus.

Concentrate on the correct movements each time you exerce, lest you do them improperly and thus lose all the vital benefits of their value. Correctly executed and mustered to the point of subconscious reaction, these exercises will reflect grace and balance in your routine activities.Contrology exercises build a sturdy body and sound mind fitted to perform every daily task with ease and perfection as well as to provide tremendous reserve energy for sports, recreation, emergencies. Very interesting, but quite obvious when you stop to think of it, is the indisputable fact that no one modern activity employs all our muscles. The nearest approach to this ideal is found in all–round swimming and fancy diving. Walking, the only exercise over activity common to most of us, employs only a limited number of muscles. With repetition the art of walking becomes a subconscious habit, not infrequently a bad one, and only too often accompanied by poor posture–note our letter–carriers.

However, there is another important reason for consistently exercising all our muscle; namely, that each muscle may cooperatively and loyally aid in the uniform development of all our muscles. Developing minor muscles naturally helps to strengthen major muscles. As small bricks are employed to build large buildings, so will the development of small muscles help develop large muscles. Therefore, when all your muscles are properly developed you will, as a matter of course, perform your work with minimum effort and maximum pleasure.

On a pleasant sunshiny morning, how we all naturally thrill in anticipation of accompanying congenial friends on a trip over modern highways to the country in a perfect–running automobile with a good drive at the wheel, knowing that his gradual acceleration and deceleration and his skillful negotiation of even sharp curves and abrupt turns are all accomplished so smoothly that we never give a conscious thought to his fine driving but rather concentrate on enjoying the passing scenery. How different, however, our reactions when taking a similar ride in a neglected car driven by a bad driver whose jerky starts, sudden stops,and dangerous turns not only upset our balance constantly but also rob us of the pleasure of the trip, especially after we realize that, luckily for us, he just missed "capsizing" the car although he did not succeed in avoiding dumping us into the ditch.

With the foregoing examples to guide us, we should wisely select as our pattern of life in this Modern Age that which excludes constant pushing,shoving, rushing, crowding, and wild scrambling all so characteristic of our day. This too fast pace is plainly reflected in our manner of standing, walking, sitting, eating, and even talking and results in our nerves "being on edge" from morning to night and actually depriving us of our needed sleep.

Contrology keep in mind the fact that you are not interested in merely developing bulging muscles but rather flexible noes. Bulging muscles hinder the attainment of flexibility because the over–developed muscles interfere with the proper development of the under–developed muscles. True flexibility can be achieved only when all muscle are uniformly developed. Normal muscles should function naturally in much the same manner as do the muscles of animals. For instance, at the very next opportunity, watch a cat as it lazily opens its eyes, slowly looks around, and gradually prepares to rise after a nap. First ,it gradually rises on its hindquarters and then gradually lower itself again, at the same time sprawling out on the floor, leisurely stretching its forepaws (with extended claws) and legs. Observe closely how all its back muscles actually ripple as it stretches and relaxes itself. Cats as well as other animals acquire this ideal rhythm of motion because they are constantly stretching and relaxing themselves, sharpening their claws, twisting, squirming , turning, climbing, wrestling, and fighting. Also observe, too, how cats sleep–utterly relaxed whether they happen to be lying on their back, side or belly. Contrology exerises emphasize the need for this constant stretching and relaxing.

Before proceeding, we must speak of the spinal column with which are associated practically all the major activities of our body. The spine is composed of 26 vertebrae. Each vertebra is separated from the other by intervertebral cartilage. This cartilage acts as a cushion to absorb the shock of sudden jars, reduces friction to a minimum, and gives the spine its characteristic flexibility, thus permitting it to function even more freely. The science of Contrology disproves that prevalent and all–too–trite saying,"You're only as old as you feel." The art of Contrology proves that the only real guide to your true age lies not in years or how you THINK you feel but as you actually are as infallibly indicated by the degree of natural and normal flexibility enjoyed by your spine throughout life. If your spines is inflexibly stiff at 30, you are old; if it is completely flexible at 60, you are young.

Because of poor posture, parctically 95 per cent of our population suffers form varying degrees of spinal curvature, not to mention more serious ailments. In a newly-born infant the back is flat because the spine is straight. Of course, we all know that this is exactly as intended by nature not only then but also throughout life. However , this ideal condition rarely obtains in adult life. When the spine curves, the entire body is thrown out of its natural alignment–off balance. Note daily the thousands of persons with round, stooped shoulders, and protruding abdomens. The back would be flat if the spine were kept as straight as a plumb line, and its flexibility would be comparable to that of the finest watch spring steel.

Fortunately, the spine lends itself quite readily to correction. Therefore, in the relining exercises, be sure wherever indicated, to keep your back full length always pressed firmly against the mat or floor. When rising from the floor or lowering yourself to the floor, always do so with a "rolling" or "unrolling" motion exactly in imitation of a wheel, equipped with imaginary "vertebrae" rolling forward or backward. Vertebrae by vertebrae try to "roll"and"unroll". These "rolling" or "unrolling" movements tend to gradually but surely restore the spine to its normal at–birth position with its correspondingly increased flexibility. At the same time you are completely emptying and refilling your lungs to their full capacity. This admittedly requires persistence and earnest effort but it is worth it!

It would be a grave error to assume that even Contrology exercises alone will remake a man or a woman into an entirely physically fit person. To understand this statement better ,just remember that exercises as such with relation to physical fitness are somewhat similar to the relationship a grindstone or hone bears to an axe or razor. For example, how obvious is the answer to the foolish question as to which of two equally expert woodchoppers would cry "Timber"first, the one with a dull axe or saw, or the one who habitually sharpens his tools nightly in preparation for his work the next day. Contrology, proper diet and sufficient sleep must supplement our exercise in our quest for physical fitness. Another important factor in this connection is that of relaxation at stated fixed intervals throughout our workday wherever it is possible to do so, since this practice keeps us physically fit after we have obtained physical fitness. The man who uses intelligence with respect to his diet, his sleeping habit, and who exercises properly, is beyond any question of doubt talking the very best preventive medicines provided so freely and abundantly by nature.

By all means never fail to get all the sunshine and fresh air that you call. Remember too, that your body also. "breathes" through the pores of your skin as well as through your mouth, nose and lungs. Clean, open skin pores permit perspiration to uninterruptedly eliminate the poisons of your body. Moreover, unless you are really chilly, do not exercise in sweatshirts or even in lighter clothing, and let the life–giving ultraviolet rays reach and penetrate into every skin pore of your body. Do not fear the cold of winter. When you are outdoors wear rather loose–fitting clothes in preference to tight–fitting garments, not overlooking, of course, the importance of stout, comfortable shoes. Breathe properly, walk correctly,and swing along briskly. If you follow this sound advice you will find yourself feeling comfortable and invigorated.

The principal point to remember with regard to diet is to eat only enough food to restore the "fuel" consumed by the body and to keep enough of it on hand at all times to furnish the extra energy required on occasions beyond our normal needs and to meet unexpected emergencies. Merely eating to satisfy one's lust for good food is both foolish and dangerous to one's health. Such a person cannot ever be truly physically fit. No wonder! Youth and growing children quite naturally require a greater intake of food than do adults and the aged. The dormer are maturing; the latter have matured.

Not only the amount of food but also the kind is largely dependent upon one's occupation and sometimes, lac of it. Is it not reasonable to conclude that the sedentary indoor worker requires proportionately less food and of a different kind that the laborer who is engaged in hard manual toil outdoors? Heavy eating followed immediately by sitting, or even lying down awake or asleep, is comparable to over–loading the firebox with coal and then closing the drafts of the furnace. The former instance is ideal for generating "poisons" that eventually find their way into your bloodstream. The latter instance is ideal if your aim is to maintain a smoldering fire without adequate heat instead of a bright, glowing fire to radiate its comforting warmth throughout your house. You have the choice either case. Common sense dictates that you will make the right one. A man eating a heavy meal and indulging in vigorous activity will react thereto comparably to the way that a furnace with drafts open will react to a fire in a well-filled firebox. Accordingly, it is earnestly suggested that you guide your eating habits with all due respect to the required amount of food and kind you need to keep yourself physically fit,always as indicated by your occupation, or lack of it.

Often men who have been accustomed to work hard on a farm or play hard on school athletics or labor hard in a factory, continue eating the hearth meals they ate even though now they are engaged only in sedentary indoor occupations where moderate meals are indicated . This practice is very unwise since it unnecessarily adds excess weight to their bodies,much of it in the form of undesirable fat which, if man were a hibernator, he could draw on in much the same manner that hibernating animals do in the winter when they draw against the stockpile of reserved energy with which the instinct of nature has provided them over the long period of their enforced inactivity and "sleep." Since man is not a hibernating creature, such excess of fat is a real detriment to him, imposing an unnecessarily heavy burden on his heart, liver, bladder and other vitally important organs of his digestive system. Still worse for him is the unnatural formation and accumulation of fat directly around the heart itself. The carry of this extra poundage produces needless fatigue. Imagine yourself, for instance,carrying a well-filled traveling bag weighing 20 pounds. For one or two blocks, all goes comparatively well, but with each additional blocks it is carried, the urge to rest is proportionately increased until at length the resulting fatigue compels you to do so. How relieved you feel after you have reached your final destination! You are doing exactly the very same thing when you persist in carrying 20 needless pounds of excess weight on your body only you are not so keenly aware of it because the weight is carried by the entire body instead of by your carrying arm alone as in the case of the bag. However, fatigue is created thereby in either case. Why not relive yourself of this truly"excess baggage?"

Once acquired, it is , unfortunately, not so easy to rid yourself of excess weight.

Nevertheless , it can be done! Consult your family physician for regular physical check-ups, and then follow his sound advice and instructions implicitly. Every adult over 40 years of age should not deny himself the benefits of a medical examination every three months. Once a year should suffice for younger persons unless some condition indicates to the contrary. Even in their case, consulting their physician twice a year would be wise. If this sound suggestion is followed,latent ailments can be discovered in their early developmental stage, and the "growth" of a long and perhaps serious illness may thus be "nipped in the bud."

If any particular part of your body is under-developed or shows an accumulation of excess fat,select Contrology exercises specifically to correct the respective conditions, repeating the exercises at stated intervals throughout the workday whenever it is possible to do so. However, be sure never to repeat the selected exercise(s) more than the prescribed number of times since more harm will result than good by your unwittingly or intentionally disregarding this most important advice and direction. Why ? Because this infraction creates muscular fatigue-poison. There is really no need for tired muscles. Judicious selection of special Contrology exercises will accomplish more for your health and bodily condition, in conjunction with the foregoing advice, than all else combined. Now let us consider the important question of good sleep at night. A quiet, cool, well-ventilated room is best. Do not use a soft mattress."Firm but not soft "is a good rule to follow. Use the lightest possible bed covering consistent with warmth. Do not use large bulky pillows(or as some do ,two stacked pillows)-better still, use none at all.

Most important in the matter of enjoying good recuperative sleep are quiet, darkness,fresh air, and mental calm. Nervousness is usually aggravated by a lack of proper exercise, especial case of one with a troubled mind. The best alleviative for this condition is exercise. So if your sleep is disturbed, rise immediately and perform your exercises. It is far better to be tired from physical exertion than to be fatigued by the "poisons" generated by nervousness while lying awake. Particularly beneficial in this regard are the spinal "rolling" and "unrolling" massage exercises which relax the nerves and induce sound, restful sleep.

While conceding the fact that nowadays practically everyone of us routinely indulges in daily baths, experience has nevertheless taught us that only a small minority really achieve through cleanliness thereby, from our point of view. In our opinion, the correct technique to use in accomplishing this highly desirable result is to use only a good stiff brush (no handle) since this type of brush forces us to twist, squirm, and contort ourselves in every conceivable way in our attempts to reach every portion of our body which is otherwise comparatively easy to reach with a handle brush. The use of a good stiff brush as described stimulates circulation, thoroughly cleans out the pores of the skin and removes dead skin too. The pores of your skin must "breathe"–they cannot do so unless they are kept open and freed from clogging. Your skin will soon respond most gratifyingly to this perhaps seemingly "Spartan–like" treatment and acquire in the process a new, fresh, glowing appearance, and develop a texture smooth and soft to the tough. So brush away merrily, and heartily too!

Finally, beginning with the introductory lesson,each succeeding exercises should be mastered before proceeding progressively with the following exercises. Make a close study of each exercise and do not attempt any other exercise until you first have mastered the current one and know its routine down to the last your entire body under complete mental control.

Results of Contrology

Good posture can be successfully acquired only when the entire mechanism of the body is under perfect control. Graceful carriage follows as a matter of course. Just as a good smooth–running automobile engine is the result of proper parts correctly assembled so that it operates with a minimum consumption of gasoline and oil with comparatively little wear, so too is the proper functioning of your own body the direct result of the assembled Contrology exercises that produce a harmonious structure we term physical fitness reflecting itself in a coordinated and balanced tri– part unity of body, mind, and spirit. This in turn results in perfect posture when sitting, standing, or walking with the utilization of approximately only 25 per cent of your energy while the approximately remaining 75 per cent in the form of surplus energy reserve is "on call" to meet the needs of any possible emergency.

The art of correct walking consists principally and simply in a slight tilting forward of the proper standing posture, alternately placing one foot before the other with the weight of the body poised and balanced on the balls of the feet. Be careful not to lock your knees as doing so will jar the spine and interrupt the rhythmic walking motion.

Standing also is very important and should be practiced at all times until it is mastered. First, assume the correct posture, then when tired, shift the weight of the body from one side to the other while resting on the "idle" side. Do not push your hips out or lock your knees. Progress forward with a slightly swaying graceful motion comparable to the effect created by a gentle breeze blowing over a field of growing wheat ready for harvest, causing it to gracefully sway in "waves" from its roots to its tips. Never slouch, as doing so compresses the lungs, overcrowds other vital organs, rounds the back, and throws you off the balance created by poising the weight of your body on the balls of your feet.

If you will faithfully follow the instructions, beginning with the introductory lesson, you will without doubt acquire correct physical fitness with proper mental control. You will truly be building upon the solid foundation of Contrology which itself is built upon scientific principles so true, sound and unique that the science and art of Contrology will live forever. As you progress in your self-instruction, you never have anything to "unlearn". These exercises will actually become a part of your very self securely stored away forever in your subconscious mind. You who have learned correctly how to ride a bicycle, how to swim, or how to drive an automobile need never worry with respect to the possibility of your failing to use the right technique in these skills on all occasions because of the confidence born of the fact that you realize you received your instructions from the best available source and authority. So , too, the acquirement and confidence in you that will remain forever for future use as occasions therefore may indicate. Then it is simply only a question of "re-toning" the muscles that have in the meantime become "soft" as the result of disuse.

With body, mind, and spirit functioning perfectly as a coordinated whole, what else could reasonably be expected other than an active, alert, disciplined person? Moreover, such a body freed from nervous tension and over–fatigue is the ideal shelter provided by nature for housing a well–balanced mind that is always fully capable of successfully meeting all the complex problems of modern living. Personal problems are clearly though out and calmly met.

The acquirement and enjoyment of physical well–being, mental calm and spiritual peace are priceless to their possessors if there be any such so fortunate living among us today. However, it is the ideal to strive for, and in our opinion, it is only through Contrology that this unique trinity of a balanced body, mind, and spirit can ever be attained. Self–confidence follows. The ancient Athenians wisely adopted as their own the Roman motto:"Mens sana in corpore sano"(A sane mind in a sound body). And the Greeks as a people displayed even greater wisdom when they practiced what they preached and thus came nearest to achieving its actual accomplishment. Self–confidence, poise, consciousness of possessing the power to accomplish our desires, with renewed lively interest in life are the natural results of the practice of Contrology. Thus we achieve happiness, for is not real happiness truly born of the realization of worthwhile work well done, with the gratification of enjoying the other pleasures flowing from "play" and resulting relaxation?

So in your very commendable pursuit of all that is implied in the trinity of godlike attributes that only Contrology can offer you, we bid you not good–bey but "au revoir" firmly linked with the sincere wish that your efforts will result in well–merited success chained to everlasting happiness for you and yours.

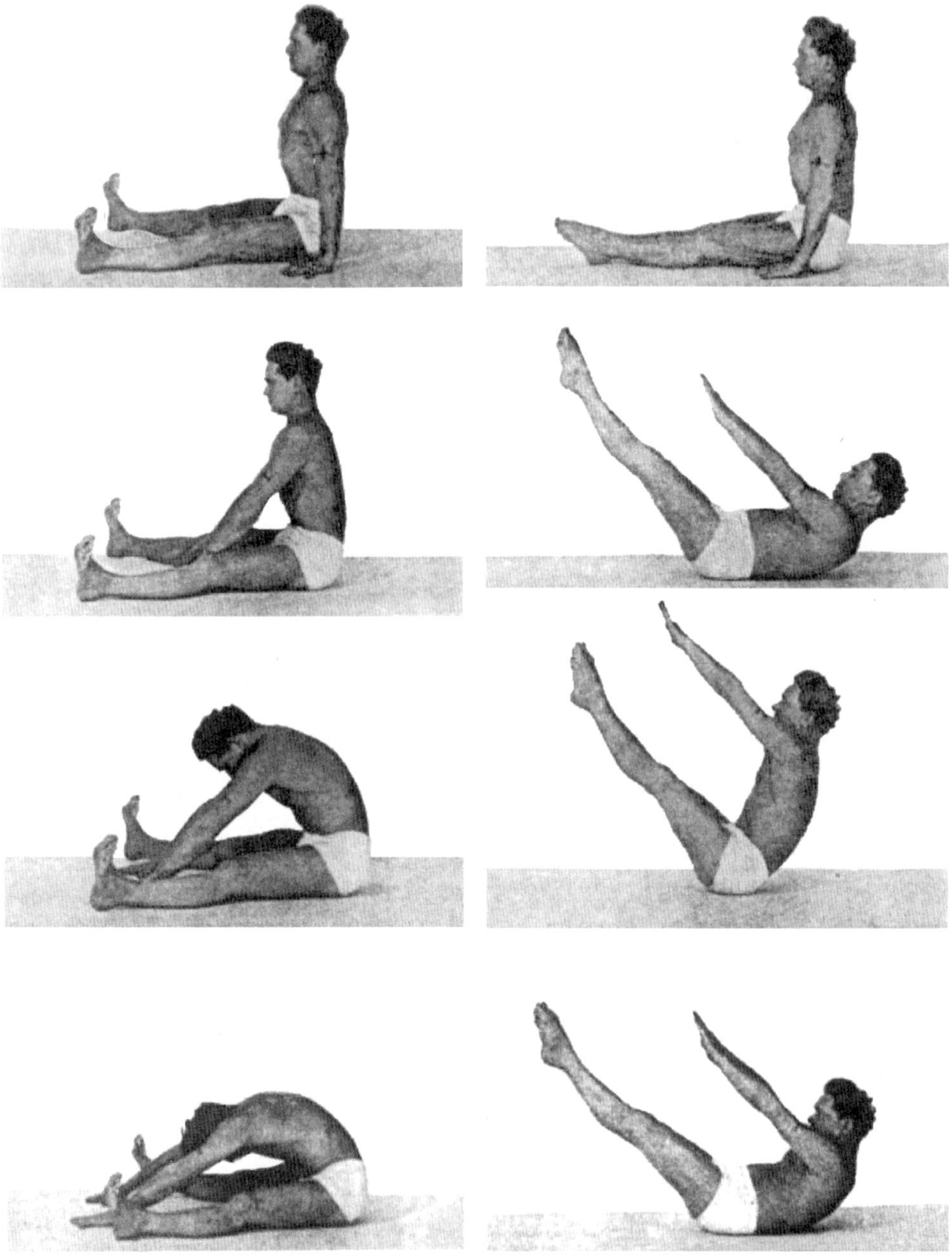

THE EXERCISES

1 The Hundred

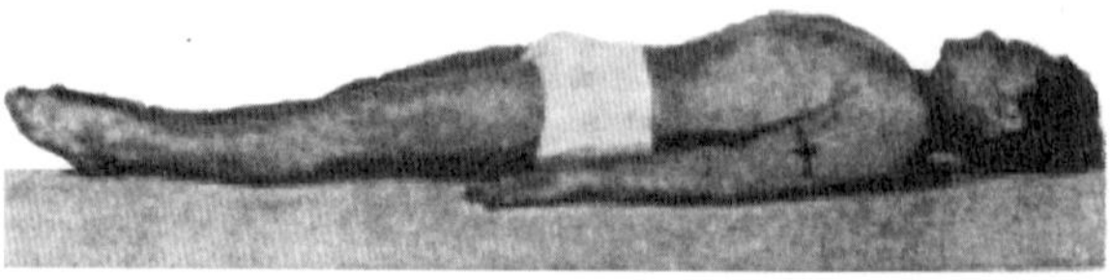

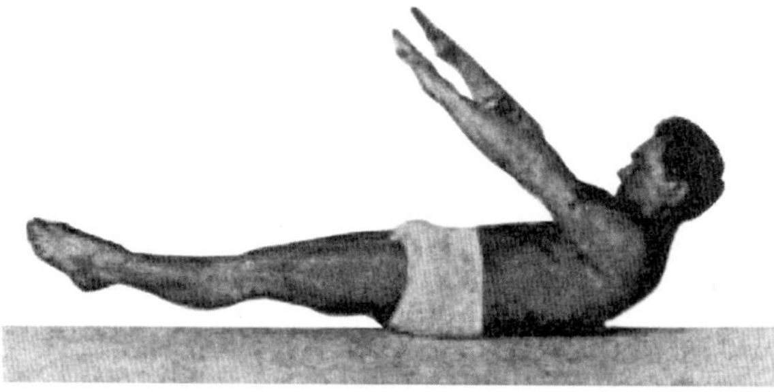

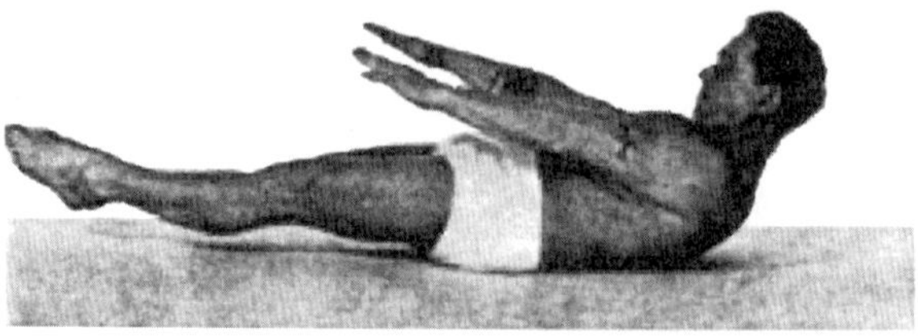

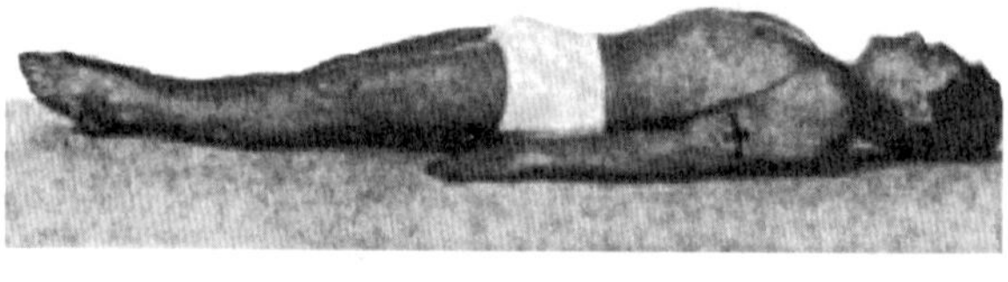

INSTRUCTIONS for "The Hundred"

Pose1 (a) Take position illustrated

(b) Lie flat with body resting on mat or floor

(c) Stretch arms (shoulder–wide, touching body, palms down) straight forward

(d) Stretch legs (close together, knees locked) straight forward

(e) Stretch toes (pointed) forward and downward

Pose2 (a) Inhale slowly

(b) Lift both feet about 2" above mat or floor

(c) Raise head with eyes focused on toes

(d) Raise both arms about 6"to 8" above thighs

Pose3 (a) Exhale slowly

(b) Raise and lower both arms (tensed)

(c) From shoulders only

(d) Without touching body

(e) Within a radius of 6"to 8"

(f) Mentally counting 5 movements while

(g) Exhaling slowly

(h) Alternating with 5 similar movements while

(i) Inhaling slowly

(j) Begin with only 20 movements and

(k) Gradually increase them in units of

(l) 5 additional movements each time until a

(m) Maximum of 100 movements is reached

(n) Never exceed 100 movements

Pose4 (a) Relax completely

REMARKS

At first you probably will not be able to carry out instructions as illustrated in poses–this proves why these exercises and all succeeding ones will benefit you. However , with patience and perseverance you eventually should succeed in achieving the ideals as posed–with accompanying normal health.

2 The Roll Up

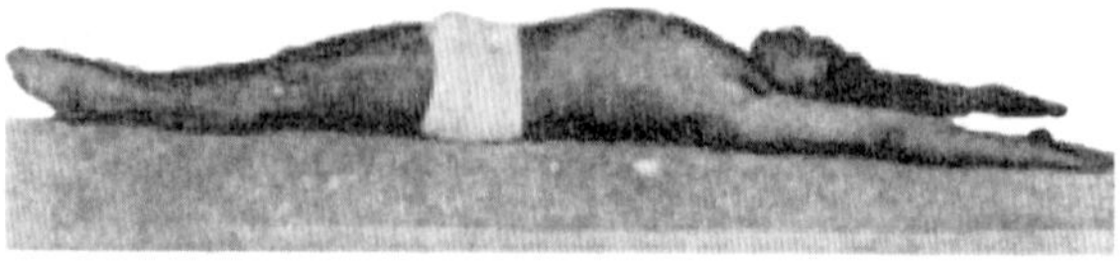

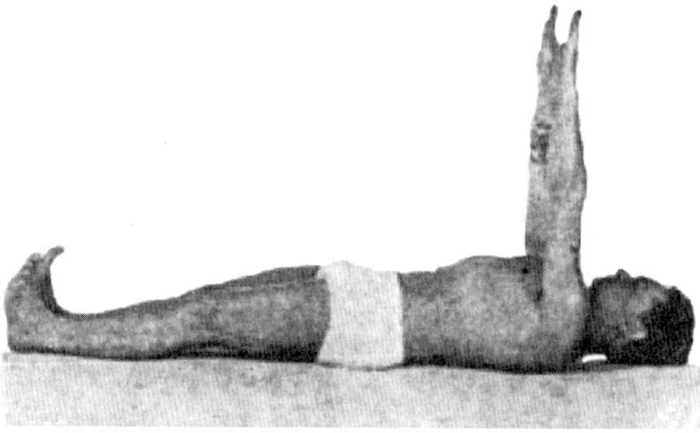

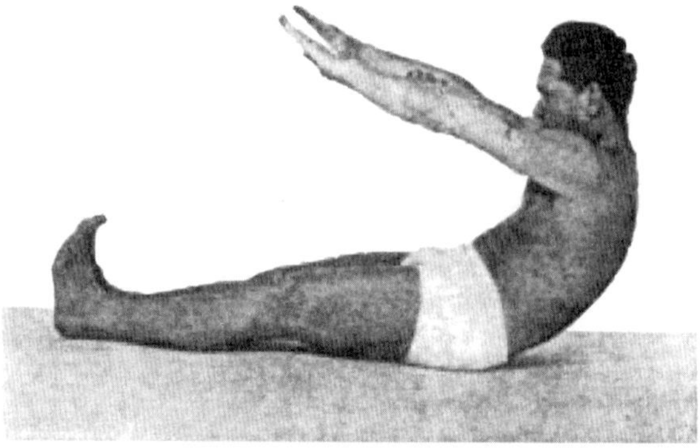

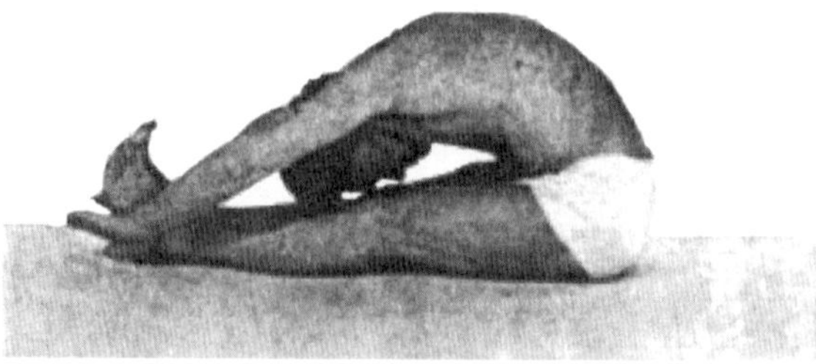

INSTRUCTIONS for "The Roll Up"

Pose1 (a) Lie flat with entire body resting on mat or floor

(b) Stretch arms (shoulder–wide, palms up) straight backward

(c) Stretch legs (close together, knees locked) straight forward

(d) Stretch toes (pointed) forward and downward

Pose2 (a) Begin Inhaling slowly and boring arms (shoulder–wide) straight forward to upright right angle position and

(b) Toes (pointed) upward

Pose3 (a) While still Inhaling slowly

(b) Bend bead forward and downward until

(c) Chin touches chest and then

(d) Begin Exhaling slowly and

(e) Start "rolling" slowly upward and straight forward

Pose4 (a) While exhaling slowly finish

(b)"Rolling" forward until

(c) Forehead touches legs and then

(d) Begin Inhaling slowly while returning to Pose 3 and Pose 2 and 1

NOTE

Repeat the foregoing exercise three (3) times, trying with each repetition not only to stretch the entire body more and more but also to reach farther and farther straight forward as indicated.

CAUTIONS

Pose 1–Entire spine must touch mat or floor. Tense body (do not bend arms or legs).

Pose 3–Press both legs against mat or floor,if at first unsuccessful, plating cushion on your feet will materially help you.

Pose 4–Legs must remain flat on mat or floor (knees locked). Palms must remain flat on mat or floor (arms stretched straight forward).

REMARKS

This exercise strengthens the abdominal muscles, and restores the spine to normal.

3 The Roll-over With Legs Spread (Both Ways)

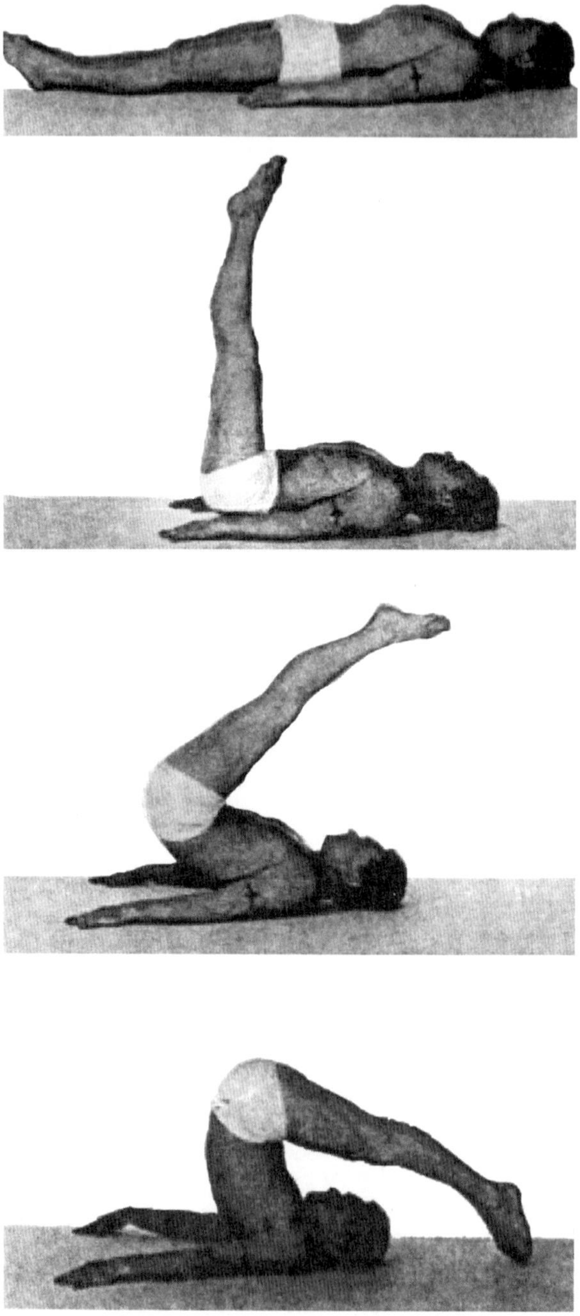

INSTRUCTIONS for "The Roll -Over"

Pose1 (a) Take position illustrated

(b) Lie flat on mat or floor

(c) Stretch arms (shoulder–wide, touching body, palms down) straight backward

(d) Stretch (close together, knees locked) straight forward

(e) Stretch toes (pointed) forward and downward

Poses 2–3–4 (a) Inhale slowly and

(b) Begin raising legs upward and over until

(c) Toes touch mat or floor

(d) Exhale slowly and

(e) Press arms firmly against mat or floor

(f) Spread legs as far apart as possible

Poses 4–3–2 (a) Inhale slowly and

(b) Begin "rolling" slowly downward with

(c) Both legs (tensed) straight (and spread ad for apart as possible)

(d) Until spine touches mat or floor

(e) Exhale slowly while

(f) Returning to position illustrated in next pose below

(g) With legs about 2" about mat or floor

NOTE

Repeat the foregoing exercise five (5) times with legs close together at the start of first movement and five (5) times with legs spread apart as far as possible at the start of the second movement.

CAUTIONS

Pose 3–Keep legs (tensed, knees locked) as far apart as possible. Roll downward slowly from one vertebra to another.

Pose 4–Keep back and head firmly pressed to mat or floor.

4 The One Leg Circle(Both Ways)

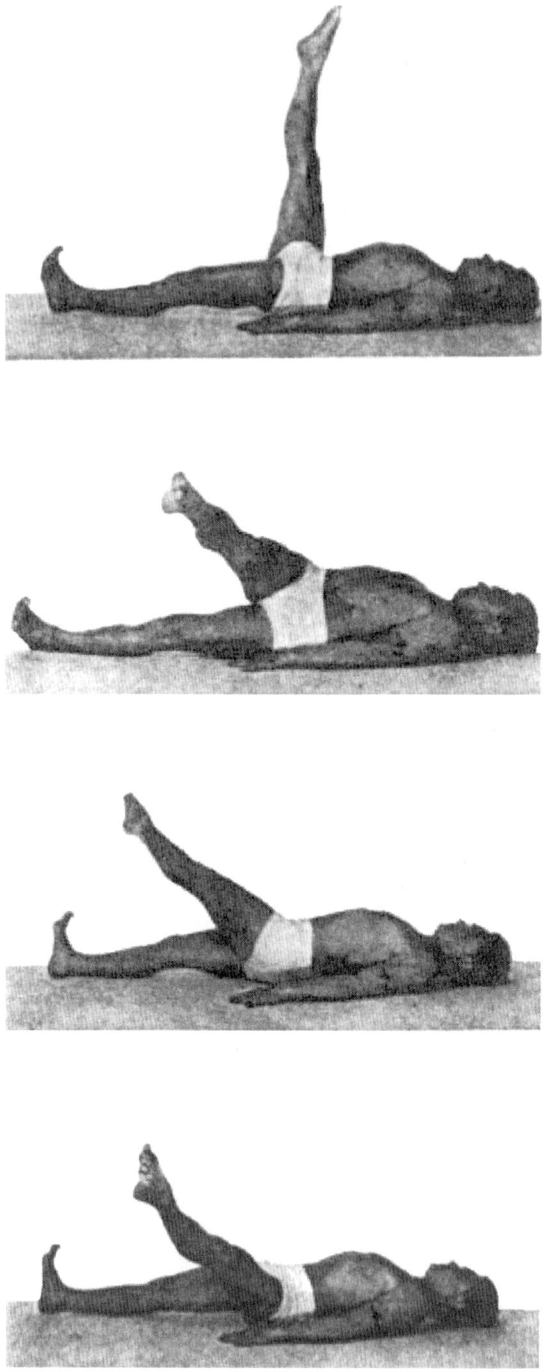

INSTRUCTIONS for "The One Leg Circle"

Pose1 (a) Lie flat with entire body resting on mat or floor

(b) Stretch arms (shoulder–wide, touching body, palms down) straight backward

(c) Bring right leg to upright angle position

(d) Stretch toes (pointed) forward and downward

(e) Left toes upward

Pose2 (a) Begin Exhalng slowly at start of downward motion with right leg while making a complete left–to–right circle (in the air) over the left thigh,then

(b) Begin inhaling slowly at start of upward motion with right leg in completing this circle

(c) Begin exhaling slowly at start of downward motion with left leg while making a complete right–to–left circle (in the air) over the right thigh, then

(d) Begin inhaling slowly at start of upward motion with left leg in completing this circle

Pose3 and Pose4 (a) Begin inhaling slowly at start of upward motion and with left leg while making a complete right–to–left circle(in the air) over the right ankle, then

(b) Begin exhaling slowly at start of downward motion with left leg in completing this circle

(c) Begin inhaling slowly at start of upward motion with right leg while making a complete left–to–right circle (in the air) over the right ankle, then

(d) Begin exhaling slowly at start of downward motion with right leg in completing this circle

NOTE

Repeat the foregoing exercise five (5) times with each leg.

CAUTIONS

Pose 1–Tose must be pointed forward and downward (knee locked), right leg. Keep left (knee locked) flat on mat or floor with toes "pulled" upward and backward. Should and head must always remain flat on mat or floor.

Pose 2–Same as Pose 1 but note that right hip is raised.

Pose 4–Same as Pose 2 but note that left hip is raised."swing" left and right legs as far as possible when making circles. Should and head must always remain flat on mat or floor.

5 Rolling Back

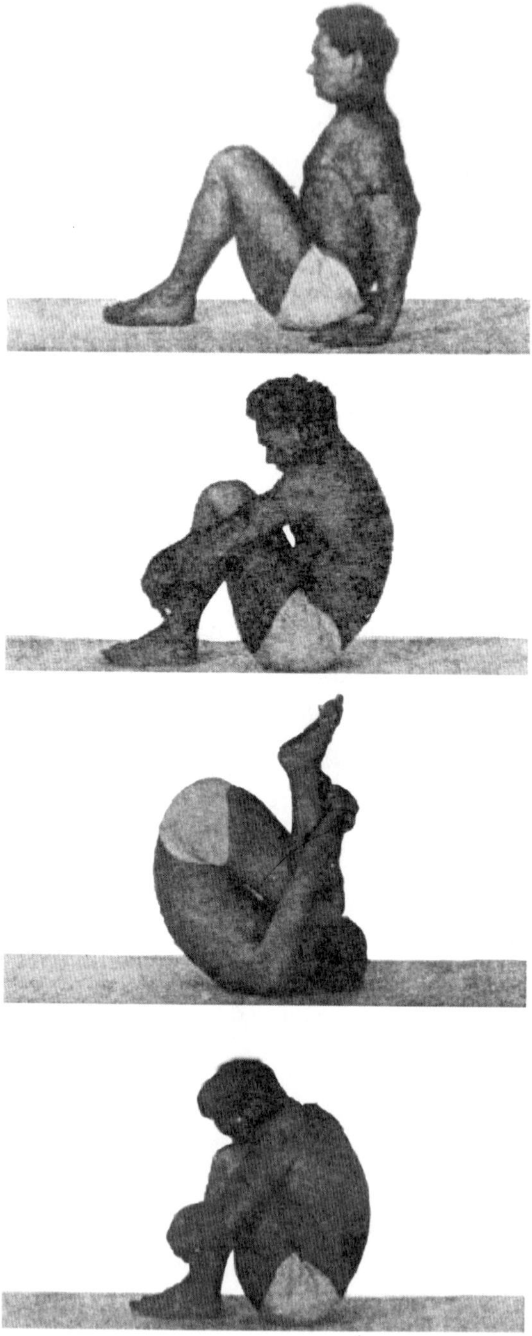

INSTRUCTIONS for "Rolling Back"

Pose1 (a) Take position illustrated

Pose2 (a) Grasp legs tightly with locked arms

(b) Try to press thighs to chest

(c) Bend head forward and downward whit chin touching chest

(d) Toes (pointed) forward and downward

(e) Inhale slowly arms firmly against mat or floor

(f) "Rock"backward to Pose 3 possible

Pose3 (a) Exhale slowly while

(b) Returning to Pose 2 position

NOTE

Repeat the foregoing exercise six (6) times.

CAUTIONS

Pose 2–Press chest in, round back, heat down; keep feet off mat or floor.

6 The One Leg Stretch

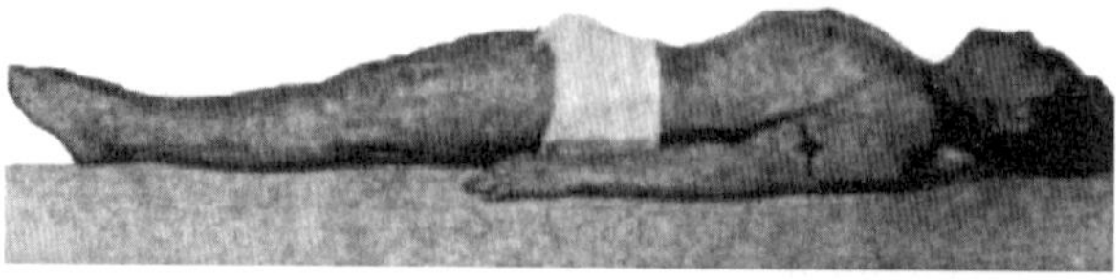

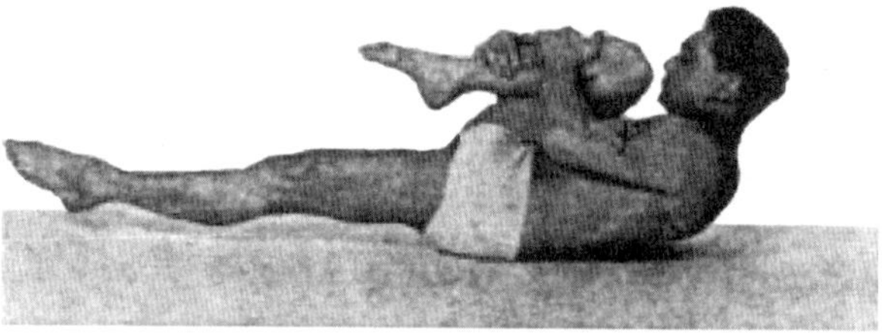

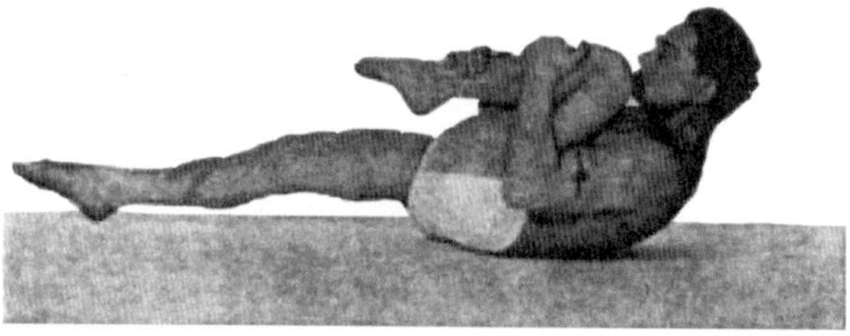

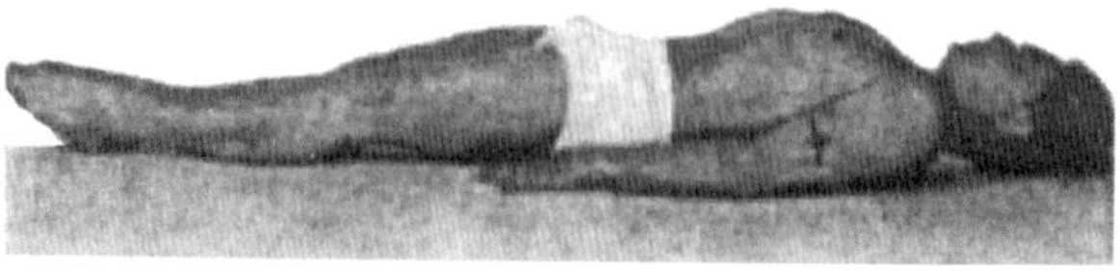

INSTRUCTIONS for "The One Leg Stretch"

Pose1 (a) Lie flat with entire body resting on mat or floor

Pose2 (a) Bend head forward until

(b) Chin touches chest, then

(c) While Inhaling slowly clasp hands and

(d) "Pull" right leg as far possible toward chest

(e) Keep left leg stretched forward (knee locked)

(f) Stretch toes (pointed) forward and downward with

(g) Heel raised (about 2")

Pose3 (a) While Exhaling slowly

(b) Clasp hands and

(c) "Pull" left leg as far possible toward chest

(d) Keep right leg stretched forward (knee locked)

(e) Stretch toes (pointed) forward and downward with

(f) Heel raised (about 2")

NOTE

Repeat the foregoing exercise five (5) times with each leg. (Later on the number of repetitions may be gradually and progressively safely increased to twelve (12) times with each leg.)

CAUTIONS

Pose 2 – Chin must touch chest. You must see your toes. Heels must be raised (about 2").

7 The Double Leg Stretch

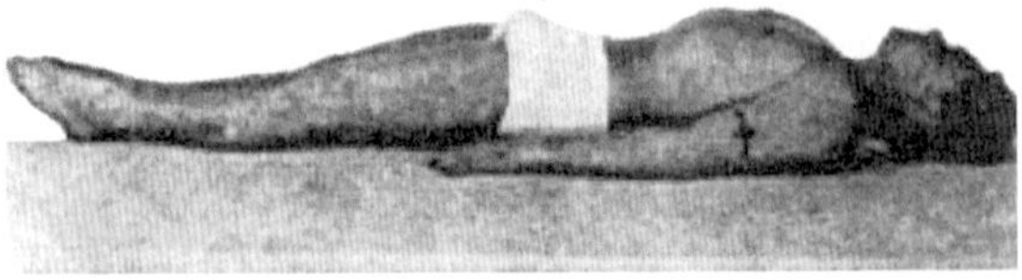

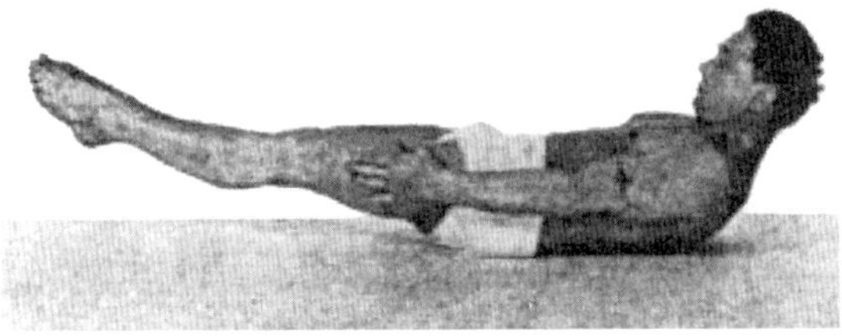

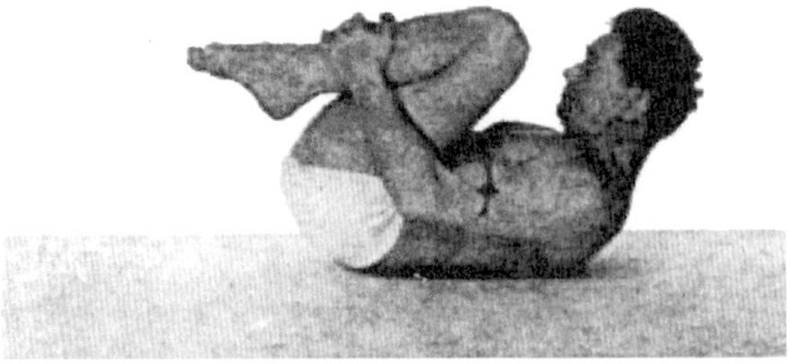

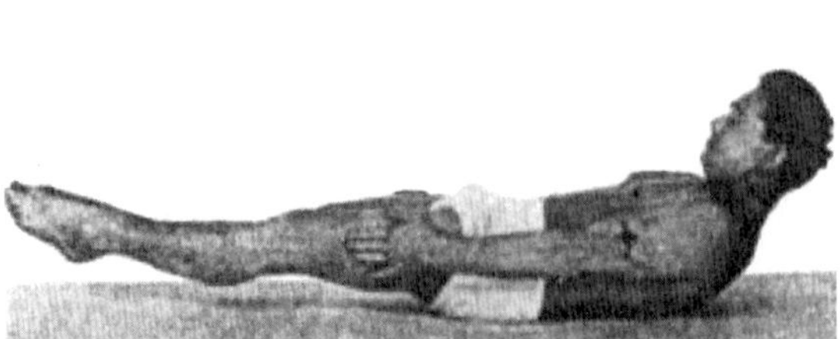

INSTRUCTIONS for "The Double Leg Stretch"

Pose1 (a) Take position illustrated

(b) Rest entire body on mat or floor

(c) Legs (close together) straight backward

(d) Knees locked

(e) Toes (pointed) forward and downward

(f) Arms stretched straight forward beside body

(g) Palms down

Pose2 (a) Inhale slowly

(b) Head up

(c) Chin to chest

(d) Arms stretched straight forward and

(e) Pressed firmly against thighs

(f) Heels raised about 2" off mat or floor

(g) Palms inward

Pose3 (a) Exhale slowly

(b) "Draw" both legs upward and forward and with

(c) Locked wrists hold them firmly in "doubled–up"legs possible as indicated

(d) "Pull" legs toward you and press them firmly against chest

Pose4 (a) Inhale slowly

NOTE

Repeat the foregoing exercise six (6) times. Later to twelve (12).

CAUTIONS

Pose 2–Head pressed firmly against chest. Abdomen in. Heels raised about 2" off mat or floor.

8 The Spine Stretch

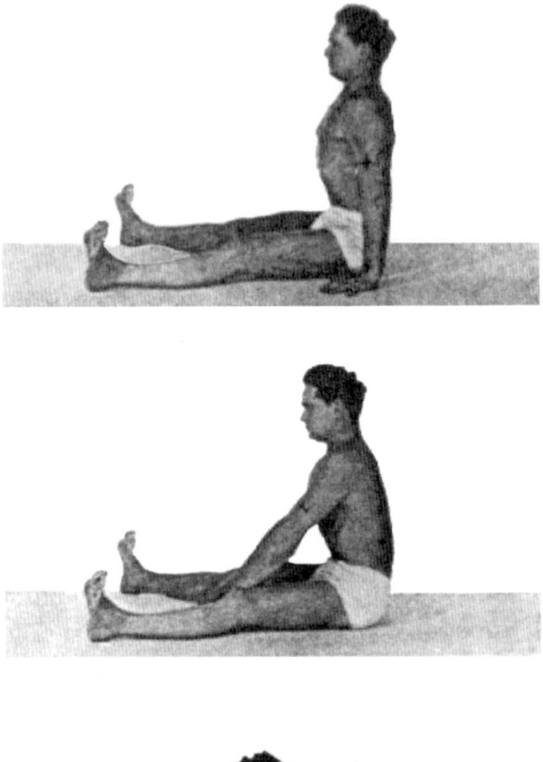

INSTRUCTIONS for "The Spine Stretch"

Pose1 (a) Take position illustrated

(b) Spread legs as wide apart as possible

(c) "Draw" toes (pointed) upward and backward

Pose2 (a) Rest palms flat on mat or floor, then with

(b) Outstretched arms, palms flat on mat or floor

(c) Chin touching chest

(d) Begin reaching forward with three (3) successive"sliding" motion–stretching movements as far forward as possible until you assume position as illustrated Pose 3 and Pose 4

NOTE

Repeat the foregoing exercise three (3) times. Trying with each repetition to reach farther and farther as indicated.

CAUTIONS

Pose 4–Continue exhaling slowly, abdomen "drawn"in, chin pressed firmly against chest.

9 Rocker With Open Legs

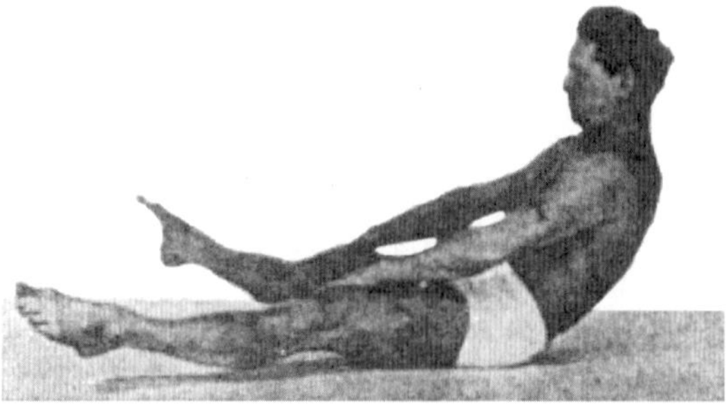

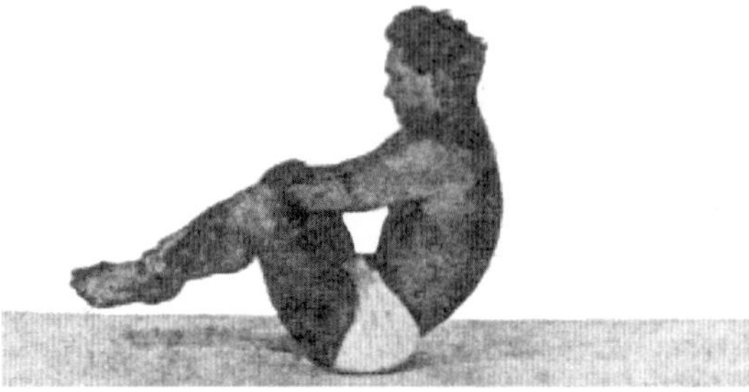

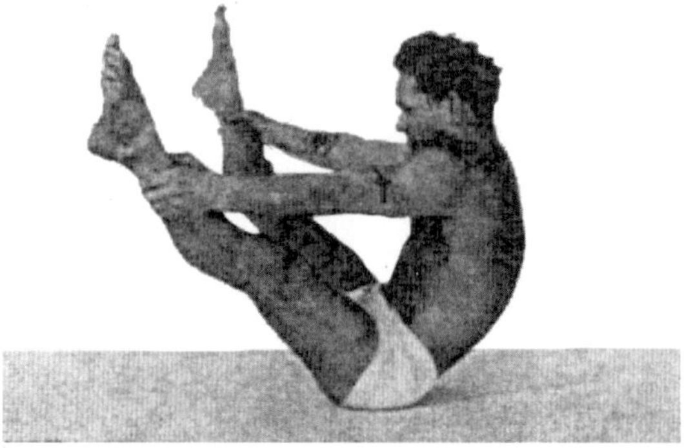

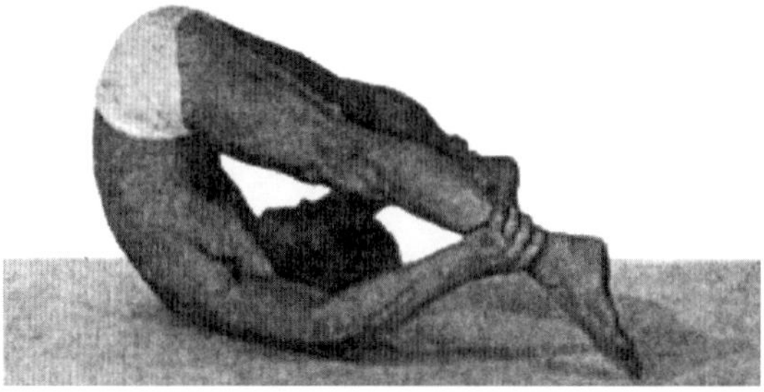

INSTRUCTIONS for "Rocker With Open Legs"

Pose1 (a) Take position illustrated

Pose2 (a) Bend knees

(b) Inhale slowly

Pose3 (a) Grasp ankles firmly

(b) Toes (pointed) forward and downward (knees locked)

(c) Spread legs upward and outward as far as possible

(d) Keep abdomen "drawn" in as far as possible with

(e) Chin touching cheat

Pose4 (a) Exhale slowly

(b) "Roll" over backward trying to touch mat or floor with toes

NOTE

Repeat the foregoing "rocking" exercise backward and forward six (6) times.

CAUTIONS

Pose 3–Arms and legs rigid (elbows and knees locked). "Pivot" on base of spine, "rocking" backward to Pose 4 position, then "rock" forward, pressing head firmly against chest, at the same time pressing arms firmly forward against legs until you reach Pose 3 and try to balance yourself in that position.

10 The Cork-Screw

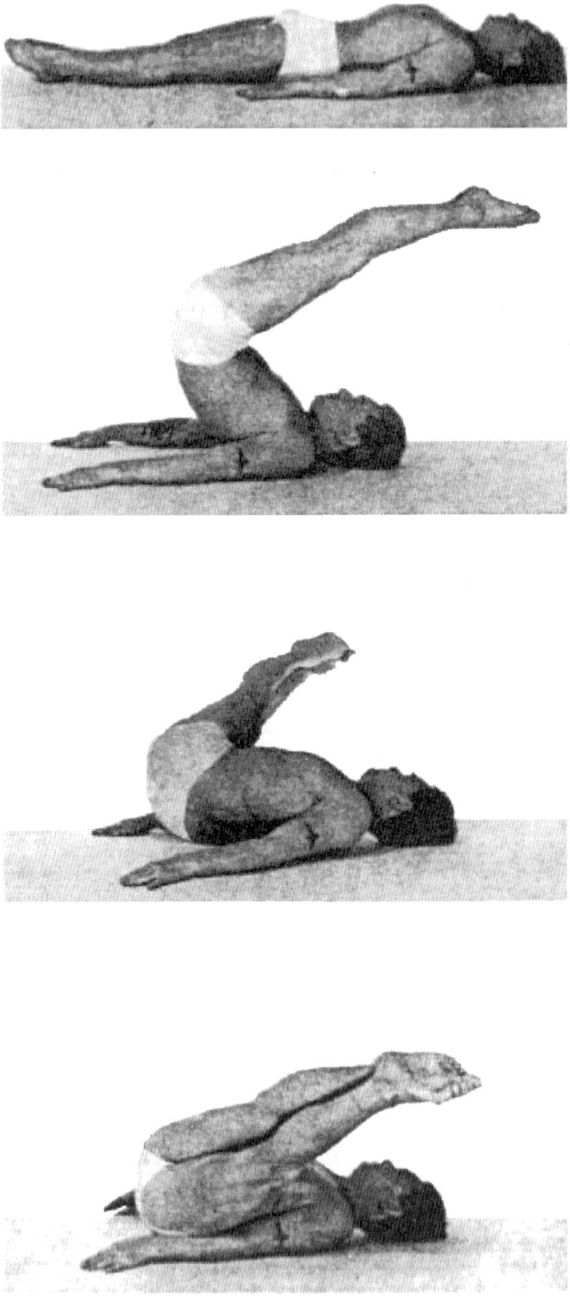

INSTRUCTIONS for "The Cork-Screw"

Pose1 (a) Take position illustrated

(b) Entire spine must rest on floor or mat

(c) Arms straight forward touching body

(d) Palms down

Pose2 (a) Inhale slowly

(b) Raise legs (close together) "rolling" upward until

(c) Body rests on shoulders, arms and head

(d) Knees locked

(e) Toes (pointed) forward and downward

Pose3 (a) Exhale slowly

(b) Lower both legs (close together); not to mat or floor

(c) Knees locked

(d) Toes (pointed) forward and downward

(e) Twist trunk"corkscrew" fashion until

(f) Body is partially lowered on right side to mat or floor

Pose4 (a) Inhale slowly

(b) Make a complete right–to–left circle upward as far as possible and return to Pose 2 position

Pose3 (a) Exhale slowly

(b) Lower both legs (close together); not to mat or floor

(c) Knees locked

(d) Toes (pointed) forward and downward

(e) Twist trunk"corkscrew" fashion until

(f) Body is partially lowered on left side to mat or floor

Pose4 (a) Inhale slowly

(b) Make a complete–left –to–right circle upward as far as possible and return to Pose 2 position

NOTE

Repeat the foregoing exercise three (3) times each.

CAUTIONS

Pose 3 and Pose 4–While"circling"keep both shoulders pressed to mat or floor. Arms straight.

REMARKS

This exercises strengthens neck and shoulders and is an internal and spinal massage.

11 The Saw

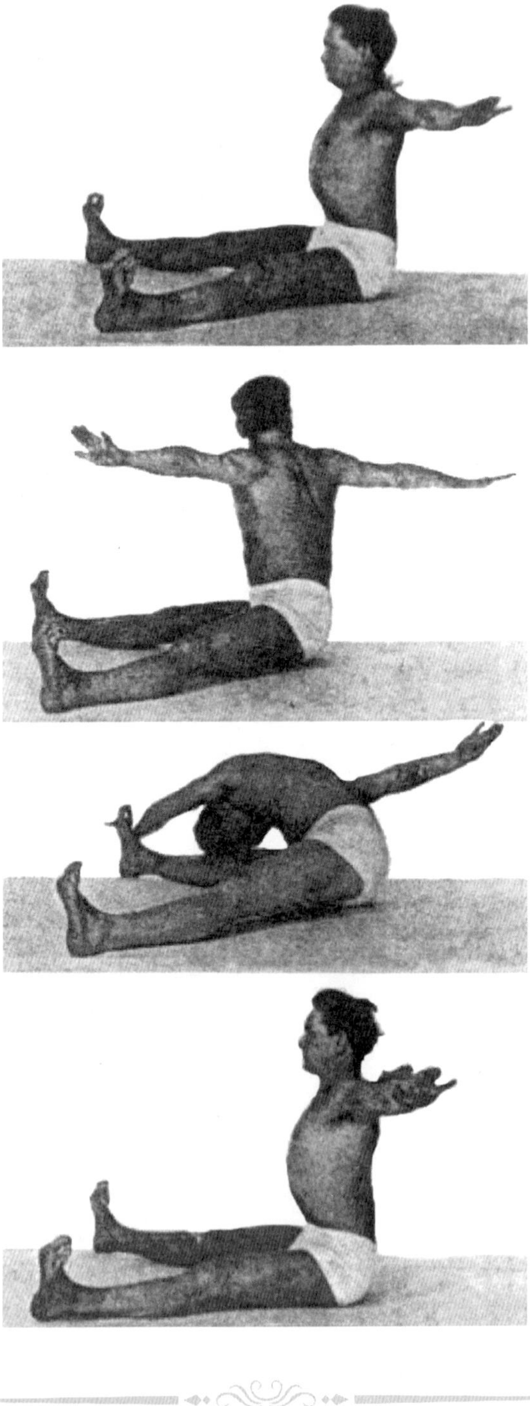

INSTRUCTIONS for "The Saw"

Pose1 (a) Take position as illustrated

Pose2 (b) Spread legs as wide apart as as possible

(c) Head up

(d) Chin "drawn" in

(e) Chest out

(f) Abdomen "drawn" in

(g) Arms (shoulder–high) pressed backward until shoulder blades lock

(h) Inhale slowly

Pose2 (a) Twist body (from trunk only) to right as far as fashion until possible

Pose3 (a) Bend forward and downward as far as fashion until

(b) Left hand crosses and rests diagonally and centrally on right Foot

(c) Exhale slowly while

(d) Stretching body forward in three (3) successive sliding–reaching "saw–like" motions as far as possible

Pose4 (a) Resume position illustrated in this pose

(b) Inhale slowly

Pose2 (a) Twist body (from trunk only) to left as far as possible

Pose3 (a) Bend forward and downward as far as fashion until right hand crosses and rests diagonally and centrally on left foot possible

(b) Exhale slowly while

(c) Stretching body forward in three (3) successive sliding–reaching "saw–like" motions as far as possible

NOTE

Repeat the foregoing exercise three (3) times each.

CAUTIONS

Pose 2–Twist body before bending forward in Pose 3.

Pose 3–Lift raised arms backward and upward as high as possible as indicated in this pose.

12 The Swan-Dive

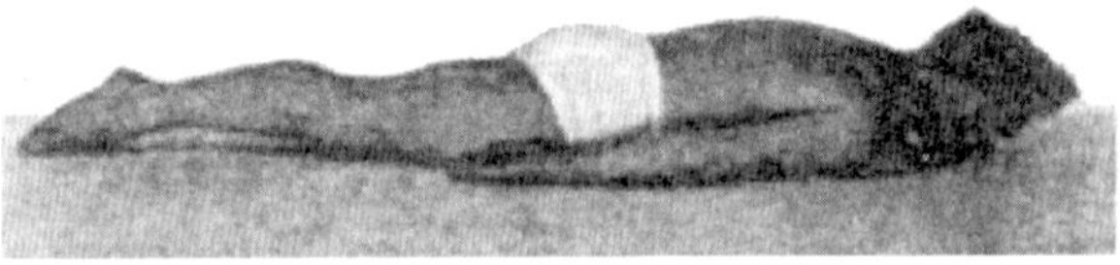

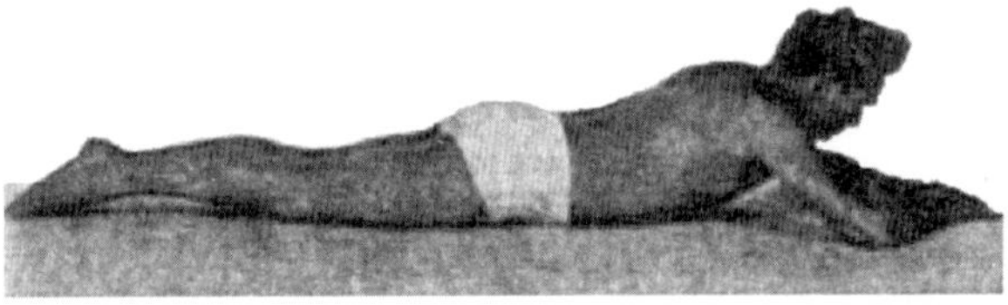

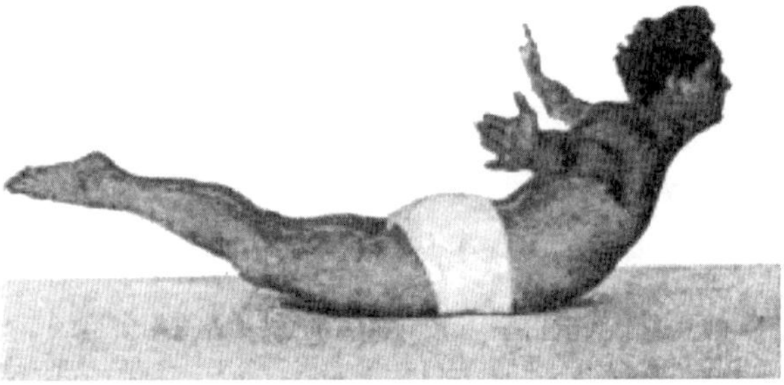

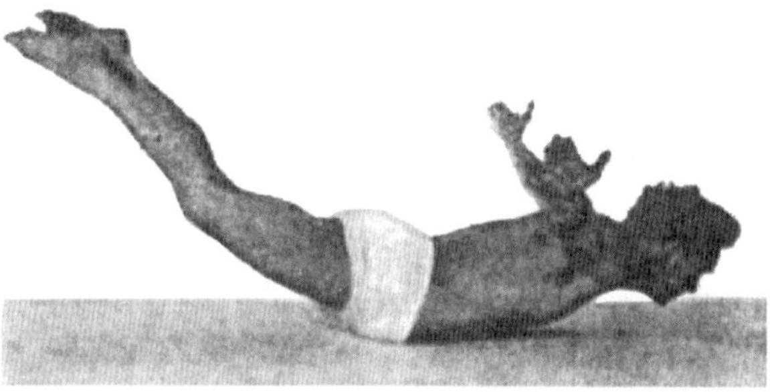

INSTRUCTIONS for "The Swan-Dive"

Pose1 Take position as illustrated

and

Pose2

Pose3 (a) Inhale slowly

(b) Head raised upward and backward as far as possible

(c) Chest raised high from mat or floor

(d) Raise arms upward and sideward in line with locked shoulders

(e) Turn palms upward (right to left)

(f) Legs (close together) stretched and raised off mat or floor

(g) Toes (pointed) forward and downward (knees locked)

(h) Body rigid

(i) Back locked

Pose4 (a) Exhale slowly as you "rock" forward

(b) Inhale slowly as you "rock" upward

NOTE

Repeat the foregoing "rocking" exercise six (6) times.

CAUTIONS

Pose 3–Keep back locked, legs off mat or floor,head back, arms rigid, shoulders locked.

13 The One Leg Kick

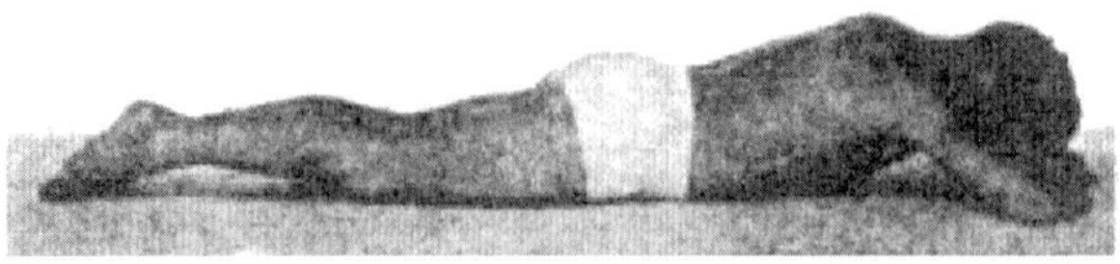

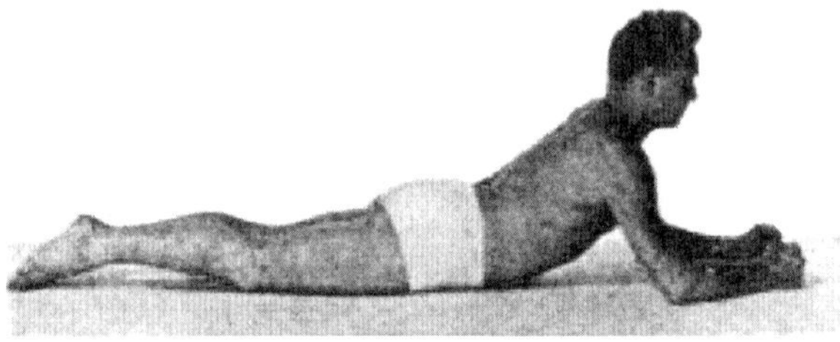

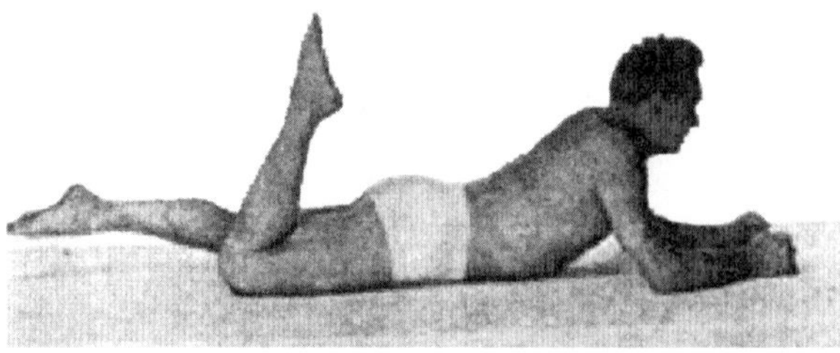

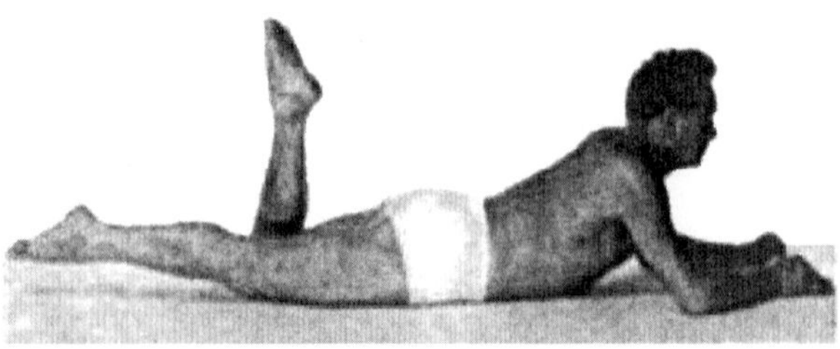

INSTRUCTIONS for "The One Leg Kick"

Pose1 (a) Take position illustrated
(b) Arms stretched backward
(c) Firmly pressed to sides of body
(d) Fists clenched
(e) Face down and
(f) Chin touching mat or floor
(g) Toes (pointed) forward and backward
(h) Knees locked

Pose2 (a) Lie on abdomen
(b) Head up
(c) Raise chest above mat or floor
(d) Stretch arms forward to right angle position
(e) Rest clenched fists on mat or floor
(f) Stretch legs (close together) straight backward
(g) Keep knees locked
(h) Toes (pointed) forward and backward

Pose3 (a) Inhale slowly and
(b) Raise legs about 2" above mat or floor
(c) Try to snap–kick heel of right leg to buttocks

Pose4 (a) Exhale slowly while
(b) Stretching right leg backward and with
(c) Heel of left leg
(d) Try to snap–kick heel of left leg to buttocks

NOTE

Repeat the foregoing exercise six (6) times –right and left.

CAUTIONS

Pose 2–Head up.Cheat above mat or floor.

Pose 3–Keep toes (pointed) above mat or floor.

14 The Double Kick

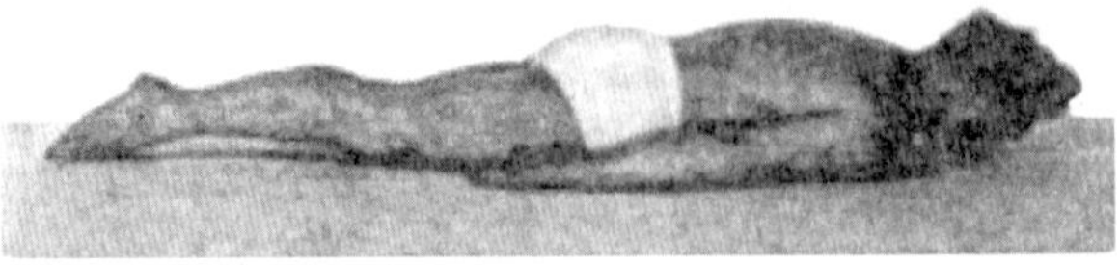

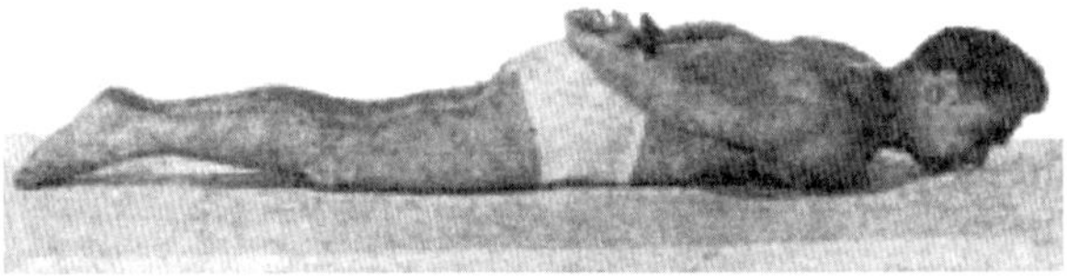

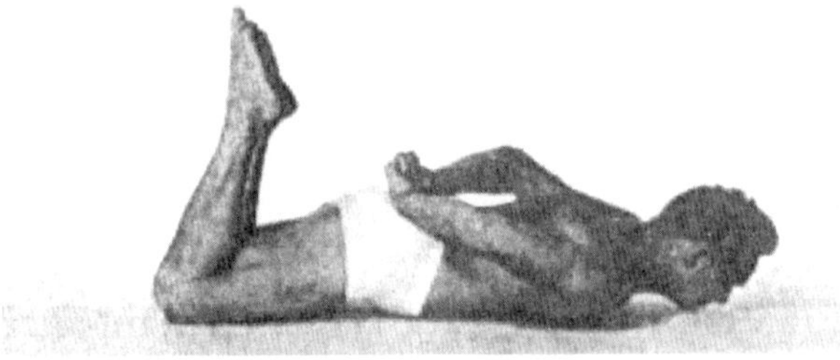

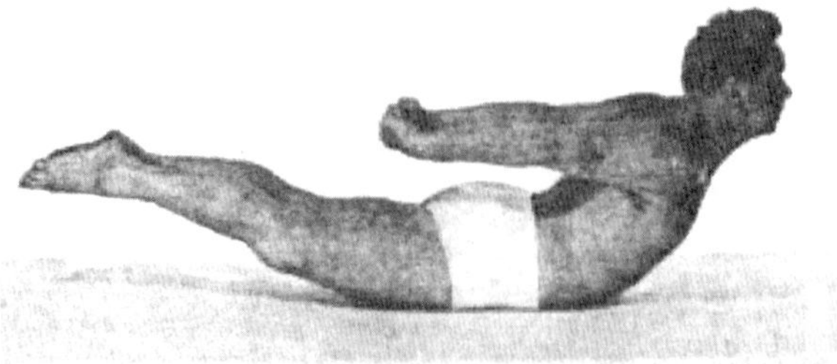

INSTRUCTIONS for "The Double Kick"

Pose1 (a) Take position illustrated

(b) Lie flat with head resting on arms

(c) Stretch legs (close together) straight backward

(d) Knees locked

(e) Toes (pointed) forward and downward

Pose2 (a) Rest chin on mat or floor

(b) Fold arms backward

(c) Grasp fingers of left hand with right hand

(d) Stretch legs (close together) straight backward

(e) Knees locked

(f) Toes (pointed) forward and backward and

(g) Raised about 1" above mat or floor

Pose3 (a) Raise legs forward to right angle position

Pose4 (a) Inhale slowly

(b) Thrust chest out with head thrown back as far as possible and at the same time

(c) Raise arms (locked) from body

(d) Stretch backward (tensed) as far as possible,then

(e) Snap–kick legs (tensed) straight backward and

(f) Raised as high as possible from mat or floor

NOTE

Repeat the foregoing exercise five (5) times.

CAUTIONS

Pose 4–Keep head up as high as possible.Keep arms stretched backward as far as possible without touching body.

15 The Neck Pull

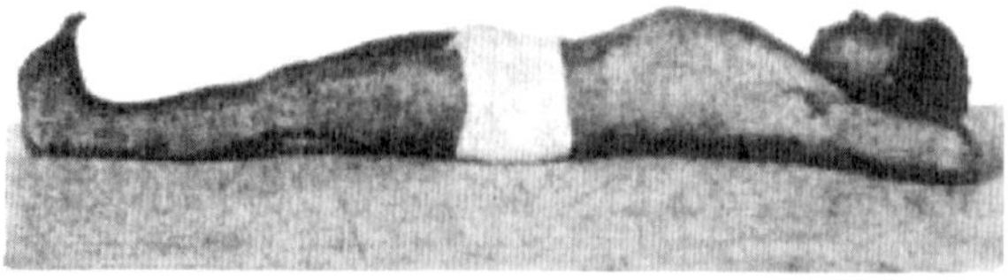

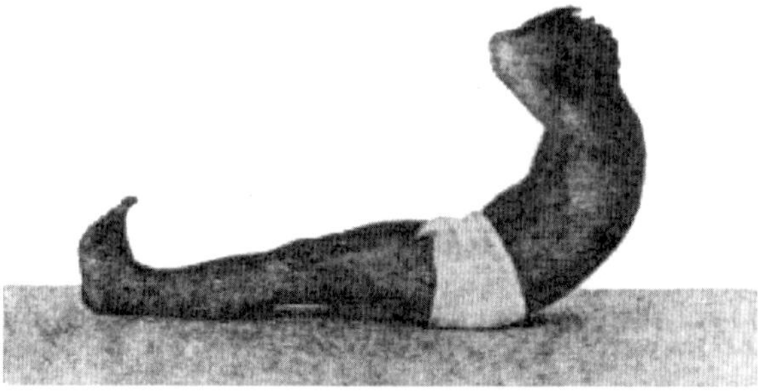

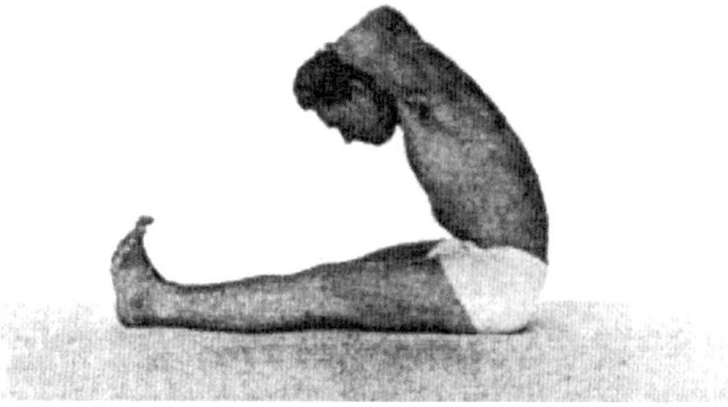

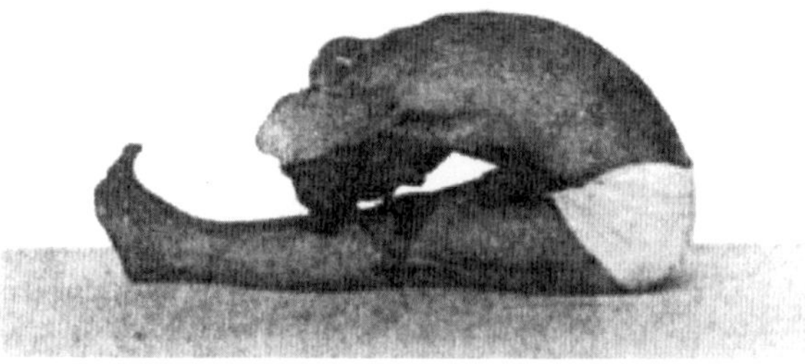

INSTRUCTIONS for "The Neck Pull"

Pose1 (a) Take position illustrated

(b) Inhale slowly

(c) Clasp hands (fingers firmly interlocked) behind head

(d) Toes (pointed) up and backward

Pose2 (a) Bend head forward, chin touching cheat

(b) Abdomen "draw in"

(c) Toes (pointed) upward

(d) Spine "bowed" forward off mat or floor

Pose3 (a) Exhale slowly

(b) Tense and press legs firmly downward against mat or floor

(c) Slowly raise body upward and forward to position as indicated

(d) Toes (pointed) upward

Pose4 (a) Exhale slowly

(b) Bend body forward until head and knees meet if possible, as illustrated

(c) Keep elbows straight backward until shoulder blades lock

(d) Inhale slowly while

(e) Returning to Pose 3 position

(f) Exhale slowly while

(g) Returning to Pose 2 and I positions

NOTE

Repeat the foregoing exercise three (3) times.

CAUTIONS

Pose 1–Keep toes (pointed) upward.

Pose 2–Keep legs pressed firmly to mat or floor (if necessary, placing cushion on feet).

Pose 4–Elbows straight backward until shoulder blades lock.

16 The Scissors

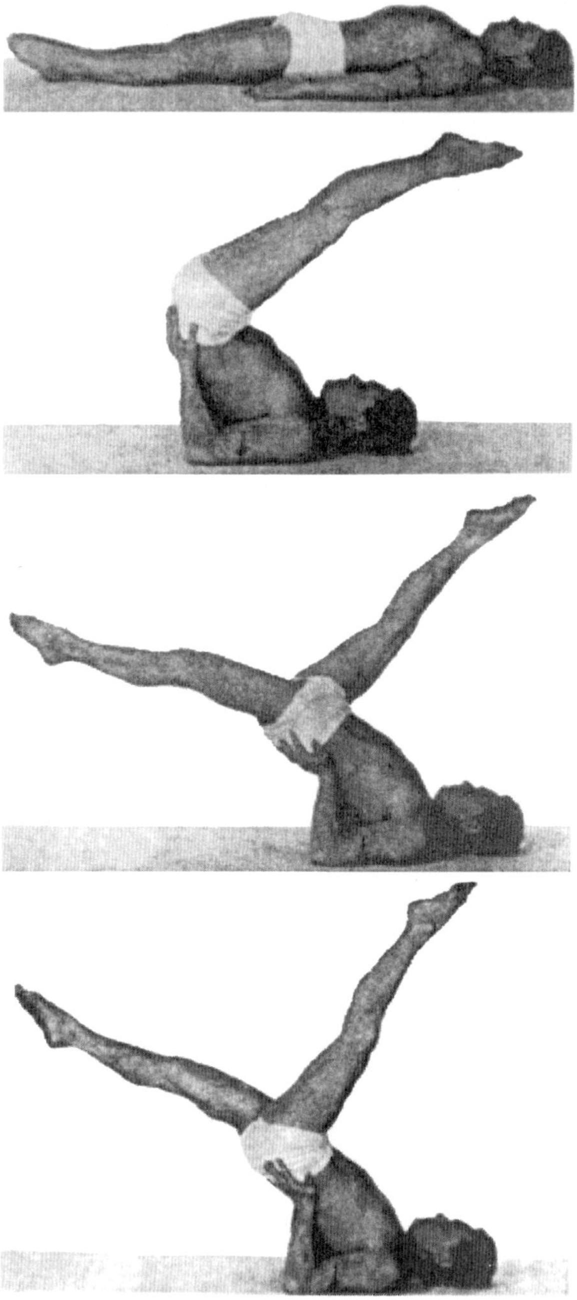

INSTRUCTIONS for "The Scissors"

Pose1 (a) Take position illustrated

Pose2 (a) Bring legs upward until

(b) Yours body rests on head,shoulders, upper arms,neck and elbows, then with

(c) "Cupped" hands supporting hips

(d) Inhale slowly

Pose3 (a) "Split" legs scissors–like (left leg backward; right leg forward)

(b) Legs (pointed) forward and backward

Pose4 (a) Exhale slowly

(b) Alternate "split" legs scissors–like (right leg backward; left leg forward)

NOTE

Repeat the foregoing scissors–like exercise six (6) times.

CAUTIONS

Pose 2–Keep body rigid, move legs only, knees locked, toes (pointed) forward and backward. Try gradually to execute "split" so that toes of forward leg, in alternating movements, are beyond your vision; and backward leg, in alternating movements, likewise.

17 The Bicycle

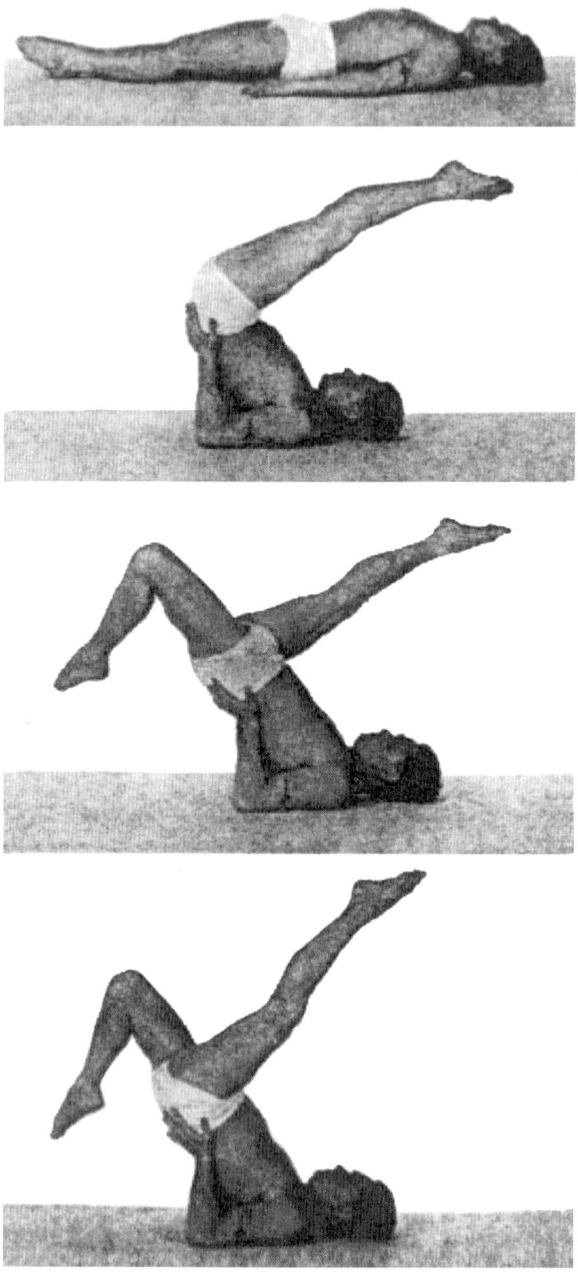

INSTRUCTIONS for "The Bicycle"

Pose1 (a) Take position illustrated

Pose2 (a) Raise body on arms,elbows,shoulders,neck and head

(b) Inhale slowly

(c) "Split" legs (Pose 3)

Pose3 (a) Bend right knee downward and backward and try to "kick" yourself

(b) Exhale slowly

Pose4 (a) "Pull" right leg straight backward

(b) Inhale slowly

(c) Bend left knee downward and backward and try to "kick" yourself

NOTE

Repeat the foregoing "kicking" exercise five (5) times with each.

CAUTIONS

Pose 3–Be sure to assure position as nearly as possible to that illustrated in this pose. Stretch each leg alternately forward beyond your vision with knees locked, toes (pointed) forward and backward.

18 The Shoulder Bridge

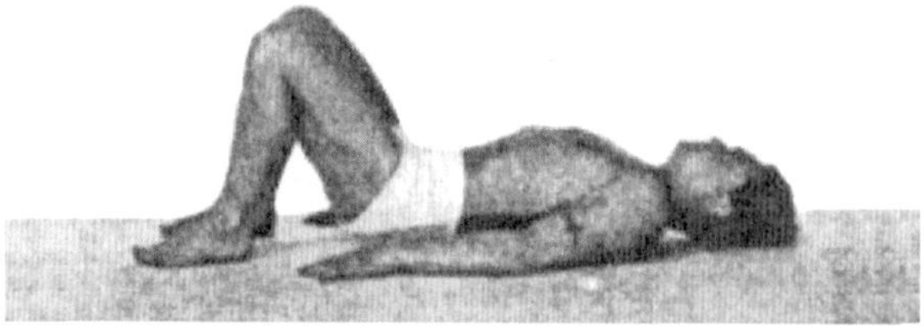

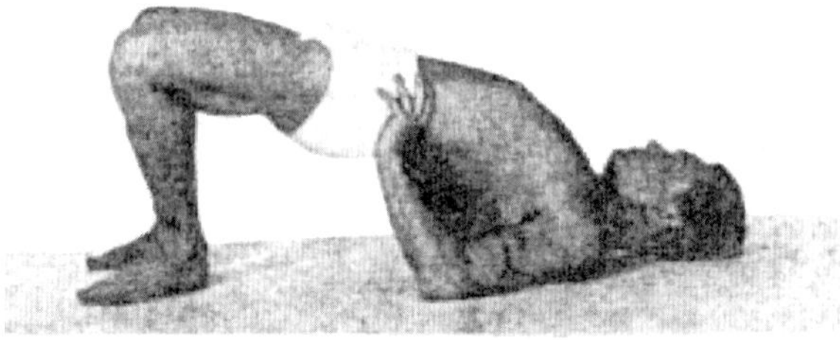

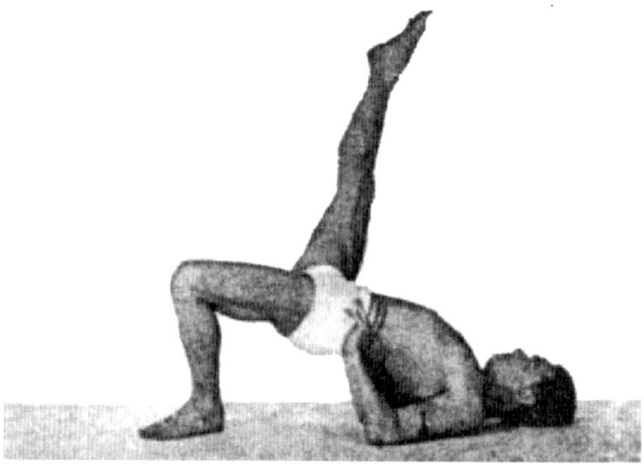

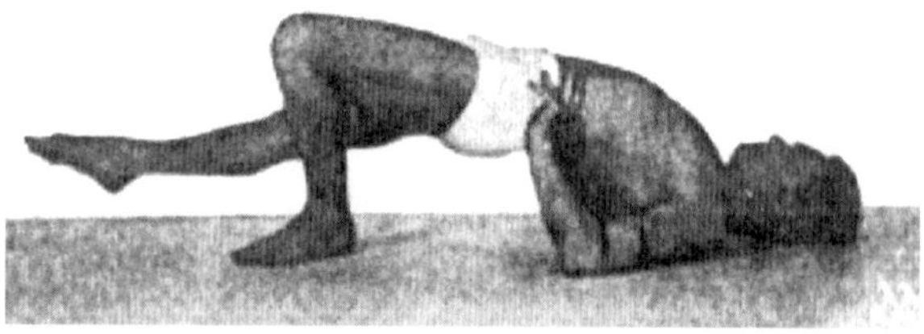

INSTRUCTIONS for "The Shoulder Bridge"

Pose1 (a) Take position illustrated

Pose2 (a) Raise body on arms,elbows,shoulders,neck,head,with both feet flat on mat or floor

(b) Grasp waist firmly with both hands as illustrated

Pose3 (a) Inhale slowly

(b) Raise right leg forward and upward to upright position

(c) Toes (pointed) forward and downward

Pose4 (a) Exhale slowly

(b) Lower right leg forward and downward without bending knee and with knee locked

(c) Thrust chest upward and outward as far as possible as illustrated in this pose

Pose3 (a) Inhale slowly

(b) Raise left leg forward and upward to upright position

(c) Toes (pointed) forward and downward

Pose4 (a) Exhale slowly

(b) Lower left leg forward and downward without bending knee and with knee locked

(c) Thrust chest upward and outward as far as possible as illustrated in this pose

NOTE

Repeat left leg and right leg movements three (3) times.

CAUTIONS

Pose 3–Toes pointed. Knee of right leg is locked. Press foot firmly downward on mat or floor as each leg is lowered and chest thrust out.

19 The Spine Twist

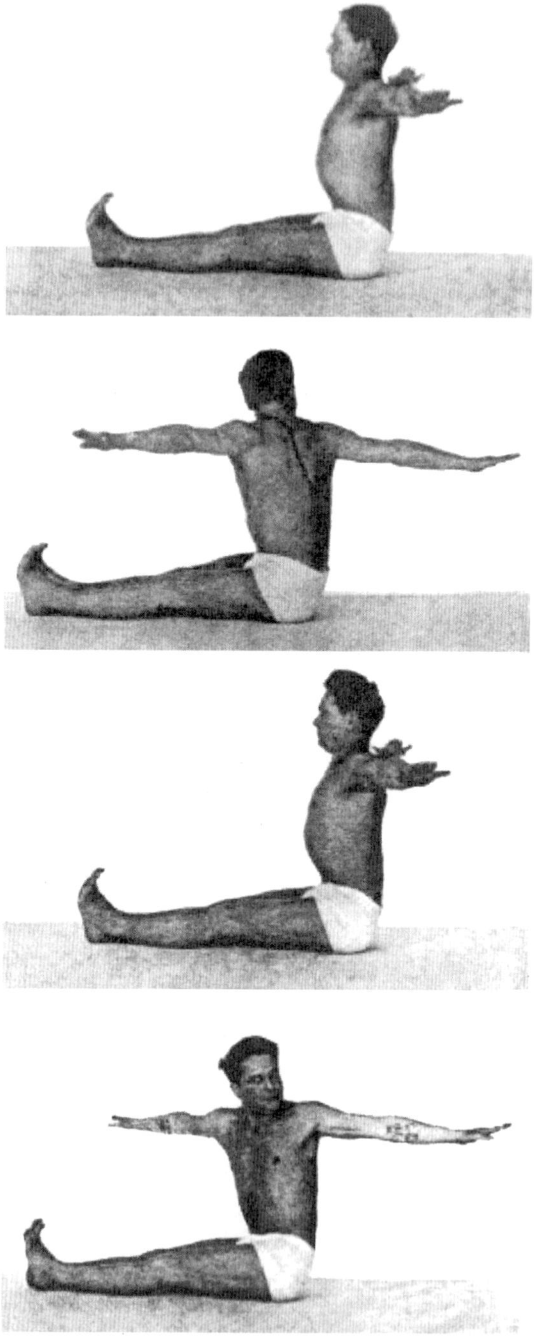

INSTRUCTIONS for "The Spine Twist"

Pose1 (a) Take position illustrated
(b) Inhale slowly
(c) Sit perfectly upright in right angle position
(d) Chest out
(e) Abdomen "draw" in
(f) Head up
(g) Arms (shoulder–wide, palms down) stretched backward until shoulder blades lock
(h) Legs (close together) resting full length on mat or floor
(i) Toes (pointed) upward and backward

Pose2 (a) Keeping arms and legs absolutely rigid
(b) Exhale slowly while
(c) Twisting body and turning head to right as far as possible, then with two (2) further supreme mental and physical efforts, strive to better your original first attempt
(d) Inhale slowly while
(e) Returning to position in

Pose3 (a) illustration

Pose4 (a) Exhale slowly while
(b) Twisting body and turning head to left as far as possible, then with two (2) further supreme mental and physical efforts,strive to better your original first attempt
(c) Inhale slowly while
(d) Returning to position in

Pose3 (a) illustration

NOTE

Repeat the foregoing exercise three (3) times left and three (3) times right, trying with each repetition to reach farther and farther backward.

CAUTIONS

Pose 1–Keep arms and legs absolutely rigid. Shoulder blades locked. Twist body from spine only. Try to touch chin alternately to right and left shoulder.

20 The Jack Knife

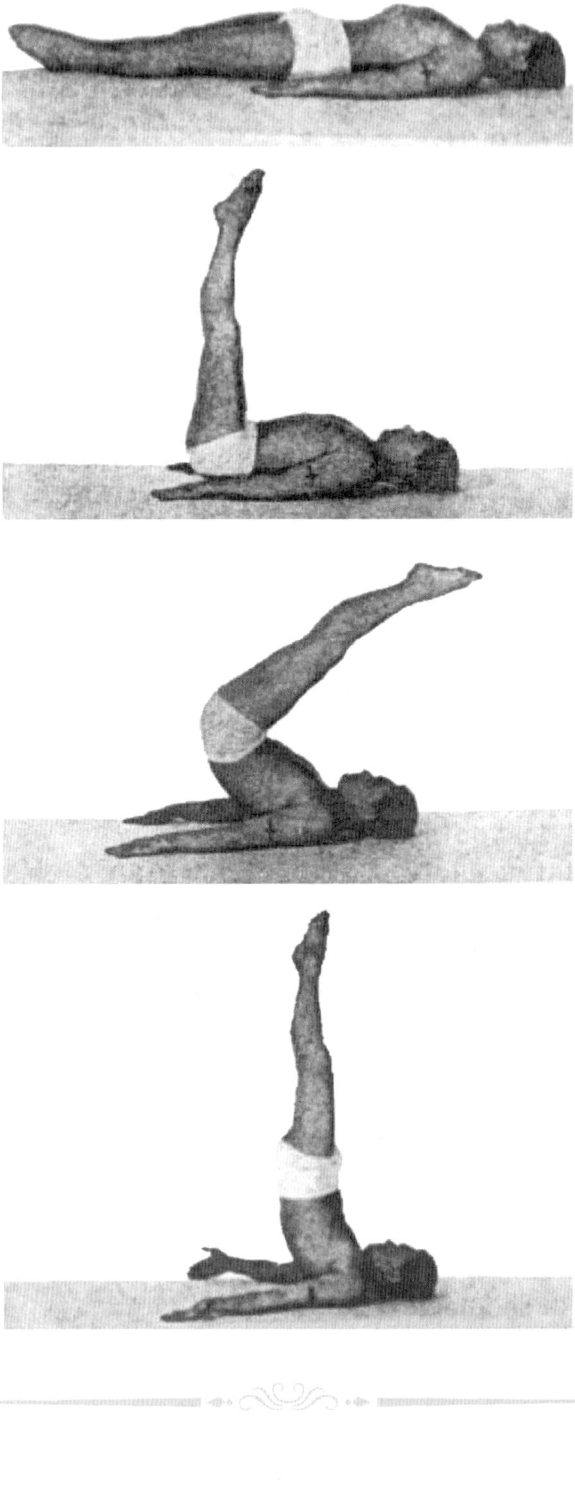

INSTRUCTIONS for "The Jack Knife"

Pose1 (a) Take position illustrated

(b) Rest entire spine on mat or floor

Pose2 (a) Stretch arms sidewise

(b) Both legs (close together) raised upward to right angle Position

(c) Knees locked

(d) Toes (pointed) upward and backward

(e) Inhale slowly

Pose3 (a) Press arms firmly downward against mat or floor

(b) With knees locked "roll" body over until

(c) Spine is raised off mat or floor (about 5")

Pose4 (a) "Kick" legs in snappy "jack–knife" fashion straight upward until

(b) Entire body rests on head, neck, shoulders, arms

(c) Exhale slowly

(d) Return to Pose 3 position

(e) Inhale slowly and then

(f) Return to Pose 2 position

(g) Exhale slowly

NOTE

Repeat the foregoing exercise three (3) times.

CAUTIONS

Pose 2–Keep legs in right angle position, knees locked, toes pointed.

Pose 3–Hold Pose 3 position for mental count of 2.

Pose 4–Hold Pose 4 position for mental count of 2.

21 The Side Kick

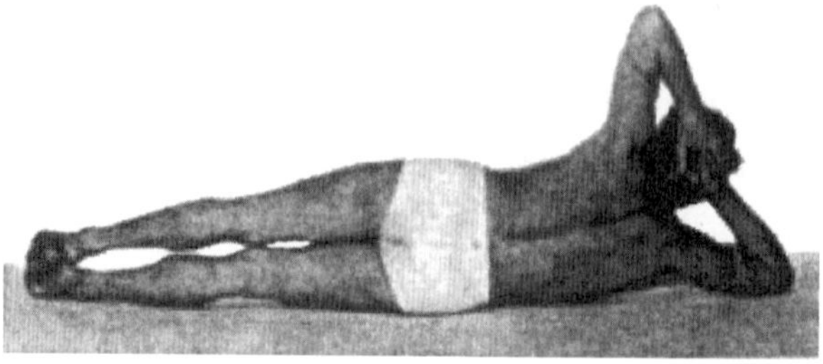

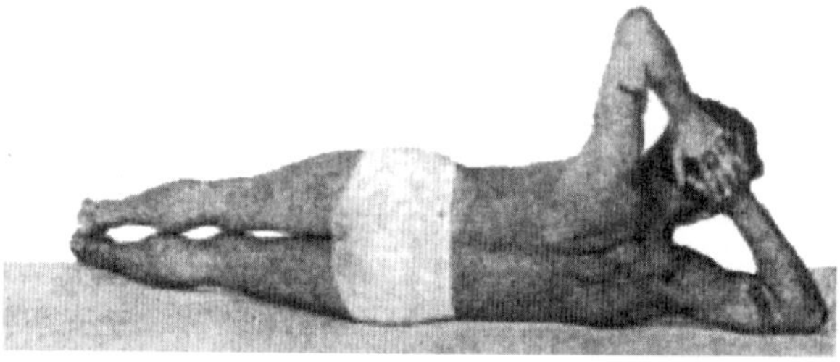

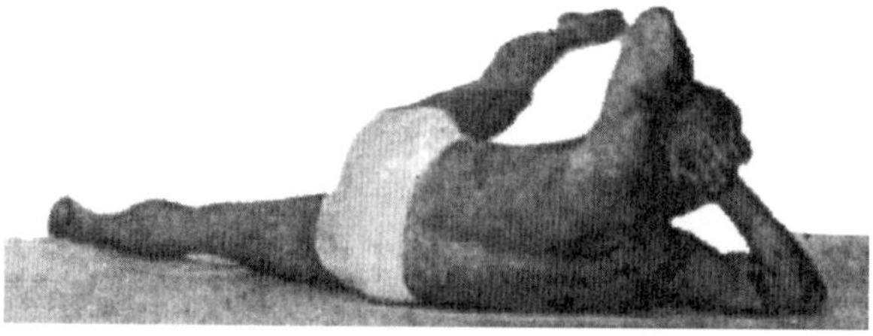

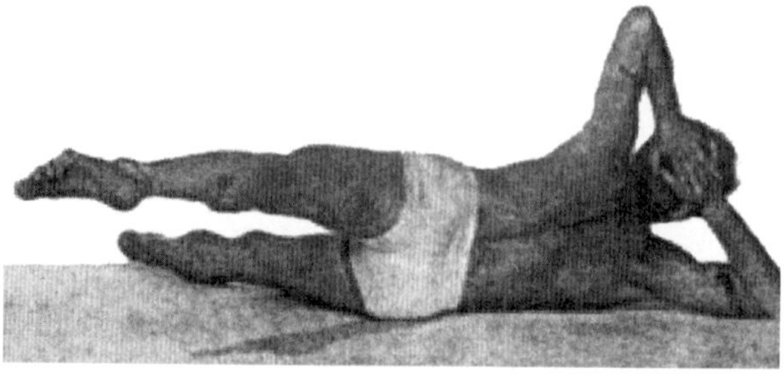

INSTRUCTIONS for "The Side Kick"

Pose1 (a) Take position illustrated

(b) Lock hands behind head

(c) Head up

(d) Eyes straight forward

(e) Arms straight in line with shoulders

(f) Lie full length right side on mat or floor

Pose2 (a) Bring legs (close together) forward about 2 feet

Pose3 (a) Inhale slowly

(b) "Swing" left leg forward as far as possible to you

(c) Return left leg about 1 foot backward and

(d) "Swing" left leg forward to you again and attempt to better your first trial

Pose4 (a) Exhale slowly

(b) "Swing" left leg backward as far as possible

(c) Return left leg about 1 foot forward and

(d) "Swing" left leg backward again and attempt to better your first trial

NOTE

Repeat the foregoing exercise three (3) times, left side. Reverse position of Pose 1, now lying full length on left side on mat or floor.Repeat three (3) addition times, now using your right leg, the sequence of poses 2, 3, and 4.

CAUTIONS

Pose 3–Head up elbows back. Keep entire body rigid. Move "free" leg only. Keep other leg in straight line pressed against mat or floor.

Pose 4–Maination balance lying on side of body.

22 The Teaser

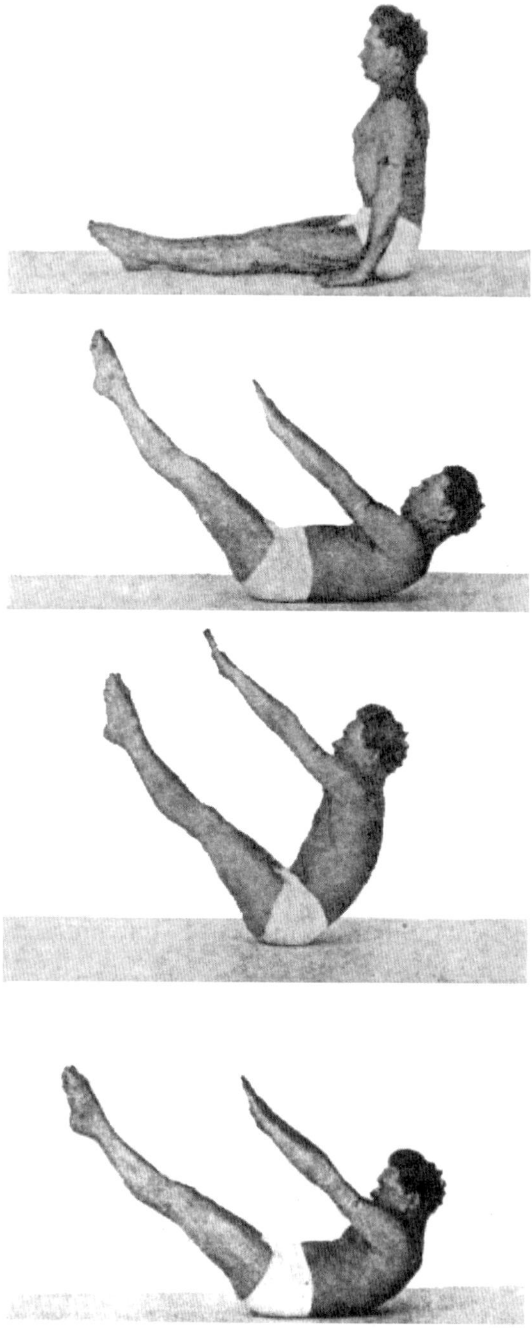

INSTRUCTIONS for "The Teaser"

Pose1 (a) Take position illustrated

(b) Head up

(c) Legs (close together)

(d) Knees locked

(e) Toes (pointed) forward and backward

(f) Arms at right angle position beside body

(g) Hand pointed straight forward

Pose2 (a) Bend head forward

(b) Chin to chest

(c) Press abdomen in

(d) "Roll" backward on spine until

(e) Legs are raised upward to indicated angle

Pose3 (a) Inhale slowly

(b) Raise arms in parallel line with legs as indicated

Pose4 (a) "Roll" forward and upward

(b) "Pivot"in rump keeping

(c) Raise arms in line with raised legs as indicated (parallel)

(d) Exhale slowly and

(e) Return to Pose 2 position and,

(f) Inhale slowly

NOTE

Repeat the foregoing exercise three (3) times.

CAUTIONS

Pose 3–Arms and legs must be kept in straight parallel lines. Keep back well rounded. Chest pressed in.

23 The Hip Twist With Stretched Arms

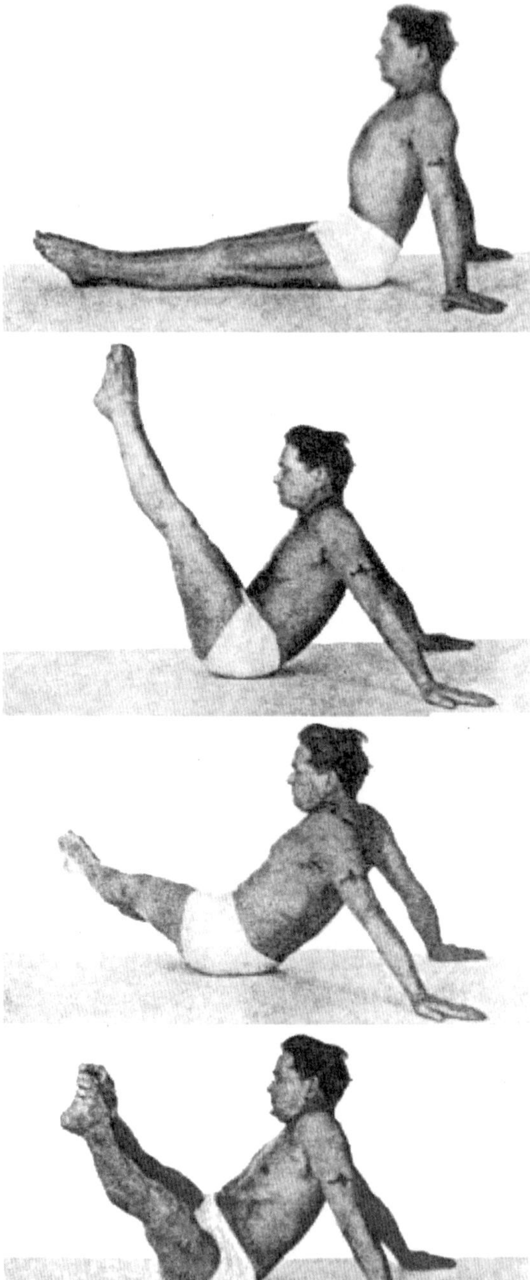

INSTRUCTIONS for "The Hip Twist With Stretched Arms"

Pose1 (a) Take position illustrated

(b) Put arms in right angle position

(c) Firmly pressed to mat or floor with

(d) Palms of hands in backward position

(e) Keep legs (close together) straight forward

(f) Keep toes (pointed) forward and backward

Pose2 (a) Inhale slowly

(b) Swing legs (close together)

(c) Knees locked

(d) Toes (pointed) forward and backward

(e) As high as possible

Pose3 (a) Exhale slowly in downward

(b) "Swing" without legs touching mat or floor

Pose4 (a) Inhale slowly

(b) "Swing" legs upward as high as possible in right hand circle

(c) Exhale slowly and start to

(d) "Swing" legs downward in left hand circle as far as possible

(e) Without legs touching mat or floor

NOTE

Repeat the foregoing exercise three (3) times in succession– three (3) times for left circle, and three (3) times for right hand circle leg "swing" movements.

CAUTIONS

Pose 1–Press chest inward as far as possible.

Pose 2–Chin down.

Pose 4–When "circling" upward "swing" legs as high and as close to head as possible. Be sure only legs and hips are moved.

24 Swimming

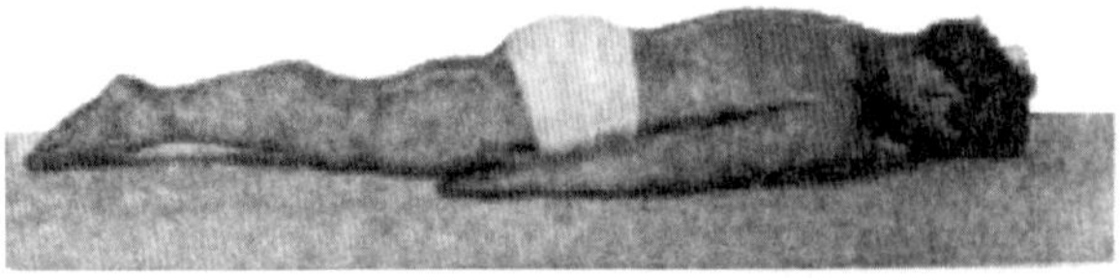

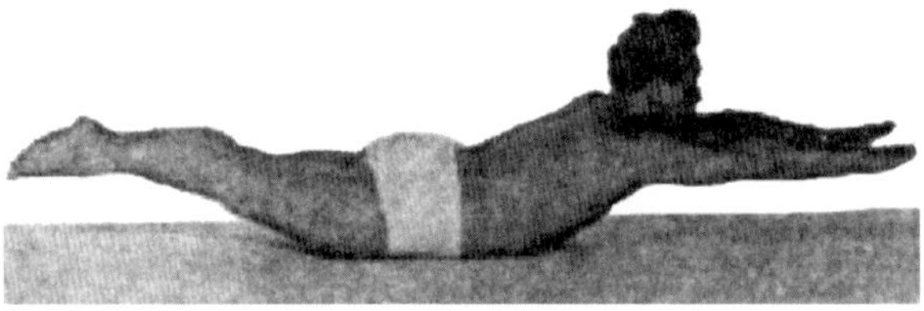

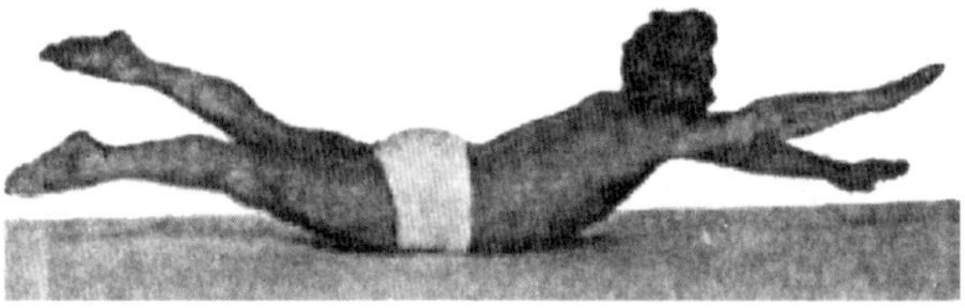

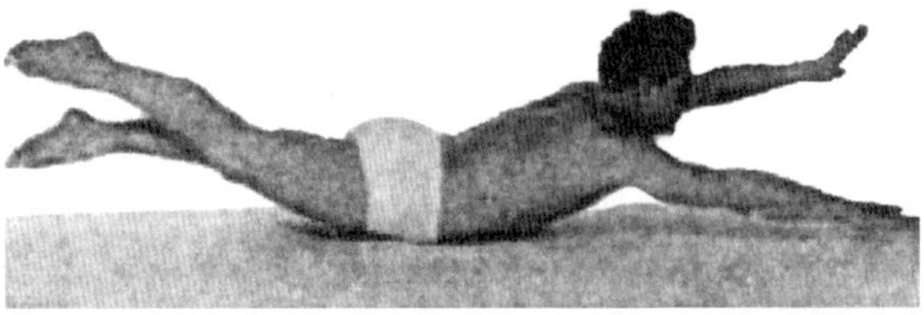

INSTRUCTIONS for "Swimming"

Pose1 (a) Take position illustrated

and (b) Arms stretched forward

Pose2 (c) Palms down

(d) Head upward and backward as far as possible

(e) Chest raised off mat or floor

(f) Toes (pointed) forward and backward

(g) Knees locked

(h) Inhale and exhale normally while performing the simultaneous, alternating, compound motions in the following movements, counting mentally from 1 to 10, beginning with right arm movement

Pose3 (a) Left leg and right arm raised upward as far as possible and simultaneously reverse to

Pose4 (a) Right leg and left arm position and follow instructions under (h) in 2 above

NOTE

Repeat the foregoing exercise as indicated in the preceding.

CAUTIONS

Pose 3–Left leg and rest arm raised upward as far as possible upward movement. Left leg and rest arm must not touch mat or floor in downward movement. Right leg and rest arm raised as high as possible in upward movement. Right leg and left arm must not touch mat or floor in downward movement. Keep body rigid. Move arms and legs only.

25 The Leg-Pull-Front

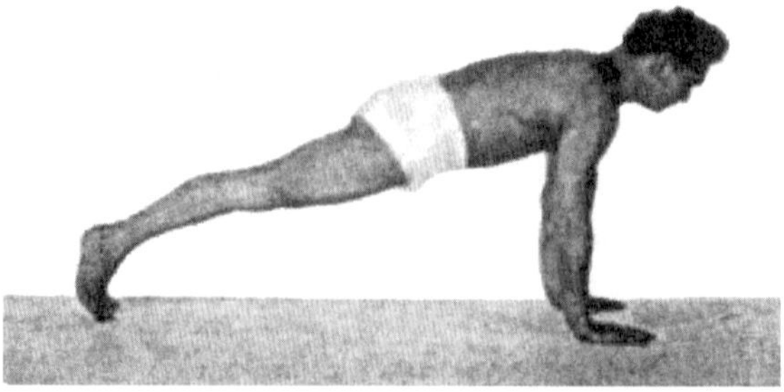

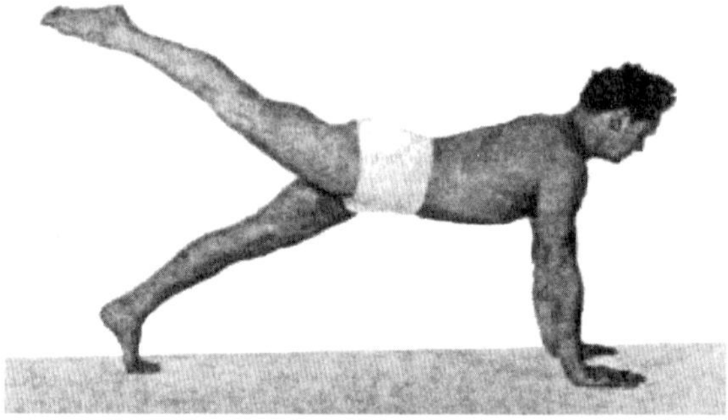

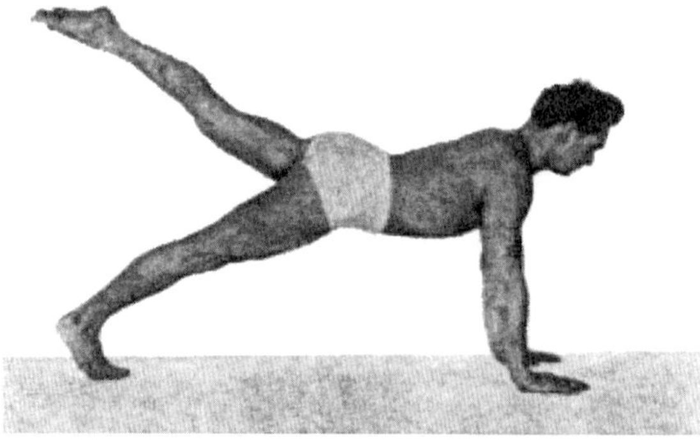

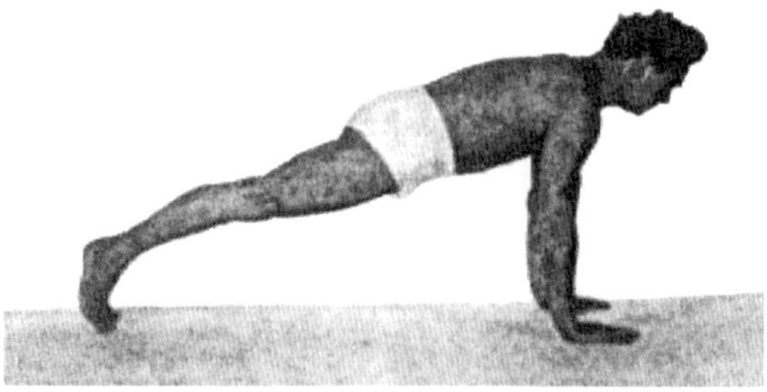

INSTRUCTIONS for "The Leg–Pull–Front"

Pose1 (a) Take position illustrated

(b) Arms (shoulder–wide) in right angle position

(c) Hands at right angles

(d) Head in straight line with body

(e) Legs close together

(f) Toes (pointed) backward

(g) Heels close together

(h) Knees locked

Pose2 (a) Inhale slowly

(b) Raise right leg upward and backward as high as possible

(c) Exhale slowly

(d) Lower right leg to Pose 1 possible

Pose3 (a) Inhale slowly

(b) Raise left leg upward and backward as high as possible

(c) Exhale slowly

(d) Lower left leg to Pose 1 possible

NOTE

Repeat the foregoing exercise three (3) times, right and left.

CAUTIONS

Pose 1–Arms must be shoulder–wide in right angle position.

Pose 2–Move legs only, knees locked.

Pose 3–Move legs only, knees locked.

26 The Leg-Pull

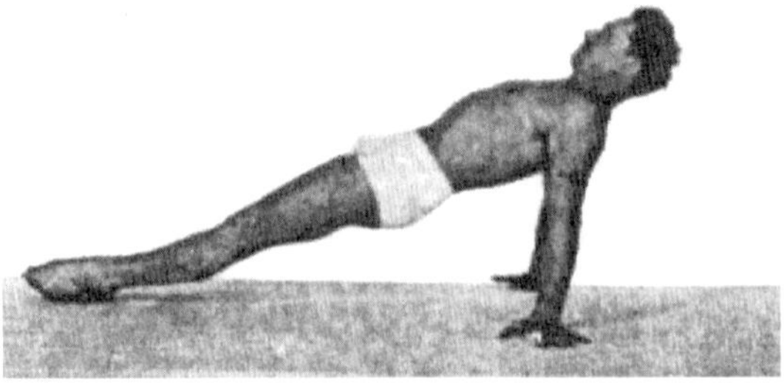

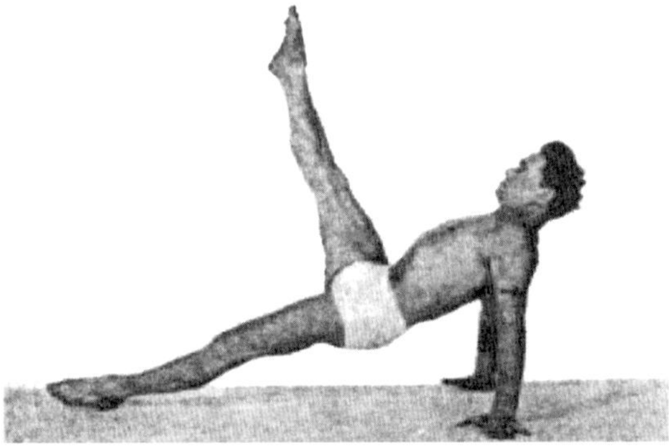

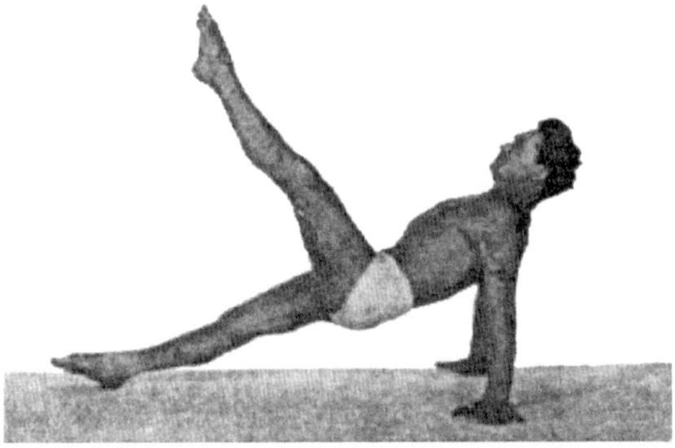

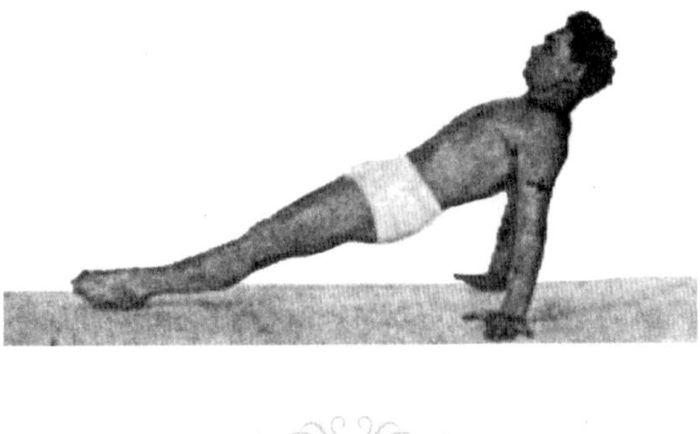

INSTRUCTIONS for "The Leg–Pull"

Pose1 (a) Take position illustrated

(b) Arms (shoulder–wide) in right angle position

(c) Hands at right angles

(d) Head in straight line with body

(e) Legs close together

(f) Toes pointed downward

(g) Heels close together

(h) Knees locked

Pose2 (a) Inhale slowly

(b) Raise right leg upward and backward as high as possible

(c) Exhale slowly

(d) Lower right leg to Pose 1 possible

Pose3 (a) Inhale slowly

(b) Raise left leg upward and backward as high as possible

(c) Exhale slowly

(d) Lower left leg to Pose 1 possible

NOTE

Repeat the foregoing exercise three (3) times, right and left.

CAUTIONS

Pose 1–Arms must be shoulder–wide in right angle position.

Pose 2–Move legs only, knees locked.

Pose 3–Move legs only, knees locked.

27 The Side Kick Kneeling

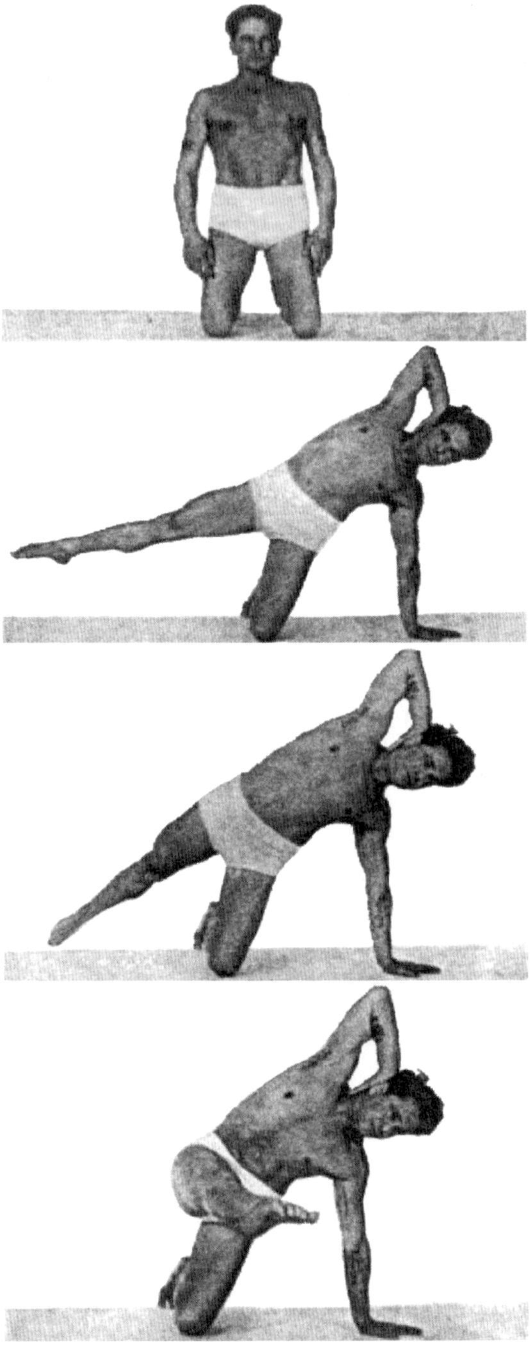

INSTRUCTIONS for "The Side Kick Kneeling"

Pose1 (a) Take position illustrated

Pose2 (a) Kneel on Right knee and

(b) Support body on left arm, then

(c) Stretch right leg (knee locked) out sidewise in straight line with body

(d) Toes (pointed) forward and backward, then

(e) Bring right arm backward with hand supporting head,elbow back as far as possible, then

Pose3 (a) Inhale quickly while

(b) "Swinging" right leg forward forcibly as far as possible

Pose4 (a) then exhale quickly while

(b) "Swinging" right leg backward forcibly as far as possible

Pose2 (a) Kneel on left knee and

(b) Support body on right arm, then

(c) Stretch left leg (knee locked) out sidewise in straight line with body with

(d) Toes (pointed) forward and downward, then

(e) Bring left arm and elbow backward as far as possible with hand supporting head, then

Pose3 (a) Inhale quickly while

(b) "Swinging" left leg backward forcibly as far as possible

Pose4 (a) then exhale quickly while

(b) "Swinging" left leg backward forcibly as far as possible

NOTE

Repeat the foregoing exercise four times with each leg.

CAUTIONS

Pose 2–Keep head up, elbow back, cheat out and abdomen in. Keep body rigid; move legs only. Inhale quickly when Swinging legs forcibly forward. Exhale quickly when Swinging legs forcibly backward.

REMARKS

Concentrating on waistline and hips, also exercise for balance and coordination.

28 The Side Bend

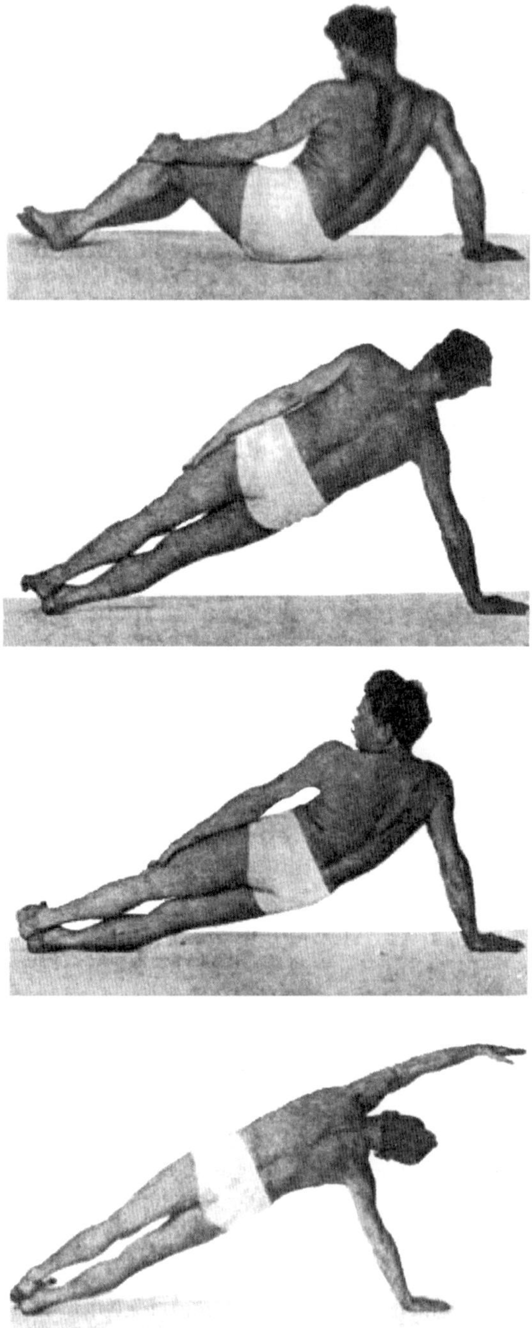

INSTRUCTIONS for "The Side Bend"

Pose1 (a) Take position illustrated

Pose2 (a) Keep right arm in line with right shoulder

(b) Left arms flat against body

(c) Head up

(d) Chin draw in

(e) Eyes straight forward

(f) Inhale slowly

Pose3 (a) Turn head left and try to rest chin on left shoulder

(b) Lower body until right calf touches mat or floor

(c) Exhale slowly

(d) Return to Pose 2 position

(e) Inhale slowly

NOTE

Repeat the foregoing exercise three (3) times, right and left.

CAUTIONS

Pose 2–Keep body rigid, head up, chest out,abdomen "draw" in.

Pose 3–Only left and right calf respectively should touch mat when lowered.

REMARKS

This exercises concentrates on arm, shoulder and wrist muscles, stretches hip and waistline, and develops balance and coordination. Initially, you alternate between Pose 2 and Pose 3. After a month, Begin to alternate between Poses 4 and 2.

29 The Boomerang

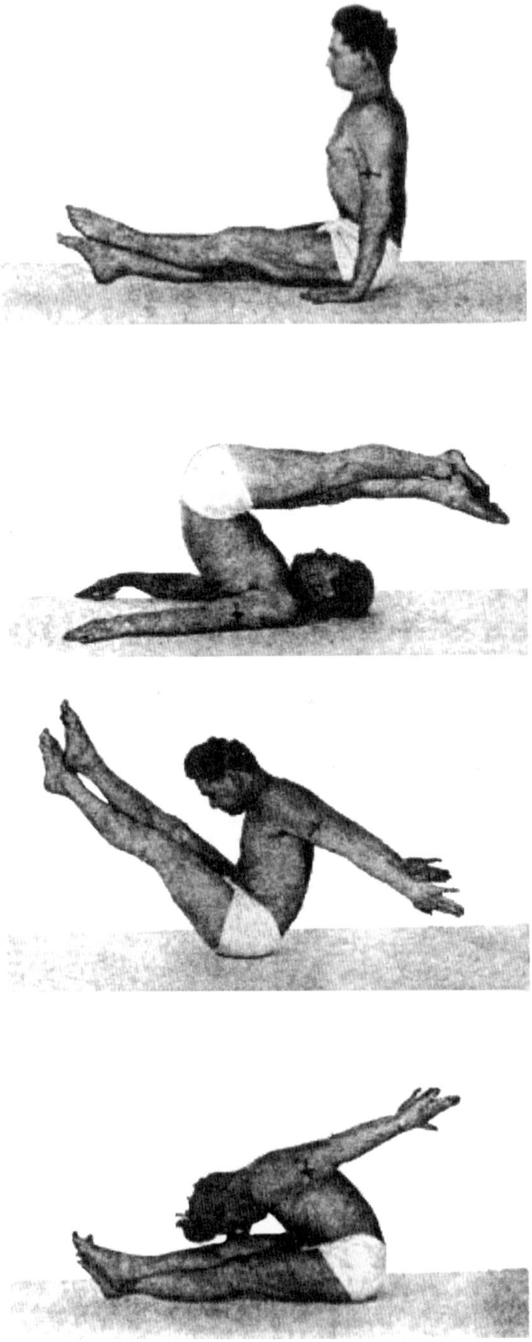

INSTRUCTIONS for "The Boomerang"

Pose1 (a) Take position illustrated

(b) Inhale slowly

(c) Sit up straight in right angle position

(d) Head up

(e) abdomen "draw" in

(f) Cross left leg over right leg

(g) Arms pressed against body

(h) Hands pointed forward and pressed against mat or floor

Pose2 (a) Exhale slowly while

(b) "Rolling"backward as far as possible and while in the position

(c) Cross right leg over left leg and

Pose3 (a) Inhale slowly while

(b) "Rolling"forward and

(c) "Swing" arms backward as far as possible

Pose4 (a) Exhale slowly while bringing both

(b) Legs to mat or floor with

(c) Head touching knees with

(d) Arms (palms up) raised backward as far as possible upward and

(e) Return to Pose 2 position

NOTE

Repeat the foregoing exercise six (6) times, first starting with right leg crossed over left leg and then crossing left leg over right leg alternately.

CAUTIONS

Pose2 –keep arms and shoulders pressed firmly against mat or floor.Reverse legs in "overhead" position when returning to Pose 3 position.

Pose4 –Try to touch head to knees.keep arms (palms up) stretched straight backward and upward as far as possible.

30 The Seal

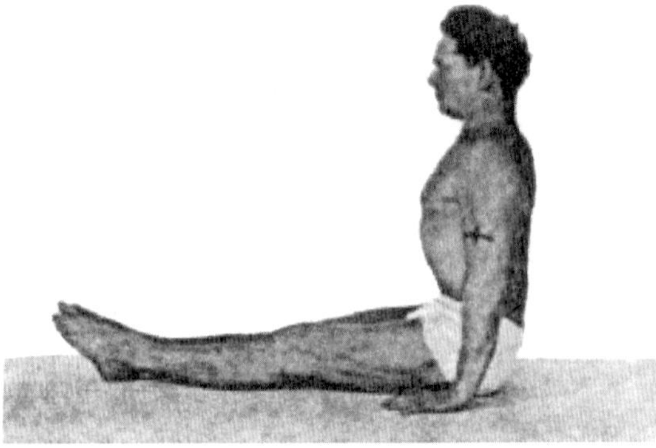

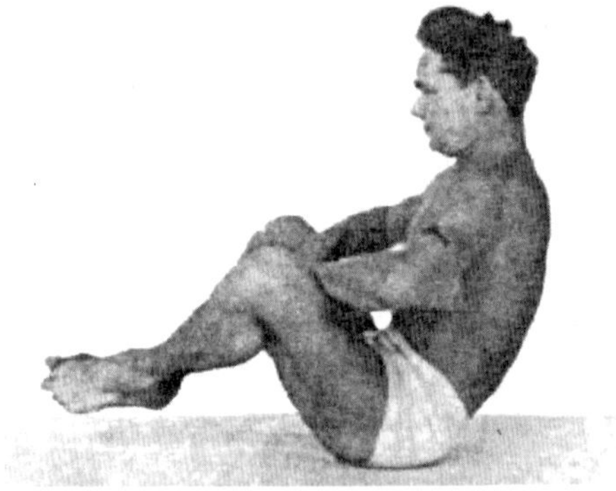

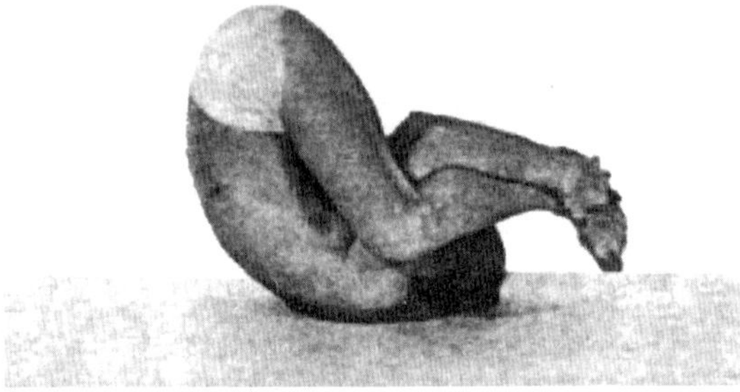

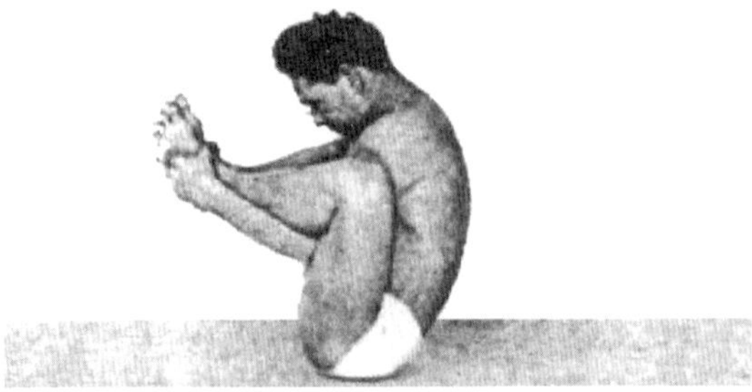

INSTRUCTIONS for "The Seal"

Pose1 (a) Take position illustrated

Pose2 (a) Inhale slowly

(b) Bend head forward to chest

(c) Abdomen pressed in

(d) Legs apart "spread–eagle" fashion

(e) Soles and heels together, pointed inward

Pose3 (a) Exhale slowly

(b) Twine both arms "grapevine" fashion under both legs

(c) Passing left arm under and over left

(d) Grasping left instep in locked grip

(e) Passing right arm under and over right leg

(f) Grasping right instep in locked grip

(g) Press soles and heels firmly close together, pointed inward

Pose4 (a) Inhale slowly while

(b) "Rolling" backward as far as possible

(c) Exhale slowly

(d) Return to Pose 3 position

(e) "Clap" (hand– fashion) soled and heels together, twice

NOTE

Repeat the foregoing exercise six (6) times.

CAUTIONS

Pose2 –Bend body forward. Press chest in. Tilt body backward to raise legs off mat or floor.

Pose3 – "pivot" body on rump in "rolling" backward and forward. You INHALE while "rolling" backward.

Pose4 –Press head firmly to mat or floor in "rolling" upward. You EXHALE while "rolling" upward.

31 The Crab

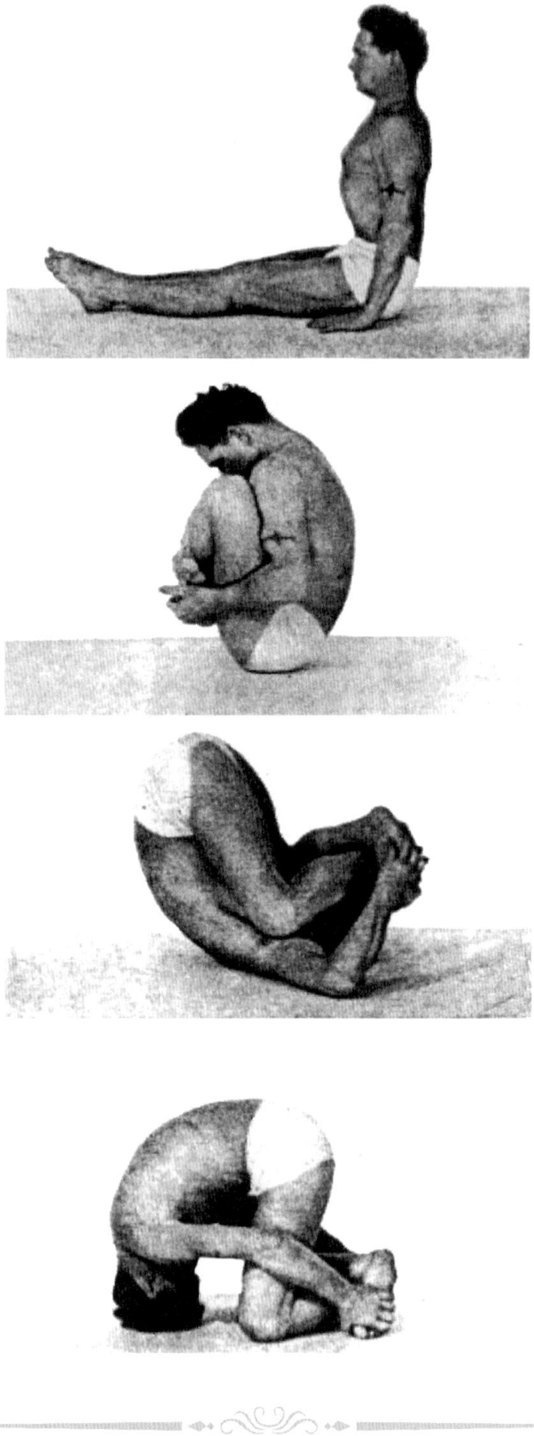

INSTRUCTIONS for "The Crab"

Pose1 (a) Take position illustrated

(b) Inhale slowly

Pose2 (a) Exhale slowly

(b) Cross legs Indian–fashion

(c) Head bent forward

(d) Chin to chest

(e) Abdomen pressed in

(f) Grasp both feet firmly

(g) Right hand grasping left foot

(h) Left hand grasping righ foot

(i) Pull" both knees toward shoulders as far as possible

Pose3 (a) Inhale slowly while

(b) "Rolling" backward as far as possible

(c) Exhale slowly while

(d) "Rolling" upward until

Pose4 (a) Head rests on mat or floor

(b) Inhale slowly until you return to Pose 3 position

(c) Exhale slowly while again "rolling" upward until

(d) Head rests on mat or floor as indicated in Pose 4

NOTE

Repeat the foregoing exercise six (6) times.

CAUTIONS

Pose2 –Hold head as closely possible to chest. Press abdomen in. "Round" back. "Pull" knees to shoulders as nearly possible. "pivot" on rump .

32 The Rocking

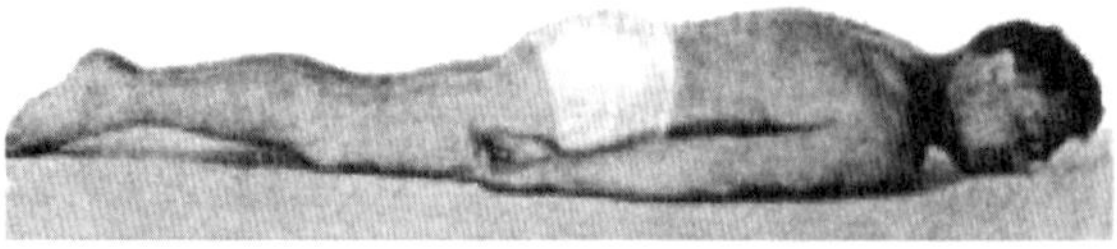

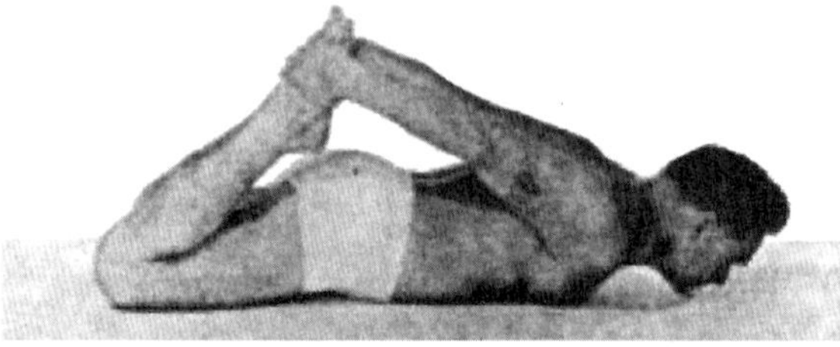

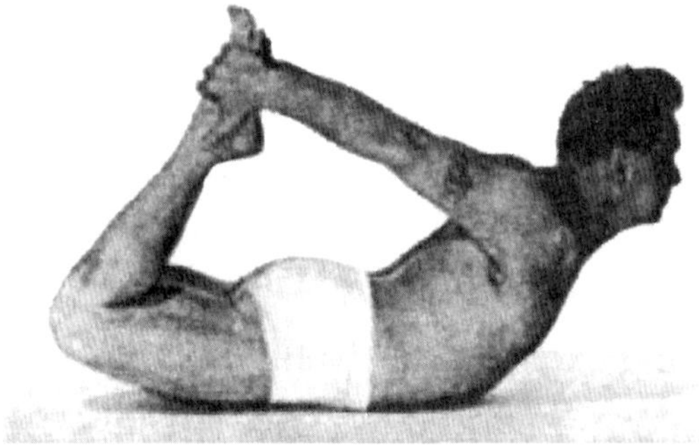

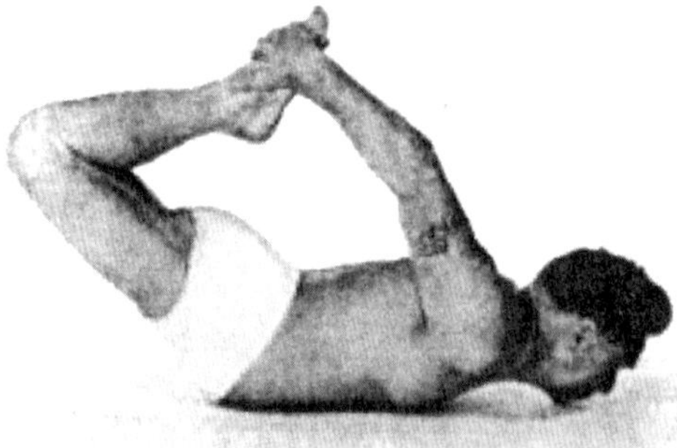

INSTRUCTIONS for "The Rocking"

Pose1 (a) Take position illustrated

(b) Rest body (face downward) on mat or floor

(c) Press arms to sides with palms upward

(d) Stretch legs (close together) backward

(e) Keep toes (pointed) forward and downward

Pose2 (a) Bend legs forward toward head

(b) Grasp feet

Pose3 (a) Inhale slowly

(b) Thrust chest out with head thrown back as far as possible

(c) Stretch legs (close together) toward mat or floor

Pose4 (a) Rock forward until chin touches mat or floor

(b) Rock backward as far as possible

(c) Inhale slowly as you

(d) Rock forward and

(e) Exhale slowly as you

(f) Rock backward

NOTE

Repeat the foregoing exercise five (5) times.

CAUTIONS

Pose2 –Keep head thrown back as far as possible.

33 The Control Balance

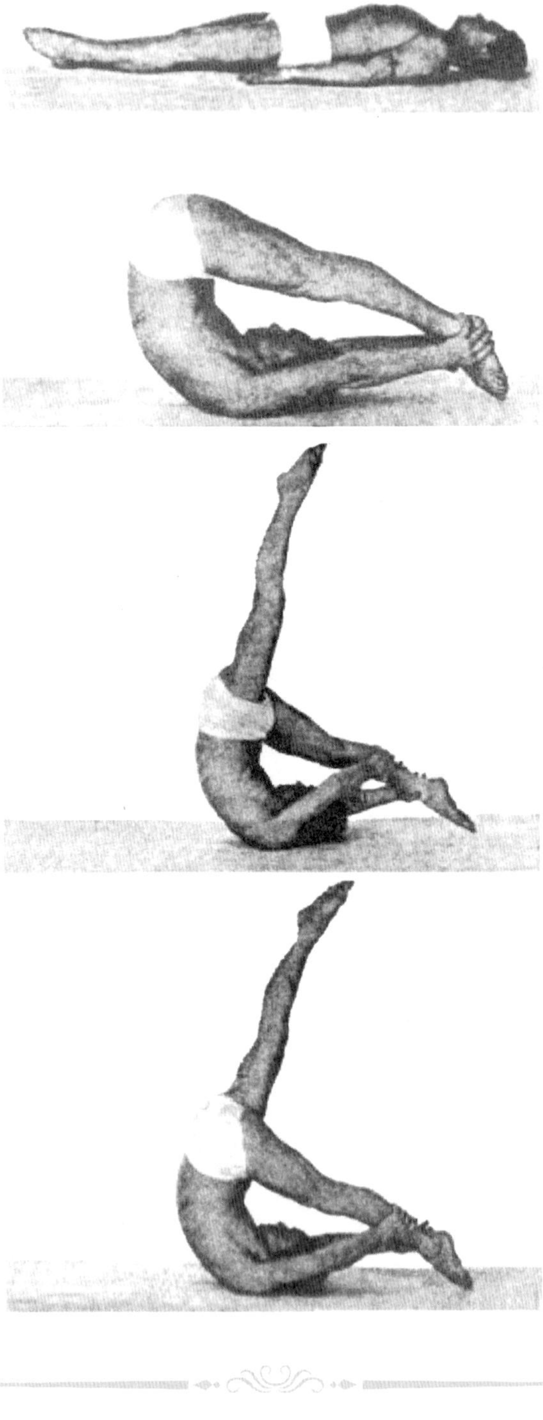

INSTRUCTIONS for "The Control Balance"

Pose1 (a) Take position illustrated

(b) Rest entire body on mat or floor

(c) Legs (close together) straight forward

(d) Toes (pointed) forward and downward

(e) Arms straight forward beside body

(f) Palms down

(g) Inhale slowly

Pose2 (a) Exhale slowly

(b) "Roll" over until body rests on shoulders, arms and neck

Pose3 (a) Inhale slowly

(b) Right toe touches mat or floor

(c) Right foot firmly grasped by both hands and

(d) Left leg held straight upward as high as possible

Pose4 (a) Exhale slowly

(b) Release hold of hands on right foot and

(c) Bring left leg downward until

(d) Left toe touches mat or floor

(e) Grasp left foot firmly with both hands

(f) Right leg held straight upward as high as possible

NOTE

Repeat Poses 3 and 4 of the foregoing exercise six (6) times.

CAUTIONS

Pose2 –Maintain balance on shoulders, arms and neck. Keep knees locked. Toes (pointed) forward and downward.

34 The Push Up

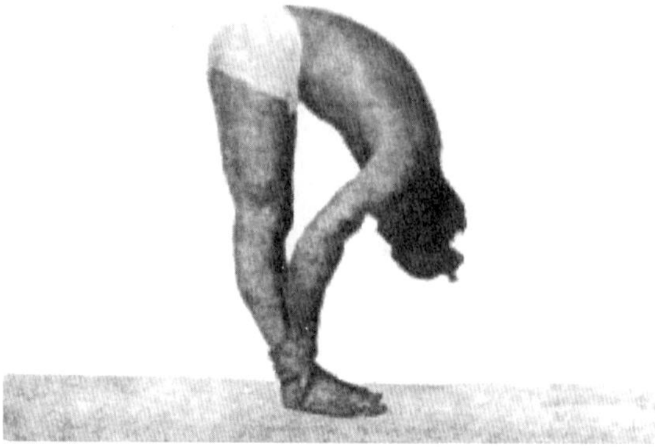

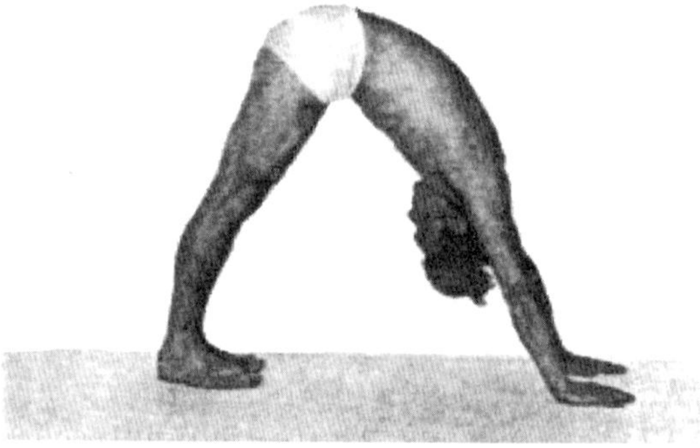

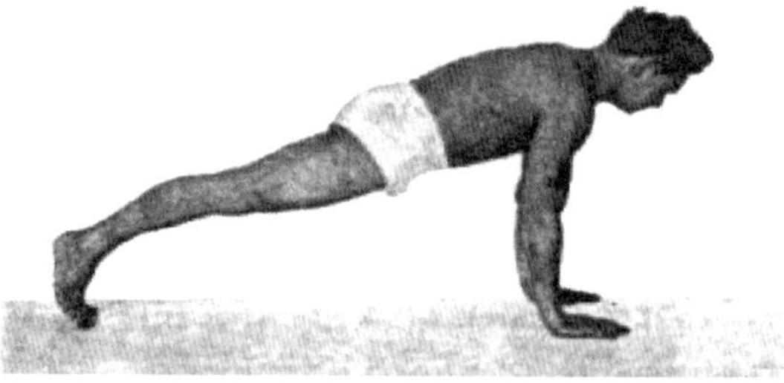

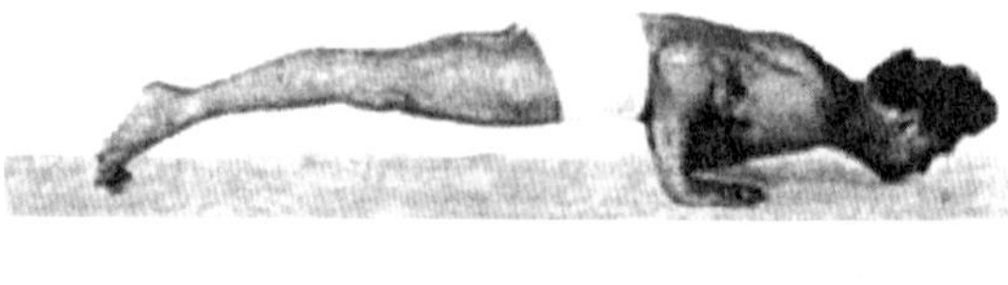

INSTRUCTIONS for "The Push Up"

Pose1 (a) Take position illustrated

(b) With arms (shoulder–wide) and palms extended

(c) Try to touch mat or floor

Pose2 (a) Keep feet pressed firmly on mat or floor

(b) pressed "to walk" forward on palms of hands

(c) Keep head downward and continue "walking" forward until

Pose3 (a) You assume position illustrated in this pose

(b) Keep body rigid and in a straight line from head to heels

(c) Raise weight of body on toes and palms with

(d) Arms (shoulder–wide) and hands pointed straight forward

(e) Keep head in straight line with body

Pose4 (a) Keep body rigid

(b) Back locked

(c) Bend arms (shoulder–wide) at elbows with

(d) Upper arms pressed firmly to body

(e) Inhale slowly

(f) Lower body until chin touches mat or floor

(g) Stretch neck straight outward as far as possible

(h) Hips locked

(i) Abdomen "draw" in

(j) Chest raised above mat or floor

(k) Exhale slowly

(l) Raise body slowly by

(m) Pressing hands firmly against mat or floor

NOTE

Repeat the foregoing exercise three (3) times.

CAUTIONS

Pose 3–Keep shoulders in straight line with hands. Hips locked. Head in straight line with body. Keep body absolutely rigid. Move arms only (not body). Touch chin (not chest) to to mat or floor.

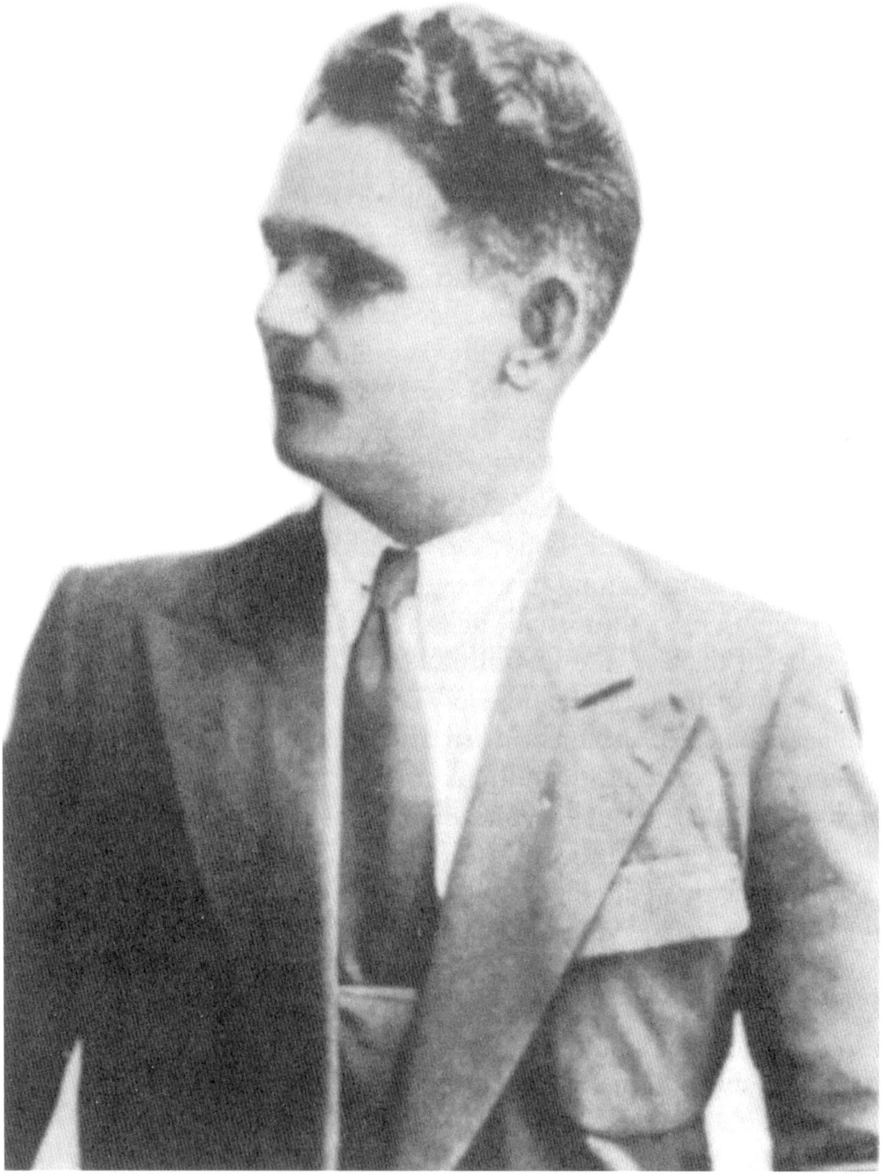

Joseph Hubertus Pilates: *This photograph was taken on his 54th birthday. He has devoted over thirty years to the scientific study, experimentation and research of disturbing troubles which upset Balance of Body and Mind.*

Your Health

Originally Published in 1934 by Joseph Hubertus Pilates

Prof. Pilates' Health Studios

Where flat feet curvature of the spine, protruding stomach, stooped–shoulders, hollow chest, hollow back, bow legs, and knocked–kneed conditions are cured through corrective exercises.

FOREWORD

All new ideas are revolutionary and when the theory responsible for them is proved, through practical application, it requires only time for them to develop and to flourish. Such revolutionary ideas simply cannot be ignored. They cannot be kept in the background.

Time and progress are synonymous terms–nothing can stop either.

Truth will prevail and that is why I know that my teachings will reach the masses and finally be adopted as universal.

INTRODUCTION

PERFECT Balance of Body and Mind, is that quality in civilized man, which not only gives him superiority over the savage and animal kingdom, but furnishes him with all the physical and mental powers that are indispensable for attaining the goal of Mankind–HEALTH and HAPPINESS.

The purpose of this booklet is to transmit in a simple form, the causes of present day ill–health an immoral conditions, and the resultant effects which prevent the average human being from attaining this physical perfection–man's inherited birthright.

The author in this booklet tries to teach the reader in simple words the way to correct our present deplorable system of physical an moral education, and to enable each, through a proper understanding of his body, to become fit for the daily tasks ahead of him.

JOSEPH HUBERTUS PILATES

TABLE OF CONTENTS

DEDICATION

TO:
The Next Generation of Physicians
and
The Association of Medico–Physical Research

by Joseph Hubertus Pilates

I take this means to thank my dear friend, Nat Fleischer, a leading American authority of sports and physical education, for his kind help and suggestions. He has given me added impetus to carry on my work for the betterment of mankind in the construction of corrective apparatus for proper body development. Also my sincere thanks to William J. Miller.

Chapter 1: A Grave Situation

Daily, from sunrise to sunset, the radio, newspapers and magazines broadcast to the world how to maintain health, how to regain health – what to eat, what to drink, and even about what to think.

The confilicting information, expressive of the different opinions of these various health authorities, has proved to be nothing less than "confusion worse confounded" to the millions of radio listeners, readers of newspapers and magazines, who are so unfortunate as to hear or read the diametrically opposed viewpoints of our so–called guardians of our health, since it is rather the exception than the rule, that these instructions are in agreement in their ideas and methods.

To one who has devoted the major portion of his life to the scientific study of the body and practical application of nature's laws of life as pertaining to the natural development of coordinated physical and mental (normal) health and the prevention, rather than the cure of disease, the misinformation he has so often listened to on the air or read, borders closely on the criminal. Why? Because the acceptance of the theories so advanced, not only results in the squandering of untold millions of dollars, but, what is more serious, results in actually shortening, instead of lengthening, the lives of uncounted millions who fall for this bunk.

How many hundreds of thousands die prematurely between the age range of 35 and 59 years, who should rightfully live from 20 to 40 years longer if they but understood and applied the natural laws of life to normal living? Daily we hear the cry for more hospitals, more sanitariums, more homes for the crippled, more lunatic asylums, more reformatories and more prisons!

Who is responsible for this sad, abominable condition?

Our so–called health authorities, whose remarks are accepted as law; our so–called scientists, whose statements are religiously accepted – they primarily are to blame because they fail in their mission to civilization!

In the practical universal world, ignorance of the little–understood and much less practiced natural laws of life as applied to normal living, lies the cause for the condition referred to, and I blame those in control of our health systems, for not correcting the evil.

Figures may or may not lie, but the statistics compiled by the United States Army, Navy and Marine Service in the World War, point the way to truth and warn us what health paths to choose and what by–paths to ill–health we should avoid. The record speaks for itself!

How much longer shall this grave situation continue?

Is not this vital question worthy of the closest attention? Should we not have a most vigorous' support of at least a select group of men adequately clothed with the proper official authority and imbued with the necessary inherent idealism to initiate a campaign for the purpose of devoting only a comparatively few hours to an impartial investigation of the merits of my claims herein set forth, even in the face of pessimists' predictions of their failure?

I have proved my case hundreds of times to my pupils and patients, but those who hate to see the old order cast aside, refuse to acknowledge the benefits of my system. That's why I've written this booklet, so that all who are interested, may read, digest and know what is wrong with the human race today and how its physical ills can be cured or prevented.

Through medicine? No! Through their own efforts, simple exercising, Simple health rules that can be observed and must be observed.

The truth ultimately will burst through the clouds of ignorance and, once in the clear atmosphere, will shine forever in the blue sky of knowledge.

Truth will – must conquer.

Instead of pursuing a policy of passivism, aggressive action should and must be taken to bring to light my teachings of health, strength and happiness through proper corrective exercises. The living examples of former broken–down human beings – ill physically and mentally, but now perfect specimens of manhood an womanhood – speak volumes for my work. Investigate and see for yourself.

It is confidently asserted by me that the statements following, representing my personal views, can be demonstrated and proved.

1 – That (barring the writer's own work), there exists today no other fundamental system, no other standard code, designed to gauge, measure and indicate what really constitutes health normalcy. My method, in that respect, is unique and revolutionary. It stands out all by itself.

2 – That not even the medical fraternity as a profession really understand the natural laws of life as applied to normal living, hence the reason for that profession's failure to benefit civilization by proper teaching of health control.

3 – That there is today probably not even a single resident professor, scientist or doctor who is really enjoying normal health.

4 – That there is today probably not a single private or hospital nurse, or private or professional masseur or masseuse, pseudo or bona–fide physical culture director, who can properly and fully explain what constitutes normal health, and who is a living example of

that natural philosophy of health.

5 – That in view of the foregoing facts, it is humanly impossible for these uninformed authorities to appreciate the condition, appearance and reactions of the human body in normal health at any age.

6 – That the teachers of our children are, generally speaking, usually not enjoying ideal health and wholly unable to detect (and therefore unable to correct) the unnatural, harmful habits acquired by their pupils.

7 – That not even the very trainers of our athletes, as well as our outstanding athletes themselves, are with only few exceptions, in any more favorable condition than their fellow creatures, and these often are not even aware of the superior standards of their own condition which was reaches not because of, but in spite of, their lack of information relating to natural methods innocently practiced without their knowledge. They attained their condition rather through the medium of artificial exercises, etc., to which they resorted in striving to realize their ambition to reach the heights of physical perfection, thus resulting in their acquiring more balance of mind and body, than is found in the average person.

8 – That practically all human ailments are directly traceable to wrong habits which can only be corrected through the immediate adoption of right (natural, normal) habits.

9 – That the present–day efforts of our so–called health departments are in vain so far as physical health is concerned.

10 – That this condition will prevail until such time as marks the recognition of a standard foundation of sound and sane physical culture, based upon the natural laws of life, as applied to the coordination of physical and mental activities tending to the intelligent development of normal health.

11 – That all tuberculosis an a veritable legion of other minor ills, not to mention bow–legs, knock–knees, flat feet and curvature of the spine, and heart disease can be prevented (an impossibility under present methods).

12 – That the millions of dollars today foolishly expended in the purchase an maintenance of gymnasium equipment, etc., could be more wisely expended for the purpose of training teachers, living examples of normal health, not mere preachers of what normal health (if they really knew) should be.

13 – That the millions of dollars today spent on so–called health foods, health talks, and health articles are actually wasted for the reason that the claims made for them cannot be proved.

14 – That comparatively speaking, only a very small fraction of the money now so spent would, if spent in the right direction, accomplish that most desirable of all aims;

namely, restoring the population to normal health, naturally.

15 – That century after century we persisted in sitting and sleeping in unscientifically constructed chairs an beds.

16 – That only today has science discovered that the real cause of our restlessness lies in the fact that our modern chairs, benches and beds are so designed that comfort and relaxation can be had only by constant change of position.

17 – That our chairs, benches, settees, sofas, couches and beds seemingly are designed for every other purpose than that of rest, relaxation or sleep – they are in reality the primary cause of our acquiring wrong and harmful postural habits, too numerous for mention here.

18 – That as with chairs and beds, etc., our physical training and sports, with relation to health, are misunderstood.

19 – That only through the attainment of perfect balance of mind and body, can one appreciate what really constitutes normal health.

20 – That for over 25 years, the writer has conducted progressive experiments along scientific and practical lines with his own body and those of his pupils, and the complete results of his extensive research along these lines, are now incorporated in the writer's work under his coined name of "Contrology." This represents a brief but comprehensive system of physical culture and is presented in the form of a new art and science, which, if universally adopted and taught in all our educational institutions, will not only tend greatly to eliminate needless human suffering, but will also tend to reduce the necessity for more hospitals, more sanitariums, more homes for the crippled, more lunatic asylums, more reformatories and more prisons. It also will tend to make the expression "health" and "happiness" something more than mere words indicating theoretical conditions rather than the conditions in fact.

Everyone possessing the moral courage owes it to himself and to humanity to investigate the merits claimed for "Contrology" by me.

Chapter 2: Health—A Normal-Natural Condition

Generally speaking, the less the average person merely talks about health, the better it is for his health. Not only is health a normal condition, but it is a duty not only to attain but to maintain it. If human beings only knew and only obeyed the simple laws of nature, universal health would follow and the Health Millennium would be here.

Those more or less altruistically engaged in searching for, and studying methods to lessen unnecessary human sufferings, are compelled daily to witess the majority of their fellow-men unknowingly committing grievous sins against Mother Nature. They do this as if their very lives actually depended upon the success of their very efforts, altogether unconscious, however, of the fact that they are really jeopardizing and ruining their future health.

Imagine the immediate good resulting to untold millions, were the energies that are now so wastefully and positively harmfully expended, directed instead into the natural path of least resistance – the road to normal health!

Imagine how many more useful and happy years would be immediately added to their lives!

Imagine how much more they would really enjoy life to its fullest extent!

How many of us, or rather how few of us, realize what Life really is? Unfortunately, this ecstasy of living, is reserved for and limited only to those comparatiely fortunate few who enjoy normal health–your birthright!

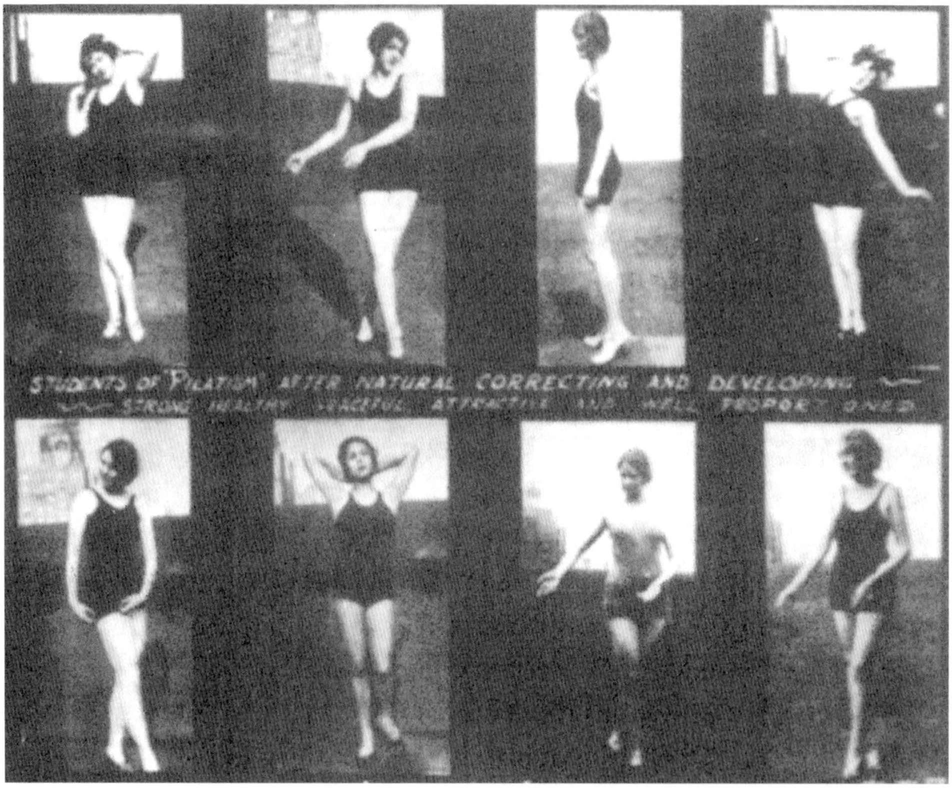

This is a most instructive chart. Here we see some of the girl students who had come to my studio at a time when they were sadly in need of body developing to continue their profession. Each of the persons on this page are professional singers, actors and dancers. I took them in hand and after three months of my corrective system of exercising, they showed the perfect form and posture seen above. Here we have concrete examples of the benefits derived from my method.

While recognizing that our modern system is to a greater or lesser degree responsible for present health ills, we shall not here attempt to indicate specifically wherein the fault lies. Suffice it to say, that the majority of our so–called intelligent men and women are so utterly and helplessly ignorant of the really simple laws of nature, that in their pitiful searching for normal health and happiness, one invariably finds them needlessly and heedlessly wandering about aimlessly and hopelessly. They meander through the valleys of quackery pointing ever downward to suffering, misery and death, instead of climbing to the very pinnacle of the mountain crests of common sense which lead to normal health, happiness and life.

Were the ailing "traveler" in life not lured by these mirages of false hopes, is it not logical to assume that he would ignore them entirely and courageously about–face and wend his way in the opposite direction? But who is there to warn him against these "mirages" and guide him to the "oasis" of normal health knowledge? These deplorable conditions cannot be attributed either to a want of understanding of natural laws, or their practical and beneficial application to the alleviation and cure of the ills of humanity – an understanding that really corrects causes rather than merely treats symptoms.

Never in history have more "time" and "money" been expended to attain normal physical perfection than in the present era! Never before have vain cravings for normal health been more justified than today!

Great military victories, moral triumphs, scientific achievements and industrial progress are indelibly engraved in the memory of men!

Business men, both during and after the war, were so busily engaged in piling up fortunes, that they entirely neglected to devote the necessary time to safeguard their health. Only too late did it finally dawn upon them that in the acquirement of their material fortunes, they, at the same time, carelessly and unthinkingly sacrificed the priceless jewel of their mental happiness, crowned with its physical setting of normal health, which they had so wantonly dissipated. Moreover, they also noted that their relatives and friends, who had followed "The Easiest Way" to fortune so–called, were continually complaining about the state of their poor health. They saw them pass the remainder of their shortened and spoiled lives, either in constant physical pain or in mental suffering, or both. In many cases they saw them die in the prime of life.

The mistreated body, mindful of its past neglect, eventually exacts its repayment in full with interest in the form of leaving business men their fortunes to contemplate, but denying them the benefits and enjoyments that accrue to other men of wealth blessed with normal health. The bitter lesson has been learned – but too late!

While business men now fully realize that "Everyone Is the Architect of His Own Happiness," they also learn that happiness is primarily dependent upon normal health and not per se upon the mere attainment of social position or monetary wealth. They have learned from practical experience.

Was it not natural to expect that under these inviting circumstances, so-called health specialists, common quacks, proprietors of patent medicines and manufacturers and manufacturers of various forms of mechanical apparatus – lamps, rollers, massaging belts, rowing machines, nostrums, serum and other injections, should, through their advertisements – lure the weaklings? Each quack assures the public that his is the only method of quickly restoring one's health, and he bends his mercenary energies toward reaping the bountiful harvest awaiting him from the lure of the unfortunates, in the form of payments of unwarranted sums for treatments, remedies and services. Such treatments not only fail to accomplish the results desired, but in many cases actually do more harm than good, always, however, the good benefiting only the advertisers at the expense of his innocent victims.

What does this nonsense accomplish? It extracts money from the public without corresponding benefit to the public and for good measure, more often than not, adds to their suffering and misery.

It is very doubtful, indeed, whether a really sane and intelligent person would even think of attempting to prove that any of these many highly recommended "cures" accomplish one iota toward improving the health of anyone, much less effecting a cure.

Pardon this thought – But is it not idiotic, figuratively speaking, to permit one's self to be led around by one's nose by these wholly mercenary, unscrupulous and irresponsible exploiters, who, through their misleading advertisements, fake references and unconscionable methods, prey upon the blind credulity of the public? Think it over, you saps!

Hocus Pocus is hocus pocus by any other name!

Under ideal (true) conditions, not only the general public, but physicians as well, will enjoy normal life.

Looking into the future, it is thrilling to those enjoying normal health, in the interest of suffering humanity, to think of the time when through legislative enactment, it will be compulsory for those advocating cures, to demonstrate the efficiency of their methods as reflected in their own physical condition and health.

I stand ready for such test. My method has been proved satisfactory in every detail. My course can stand the acid test before the most critical experts.

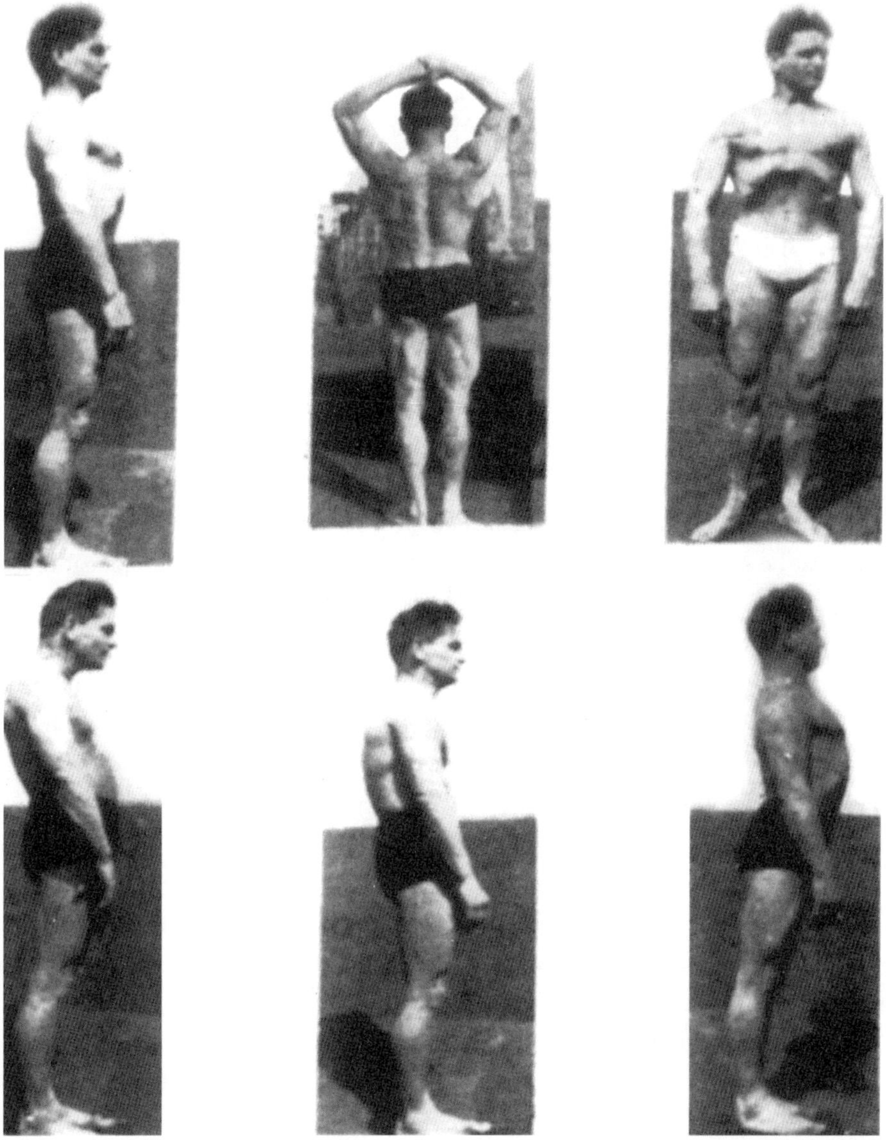

Here we see the correct and incorrect way to stand, Note the posture in each. On top we see three poses, front, side and back. Note the perfect body. Below we have the author posing first, in (A) the Macfadden Hollow Back incorrect posture; (B)the average incorrect posture of an athlete who is broad-shouldered and muscle-bound; (C) the usual position of ninety-five percent of persons, showing protruded stomach (and double curvature of the spine in both lumbar region and the neck.

Chapter 3: Dreadful Conditions

Contrary to the general opinion and popular belief that the mind is absolute master of the body, as expounded by Christian Scientists and others, and contrary to the general opinion and popular belief that the body is absolute master of the mind, as expounded by modern so-called expert physical culture directors and trainers who concentrate their efforts solely on developing the muscles of the body through the medium of various machines and other apparatus, it is contended that neither theory is the correct solution of our centuries-old health problems.

It is contended, however, that the correct solution of our present-day health ills can best be solved only by recognizing the fact that the normal development of the body and mind is possible, not by pitting the body against the mind, or vice versa, which results from concentrating only on the mind or only on the body, as herein indicated, but rather by recognizing the mental functions of the mind and the physical limitations of the body, so that complete coordination between the mind and the body may be achieved.

The theory advocated by this author is safe, sane and sound, whereas the other theories under consideration, are more or less unsafe and unsound. That is indicated by the newspapers daily recording the death of some of our most prominent men and women, comprising educators, scientists, inventors, physicians, industrialists, bankers, politicians, actors, lawyers and artists, who, more often than not, die in the very prime of their life. Unfortunately, only too frequently, when they are just reaching the heights of their most valuable services.

Many of these notables silently suffer untold agonies for years, spurred ever onward by their own ambition to accomplish their aims, and while they themselves and their families are fully cognizant of it. These martyrs of false health doctrines die comparatively young, their families are bereaved, their friends are grieved and the world suffers unnecessarily an irreparable loss in their passing.

It is not generally known that many of our most popular misnamed expert physical culture directors and trainers, athletic and other champions, have suffered for years from all various ailments. Especially have they been subject to the dreaded heart disease. In fact, many of these persons die even before they have reached their prime, others right in their prime.

Barring accident, is not this record indicative of the fact that despite their expressed faith in their expounded theories and methods – and one must give them the benefit of the doubt – that they are mistaken in their teachings? Instead of improving their own health and lengthening their lives by the acceptance of practice of their theories and methods, they are, as a matter of fact, actually injuring their health and shortening their own lives, as substantiated by their own untimely death and the record of longevity established by other physical culture authorities, whose theories and methods are diametrically opposed to theirs. The system of the latter must be correct, since the acceptance of practice of their theories and methods by others, as well as themselves, results in improved health and resulting long life – oftentimes exceptionally long life. This is the "Nigger in the wood pile."

Very few of these exponents of physical culture can prove that their doctrines will cause one to live longer and happier than will one who never indulges in any artificial exercise of any kind.

Very few of these so–called physical culturists practice up to 60 or more years what they preach in their youth and very few of them can substantiate their claims as reflected in the condition of their own bodies whenever they do reach those years, if they live that long at all.

It would be exceedingly difficult to find them, for there are not many of them to be found. An impartial investigation would disclose than.

Now is the time for the promotion of a committee composed of influential personages, for the purpose of investigating the sad and deplorable state of ignorance existing with reference to one of the simplest, if not the simplest law of nature – balance of body and mind – and the absence of its practical application in our present – day program of physical education and training.

In these times, with ever–increasing mental training, the human system is more and more dependent on the vitality of the body, which vitality itself is dependent on the absolute coordination of the body and mind – perfect balance!

What is balance of body and mind?

It is the conscious control of all muscular movements of the body. It is the correct utilization and application of the leverage principles afforded by the bones comprising the skeletal framework of the body, a complete knowledge of the mechanism of the body, and a full understanding of the principles of equilibrium and gravity as applied to the movements of the body in motion, at rest and in sleep.

Lacking this knowledge, which is termed "Contrology", physical perfection, with resultant normal life, cannot be attained and comparatively early death cannot be avoided.

Unless the present–day system ignoring the art and science of Contrology are overthrown, it can safely by predicted that they will be successful in accomplishing more harm than good.

On the other hand, if the art and science of Contrology were universally accepted and practiced, one could confidently predict that mental anguish and physical suffering would progressively decrease from generation to generation, and life would be a real pleasure, instead of the curse it now is to so many of our fellow men.

Therefore, it is recommended that the knowledge of the science and art of Contrology should be acquired by all.

Contrology is based upon lessons learned from a life-long study of the principles underlying and governing the laws of nature.

Suffice to say that incorrect habits are responsible for most of our ailments – if not all of them.

Equally true is the statement that only through proper education is it possible to correct bad habits for good ones, the time necessary, depending upon one's condition and age, and while the cost is comparatively nominal, one is assured of regained health arid renewed happiness.

Where can this information be obtained?

Who is qualified to furnish it?

He who criticizes anything without offering something constructive and proved, had better not criticize at all.

An idealist and humanist is in duty bound impelled constructively to criticize our present-day systems of physical education and training and prove by actual demonstration in his own body and that of his disciples and students, that they are positively harmful. He must lend his support to effect an immediate change, substituting the correct theory and practice for our current systems.

Accordingly, the undersigned offers – briefly to expound the general principles of his theories and methods covering balance of body and mind, upon which the science and art of Contrology is founded. He offers to demonstrate the truth of his statements to any person desirous of cooperating with him from a more or less altruistic and philanthropic view, in his aim to spread the doctrines of his system and furnish further detailed information regarding his personal ideas on the subject of "tension" and "relaxation," as related to the attainment and maintenance of normal health, so that the world at large may be benefited accordingly.

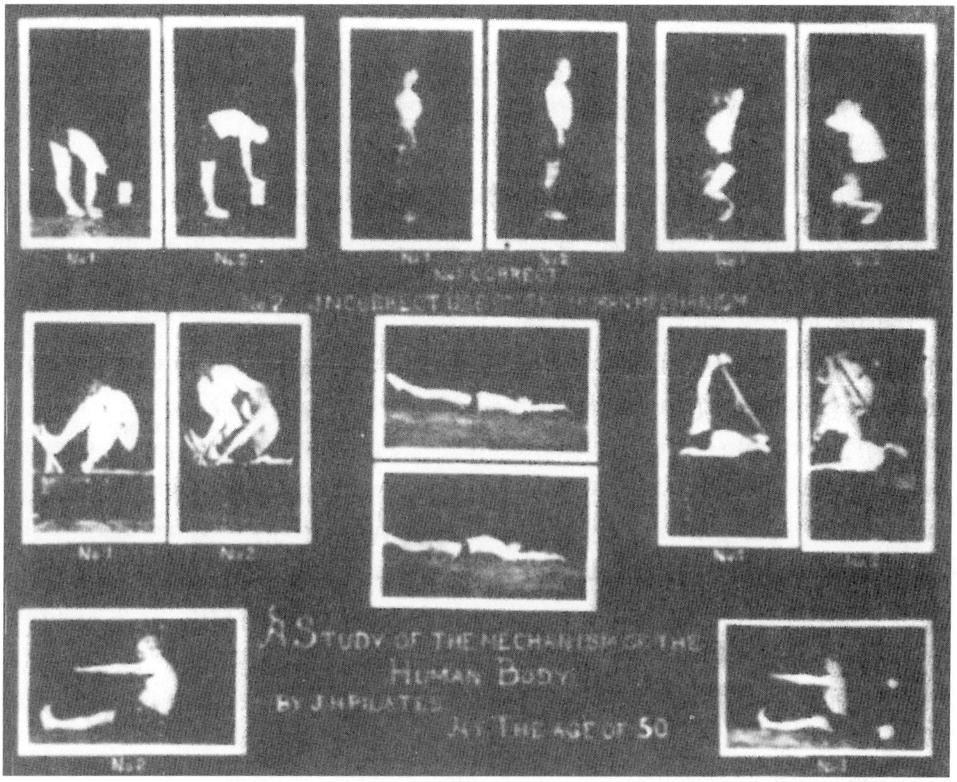

In this plate you see a student and the professor demonstrating the correct and incorrect use of the human mechanism. Study each photograph carefully and see how the body can benefit through my corrective exercises.

Chapter 4: Heading Downward

Are we treading a downward path?

No, we are not "treading" the downward path– rather we are "racing" helter–skelter downward. We are slipping down a path that will lead to the ultimate destruction of "Balance of Body and Mind" is concerned.

There is only one remedy. The public press must arouse interest to the end that such interest will compel science to "Stop, Look and Listen" at least long enough to permit of an impartial investigation of my claims regarding the simple, sane, safe and sound methods of attaining and maintaining normal health for all. Such and investigation would prove that my teachings will benefit humanity instead of permitting it to be exploited by the unscrupulous.

Science can at one and the same time eliminate poverty, ill health and unhappiness, if it will but investigate all and not confine itself only to matters close at hand and make bold to venture far beyond the horizon of its present narrow circle of orthodox activity. I appeal to the intelligent to put an end to the old system and to exploit my scientific system of acquiring and maintaining health.

As civilization advances, we should find the need for prisons, lunatic asylums and hospitals growing steadily less and less. But do we find this to be the case in this era? Certainly not! Teach the human race to care properly for itself and you will do away with these abominable institutions.

What a sad commentary upon our civilization to know that this deplorable "plague" can be annihilated if properly handled, and how criminal it is to think that the "cure" is offered but not accepted because of petty politics and jealousies!

Why boast of this age of science and invention that has produced so man has in the race for material progress and perfection, entirely overlooked the most complex and marvelous of all Creations – Man himself!

Were man to devote as much time and energy to himself as he has devoted to that which man has produced, what astounding and almost unbelievable progress would be made; a progress eclipsing all he has so far successfully accomplished, miraculous as that is! Just think that over, my friends.

Man should bear in mind and ponder over the Greek admonition – "Not Too Much, Not Too Little."

Man's neglect of himself, is destructive of his physical and mental efficiency and tends toward the gradual and progressive weakening of his morale with resulting ever-increasing dishonesty, immorality, loss of all true perspective of his responsibilities to himself and to his fellow man, with corresponding loss of idealism and ethical culture. Those are not mere words – they are facts.

Is civilization responsible for man's present-day physical and mental condition? This question is not so difficult to answer if we but try to see with the eyes of the Creator.

Granting that modern science and civilization do not materially benefit the savage from the standpoint of improving his mental capacity, still, at least, he is not harmed or "crippled" from the standpoint of his physical development. This fact can be quickly demonstrated by comparing the physical condition of an average "civilized" man with the physical condition of an average savage.

Logically, man should develop his physical condition simultaneously with the development of his mind – neither should be sacrificed at the expense of the other; otherwise "Balance of Body an Mind" is not attainable, and this very lack of harmony between man's physical an mental health, is primarily responsible for man's unfortunate physical and mental condition today.

If man persists in neglecting himself, or if man continues depending upon effecting cures with present orthodox methods, his case will be increasingly hopeless as time goes on.

Radically different research is necessary in order to discover and apply the laws of nature assuring man of his birthright to "Mental and Physical Balance."

"Not mind or body but mind and body!"

Witness the splendid physique and brute strength of the average savage – his well-proportioned body is the very quintessence of physical beauty – however, brawn has attained the mastery.

Glance at the more or less deformed physique with corresponding lack of strength of the average civilized man. His malproportioned body is usually displeasing to the critical eye. However, in his case, the brain has attained the mastery.

What the savage lacks in mental development, the civilized man lacks in physical development. If their physical and mental deficiencies were interchanged without corresponding loss of any of the physical and mental assets each now possess, then the ideal physical condition and mental state would be possible of attainment – "Balance of Body and Mind" would be achieved. What a perfect specimen of human being such an interchange would create!

Relatively speaking, the savage is physically on a par with the beasts, while civilized man is below par, physically, but exceedingly above par, mentally.

Briefly, then, all we need do in traveling the "road of life" is to trace life itself from birth to youth and middle age to discover that which is responsible for disturbing and upsetting physical and mental equilibrium – "Balance of Body and Mind." Then it will be comparatively easy to recognize and understand the causes and to correct them according to the infallible laws of nature. In short, study your body – know its good and bad points – eliminate the bad and improve the good and what will be the result? A perfect man physically and mentally!

Before attempting to modify or reform any established practice or method, we must first know what is wrong before we can even suggest what might be right. Frankly, the indicated truth is that:

The average child is born of parents whose physical and mental balance was either deranged, or, perhaps, never even attained. Ofttimes, these parents are physically defective without themselves being aware of the fact, sometimes externally, sometimes internally, and sometimes both.

These physical an organic defects are not without effect upon their children, for they are usually inherited. A high percentage of children are born uner unnatural conditions, many others, suffering excruciating pains in the throes of childbirth, and not infrequently sacrificing their lives as well.

Under such unfavorable birth, children are literally born to suffer, and much of the resultant unnecessary suffering is properly charged to the physical condition of the parents.

Enumerating a few of the more flagrant faults in man which brings on diseased children, malformation in arms or feet, weak bodies and other things are:

- Feeding children artificial substitutes for mother's milk.
- Feeding children when they are not hungry.
- Overdressing children when they are not cold.
- Forcing children to go to sleep when they are not sleepy.
- Stretching and bending children's arms and legs when they are not inclined to stretch or bend them.
- Compelling children to stand up when they are not strong enough to support their own weight.
- Forcing children to walk when they are not strong enough to control their physical movements.

- Compelling children to sit in chairs for rest (impossible so far as our present–day chairs are concerned), when they are not inclined to do so, preferring rather to "squat" on the floor Turkish–fashion.
- Forcing children to remain physically inactive when they are inclined to be physically active.
- Forbidding older children from climbing trees or jumping fences when their natural inclination is to do so
- Forced to remain quiet when they crave activity. Being compelled to study that which holds no interest for them and they make the pretense of studying simply to please their "blind" parents.
- Sometimes they are even taught to lie when their natural inclination is to tell the truth.
- Quite commonly, they are deliberately misinformed and taught things they do not understand.
- Children are vaccinated with "poison" to keep their health.
- They are forced to swallow laxatives instead of resorting to natural exercise to prevent constipation.
- Children are in these days of prurient prudery, either uninformed or deliberately misinformed regarding sex and permitted to gain such knowledge and information haphazardly in the street and elsewhere to their ultimate ruination in body and mind. Masturbation in both sexes, the curse of mankind, is the result of such handling of children.
- After completing their school day studies, they are compelled to study professions or accept such occupational employment as their parents decide in their "infallible wisdom" is best for them and except in rare cases of rebellion against parental authority, the "victims" resign themselves to their destined fate to the detriment of themselves and society.
- Children are impregnated with the thought that success is measured by the acquisition of money and therefore, their aim should be to become rich as quickly as possible.
- Children are in the same manner forced to go through the routine established for their physical culture education, which system of training is more or less mechanically followed without understanding and under the false impression that this routine is benefiting their health.

Millions upon millions live from the cradle to the grave without really knowing themselves and without really knowing what it is all about.

If they are familiar with the Greek adage, "know thyself", it is not practically applied to themselves.

These children in adolescent and adult life, lacking normal initiative, appetites, passions and the stress of competition, figuratively speaking, slowly sink to a low level, never experiencing the thrills of life, never experiencing the glory of successful accomplishment, and never enjoying the fruits of over–flowing vitality and health that should be theirs if taught the problems of life and the proper control of the body.

Later on, when their vitality is at low ebb, they begin to shrivel at their extremities, their blood pressure is either subnormal or abnormal – their heads get too warm, their feet and hands get too cold – their mentality waxes and wanes and they are, so to speak, more or less animated "clothes racks." This is a mighty serious problem. Think it over. It is deserving of every person's consideration.

And then again, they are influenced to join athletic teams, docilely submitting to a more or less brutalizing training regime, usually concentrating all their efforts on the physical development of the body and the acquirement of physical strength without any regard whatsoever to the acquisition and development of mental control. They are drilled to do stunts for which their bodies are unfit. While their bodies are either subnormally or abnormally developed, their mental control is absolutely neglected.

Is this the kind of instruction you want your children to have? Wouldn't the human race be better off if such system were abolished?

Do not all these violations of the simple laws of nature lead us to tread the downward path? I offer the human race in the place of the present orthodox methods, something revolutionary in character and results, "Balance of body and mind" through the study and practice of the science of "Contrology." My system developes the body and mind simultaneously and normally in the home, beginning from infancy and gradually and progessively through school and college days to maturity.

But will those behind the orthodox system of ruination, accept my new, revolutionary system of training? Not until public opinion forces them to do so, for they well realize that once my system is accepted generally, which must be the case soon, it will mean the end of the quacks, the crooks who wouldn't dare to undergo the very training they offer you as a build–up process to health.

Chapter 5: Common Sense Remedies for Common Human Ills!

Whether or not we are conscious of it, it is nevertheless a fact, that in the course of our daily activities, if we live a normal life, we receive the benefit of natural exercises – those performed in every movement we make. These very necessary functional activities, experienced by one living a normal life, preclude all necessity for undertaking artificial exercise of any kind.

It is really a rank falsity to believe that one cannot be both strong and healthy without having first to indulge in more or less violent training "stunts," but unfortunately this erroneous concept is so firmly entrenched in the minds of the general public, that it would probably require the omnipotent power of a deity to dispel this universally accepted nonsense from their minds.

However, in order that one may receive the maximum benefit and resulting normal health from one's daily activities, one should understand at least some of the more rudimentary underlying principles governing the mechanism of the human body in motion, rest and sleep. For example, the leverage possibilities of the bones composing its skeletal framework, the range and limitation of proper muscle tension and relaxation, the laws of equilibrium and gravity, and last but not least, how to inhale and exhale; i.e., how to breathe properly – normally. A knowledge of these are essential if we are to benefit from any exercises.

Since the public seemingly is either uninformed or misinformed with reference to these principles, they cannot of necessity benefit by them, which fact is only too self–evident when one, who is himself thoroughly versed in the knowledge of physical education, measures humanity in terms of normal health. If this knowledge were universally disseminated and the system advocated for its propagation, universally adopted both laymen and professionals, as well as by the properly constituted health authorities in particular, what a splendid human race we would see.

Again, the simple truth is repeated, that one may both attain and maintain perfect (normal) health without resorting to the expedient of artificially exercising the body. This statement seems to be fully substantiated when one observes the perfection of physical form, strength, grace, agility, endurance, health and longevity in the animal kingdom.

With man it is just to the contrary.

Has the natural exercise instinctively indulged in by such "life" anything to do with the uniform attainment and maintenance of their ideal physical condition, as reflected in their natural beauty and normal health? Has the indulgence of artificial exercise advocated by man for man, anything to do with the uniform failure of his attainment to even reach much less maintain a similar degree of ideal physical condition, as is reflected in his natural beauty and normal health?

Would animal life benefit by exchanging instinct for man's ability to think? Or, would man benefit by exchanging ability to think for the animal's instinct?

Judging from an impartial study of their respective physical conditions, one must admit that were animals and men respectively to interchange their instinct and ability to think, that the animals would have bargained their birthright away for a "mess of pottage," while man would have gained immeasurably by the exchange, at least to the extent of physical perfection.

Did you ever hear of an animal gymnasium conducted by animals for animals, for the purpose of gratifying their desire or need for artificial exercising?

Is it not true that animals in their natural state and in their natural habitat exercise naturally as a matter of course?

Do animals understand natural laws and govern themselves accordingly?

The answer is "yes" because instinct unerringly guides all living creatures including man himself.

Have you ever closely and thoughtfully observed the movements of a newly–born babe? If you have studied animal life at all, you will have been impressed by the fact that so far as physical actions and movements are concerned, animals are men and men are animals. You see that in the movements of a new–born baby.

Both animals and men move their bodies in every and all possible directions – freedom of bodily action is paramount. This constant desire for change in movement in babies is only a manifestation of one of the many fundamental laws of nature – the law of action – which animals and human beings obey alike, if unhampered.

Natural instinct prompts mothers of the animal kingdom to permit nature to "take its course" as long as the lives of their offspring are not in danger. However, if one of the members of their sometimes rather large families seems to be inclined to laziness and disinclined to "play," its mother will not hesitate to force it to move about so that its muscles may be properly developed and strengthened through increased circulation of the blood. She will go even to the extent of grasping the "culprit" by its neck in her mouth and shaking and dropping it repeatedly on the ground until the lazy one responds to the hint. Have you ever watched a cat and her kittens or a dog and its litter?

How differently does the human mother act!

Instead of permitting infants and growing children the opportunity freely to obey their natural "instinct," as evidenced by their desire for action – constantly turning around, grasping for and holding on to objects within their reach, stretching and bending their little bodies, arms and legs; creeping on the floor and playing in the sand or on the grass until their little muscles tire naturally, and then fall into a healthy sleep as intended by another law of nature, the fond mothers literally stuff their offsprings's stomachs with food to overflowing capacity, and then "pack" their tender bodies in bandages after first (wholly unintentionally and solely through ignorance or their hips and knees. In order to pacify their resulting crying protests against this rather inhuman treatment, the mother next proceeds to rock the child to sleep. Is it a natural sleep they thus get? No, the little innocents are either nauseated or half unconscious or both when they finally fall asleep from mere exhaustion.

How differently acts the dumb animal mother from the human mother!

The animal mother feeds her young ones as indicated by her instinct. Then she permits them to fall asleep, allowing them to assume their natural positions usually against her own warm body, which not only afford the little ones the necessary bodily resistance required for their complete comfort, but also gives them the benefit of the healthful magnetism of the mother's own body, an essential and vitally important factor in the welfare and well being of her offspring.

No college education is needed to understand what these remarks are meant to convey; namely, to observe what the "seeing" eyes see and to use common sense in the bringing up of our children. If only a very small fraction of the time and money now spent on research work were spent in the study of the many violations of the laws of nature for educational purposes, how much more would life be enjoyed and appreciated than it is possible to enjoy and appreciate life at the present time?

One understanding the subject–matter of this discussion may be pardoned for taking the liberty of discussing matters which are usually discussed only by scientists and doctors with degrees. Every free–born man endowed with common sense blessed with idealism, and prompted by humanitarian motives, instinctively feels it to be his duty to "cast his bread" (his own knowledge) "upon the waters" so that his brethren who may still believe in the observance of the ethical laws governing human intercourse, may benefit thereby.

Everyone is invited – no one is barred – to follow those in search of right and wrong and form his own opinion accordingly. In this instance, one begins his journey for knowledge, tracing it from boyhood to middle and old age, with the idea of testing the truth of these statements.

The child we left innocently sleeping in its cradle is now wide awake and lying on its little back, but, believe it or not, without the barbarous bandages, and with its hunger already satisfactorily appeased, it is enjoying the liberty of complete freedom in legs, arms and body improvements.

Isn't it strange that now, for some reason or other, we feel the same child unhampered by bandages previously applied to securely lock its hips and knees when it was first put to sleep?

Most people seem to think that bandaging the lock hips and knees of sleeping and resting children is absolutely necessary in order that the legs may grow straight. What folly!

One never heard of animals resorting to this or similar artificial means for stretching the legs of their growing young and neither do we find savages resorting to such devices. Furthermore, since barring accident, we find the average savage and the average animal in nature in normal physical condition, blessed with well–proportioned bodies, and bow–legs, knock–knees, and double curvature of the spine conspicuous by their absence, we must reach the logical conclusion that the deformities children ordinarily suffer have been brought on by the terrible treatment they received as a baby.

If the reader has the ambition and patience to follow this discussion to its eventual conclusion, he might ultimately be convinced that adherence to this time–worn tradition of bandaging the child's body is really one of the first of the many bad habits which ignorant parents force upon their helpless children, a condition for which the health authorities are responsible.

The average normal unhampered child in attempting to gratify its perfectly natural desire for muscular movement, will naturally assume the so–called "spread–eagle" position, constantly stretching and bending its arms and legs, lifting its head up and down, and turning from left to right and vice versa. If left undisturbed, it manifests supreme contentment and keen joy, but after a more or less prolonged period of this state, it will begin to manifest evidence of uneasiness and unhappiness which condition if unrelieved, will bring on a crying spell. Then, if the cries are unheeded. the child will become exhausted, unless the parents intercede and change it to another position which the child is not strong enough to assume by itself.

Practically nine out of every ten mothers will confidently tell you that the reason the child cried was because it wanted to be carried in the arms, and this explanation seemingly is partly true, at least, because the child immediately ceases crying when its tiny legs are resting against its mother's body.

However, that is but another popular fallacy that needs to be exploded.

Why does the child really cry?

The correct answer to this question is quickly and definitely ascertainable. All that is necessary is for the experimenter to lie on his back in the same position as that assumed by the child and make the same movements for a period ranging from only 20 to 40 minutes, whereupon he will know what happens and then he will know why the child is restless and cries.

As it is , no one really seems to know what happens, otherwise this cruelty would have been abandoned long ago.

However, if the child were lying in a normal bed – one designed in conformance with the fundamental principles underlying and governing the anatomical balance of its bony structure – it could lie for hours at a time in any given position without experiencing any undue strain. Lacking the advantage inherent in such a scientifically, from time to time, be changed, first from one position, then to another, so that if the child is found crying while resting on its back, the crying will immediately cease if it is turned to rest on its stomach and vice versa.

This change of position is now absolutely necessary for the child's comfort and if these changes be made at more or less frequent intervals, they will materially assist the child in the performance of its natural exercise, so essential and vitally important to its proper development. This procedure makes for the child's contentment and happiness and permits it to grow up strong and healthy.

Another form of mistreatment of young children is that of forcing them to sit quietly in a chair in a right angle (upright) position, What it really means to sit quietly in our modern dining room, kitchen and other chairs, for even only a comparatively short period of time, is something that those conducting our research laboratories have evidently failed to personally ascertain, for if they had, they certainly would have relegated the present type of chairs to limbo centuries ago and advocated the construction of the chairs which I have invented and recommend.

I challenge any person to sit quietly, free from all movements, for one hour in any modern chair. You'll soon learn what it means to the child. The muscles have become so cramped and numbed, that they are no longer sensitive to feeling. No one could really rest in such a position, because the position itself is a most unnatural one. For the naturally correct position, assuring the maximum amount of rest and comfort, it is suggested that one look around and watch the position that children naturally assume when they are left alone.

Dies one naturally assume uncomfortable positions? Assuredly not. Then why not permit the child to "squat" on the floor, Turkish–fashion, American–Indian, Japanese and savage fashion, which position is at one and the same time natural, comfortable and healthful.

Children at this young age prefer and enjoy sitting on the floor, moving around bear–fashion on "all–fours" or creeping on their hands and knees, all of which develop the larger muscles of their backs, legs, stomach and shoulders.

Proud (and unintentionally cruel) parents, seriously interfere with and disrupt this natural course of bodily development by forcing the children to start walking or standing upright before their muscles have been sufficiently developed properly to support their weight and before they have the mental capacity to control their equilibrium in movement. Normal children require no parental instruction or help in this direction, for the simple reason that if they are left to themselves, they will naturally keep on learning and trying until they are able, not only to stand in an upright position without falling, but also until they have acquired the ability to walk by themselves.

To force children to follow any other procedure than this natural one, no matter how well–intentioned, is detrimental to the best interests of their health. Curvature of the spine, bow–legs, knock–knees, faulty posture and later on flat feet, are directly traceable to these mistaken ideas. They have their origin in the deplorable ignorance of their fond but ignorant parents.

How much more common sense or natural instinct have dumb animals?

How entirely different is their method of "bringing up" their young ones?

How much fun can we have simply by watching the animal mother especially of the cat family, giving a lesson in physical culture to her offspring?

What a lesson she can teach us!

Chapter 6: "Contrology"

The ancient Greeks probably knew better than anyone else, the true meaning of "Balance of Body and Mind," as tangibly expressed in terms of supreme physical health, supreme mental happiness and supreme achievements along the highway of human progress. They even believed that the soul itself is inextricably bound up with the physical functions and mental manifestations of the human body.

They fully understood that the nearer one's physique approached the state of physical perfection, the nearer one's mind approached the state of mental perfection.

They knew that the simultaneous and co-equal development of one's ability voluntarily to control one's body and mind was a paramount law of nature and that the unequal (abnormal or subnormal) development of either the body or the mind, or the neglect of either or both, would result in the complete failure to realize the very first law of civilization – (preservation of life) – the attainment and maintenance of one's bodily and mental perfection. Failing realization of this desirable aim, the body would become, as it were, an "enemy" of the mind and vice versa, whereas the mind should become as it were, a "friend" of the body and vice versa.

Unlike so many of our fellowmen of today, the Greeks religiously practiced what they preached, as witness the marvelous state of their achieved physical perfection as reflected in their wonderful statues.

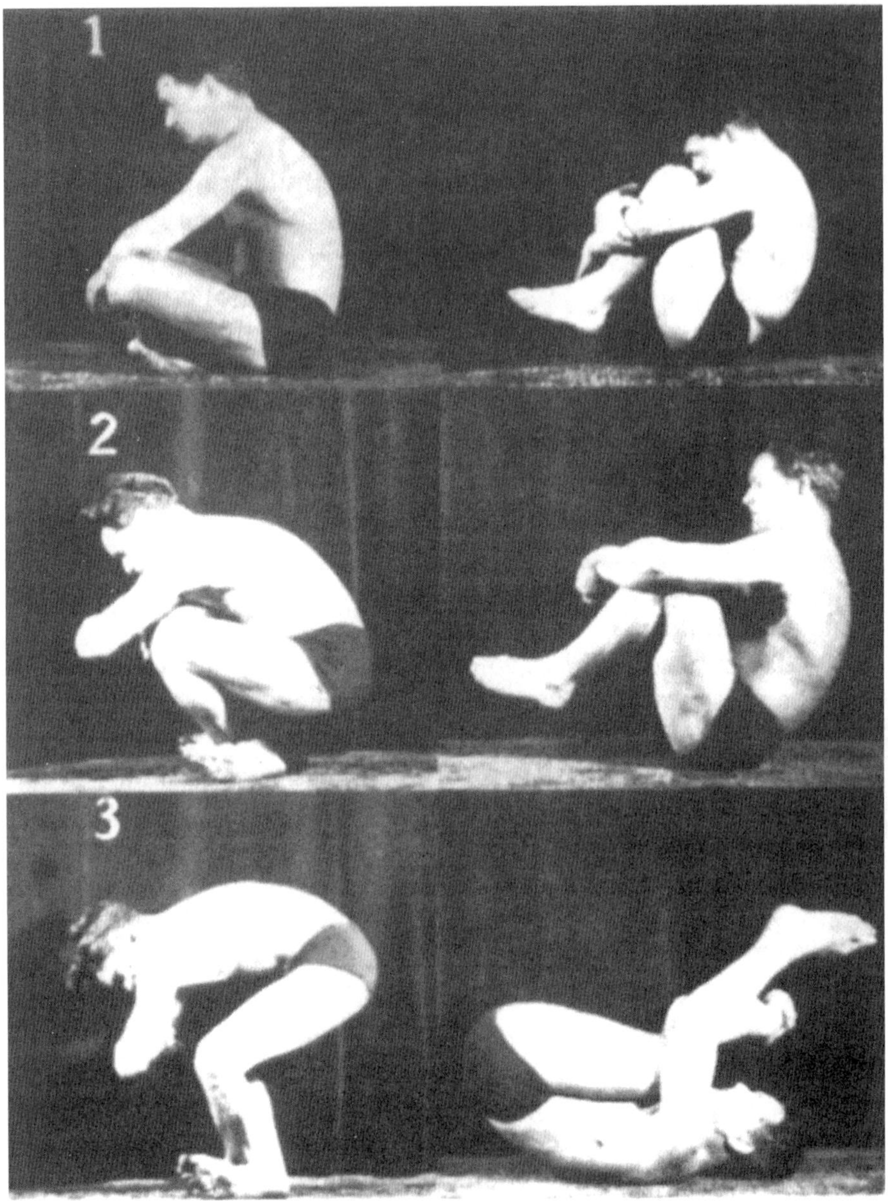

Did you ever try to get down on the floor from a straight to a sitting position? Try it. Having trouble? Of course you are, because there is a lack of coordination. Note the pictures on this page showing through Contrology the grace with which this can be done. Note the perfect curve, elasticity, and flexibility of the spine - the perfect mechanism of hip, knee and ankle joints.

In view of their unique physical and mental development, is it not logical that they should have established themselves as outstanding intellectuals and have been numbered among the "spokes" if they did not really constitute the very "hub" of the "wheel" of civilization?

Unfortunately for us all, their striking lesson seems to have been absolutely lost to modern civilization. What a pity!

With all our progress in many other directions, we still, so far as the harmonious and scientific development of our bodies and minds is concerned, have actually retrograded from their high standards of co–equal development of body and mind. Comparatively speaking, we are today really living in the "jungles of ill health and unhappiness", whereas the ancient days, man was living on the very "mountain tops of actual health and happiness".

The athletic prowess of the Greeks was continually being publicly demonstrated in their splendid and commodious athletic arenas, so that the masses could note the perfect bodies and seek to emulate the athletes.

Their beautifully developed and well–proportioned bodies proved an inspiration to sculptors, who immediately recognized the "living art" before their very eyes and perpetuated it in the unsurpassed marble classical Grecian statues now exhibited in our various world–renowned museums. That is one of the richest of legacies left to us by ancient Grecian civilization.

Truly are they an object lesson to us moderns that we should not overlook. Particularly should our duly constituted health authorities give heed to this lesson in health culture through recognition and practice of the fundamental principles governing "Balance of Body and Mind" in the attainment and maintenance of physical and mental perfection as the Greeks did .

The mode of living prevalent amongst the ancient Greeks was, of course, entirely different from that of today. These people were nature–lovers. They preferred to commune with the very elements of nature itself – the woods, the streams, the rivers, the winds and the sea. All these were natural music, poems and dramas to these Greeks who were so fond of outdoor life.

Their bodies were not unnecessarily burdened with clothing, as we understand it today. They preferred to more or less expose their bodies to the invigorating air and revitalizing rays of the sun, all of which, of course, made it possible for them to achieve their goal of physical and mental perfection to a greater degree than is possible today.

Were our athletes today to pursue the system advocated and practiced by these ancient Greeks, it is confidently predicted that with our present knowledge of "Contrology," they would not only reach the same high standard of physical and mental perfection achieved by the Grecians in their day, but as a matter of fact (incredible as it may seem), would actually surpass it, particularly when we view human nature "en masse" and compare it with the "en masse" standards established in ancient Greece.

The Greeks did not as fully understand the laws governing "Balance of Body and Mind" as it is understood by us today. Were we to discontinue much of our present mode of living and discard our present systems of physical training, and instead, adopt such training as I here advocate, based upon the science of "Contrology," there would result a rejuvenation of mind and body and living itself would again become an art as it was in the days of the ancient Grecians.

Habits of nature, rather than artificial training and exercises, would maintain one in perfect physical and mental condition.

Immediately following, I will explain in brief the general principles underlying "Balance of Body and Mind" – a science to which I have devoted many years' study.

Chapter 7: "Balance of Body and Mind"

A sound mind "housed" in an unsound body (50% balance) is just about as desirable a physical condition as is the structural weakness of a house boasting a fine copper roof but built upon a foundation of shifting sand.

A sound body "housing" an unsound mind (50% balance) is just about as desirable a physical condition as is the structural weakness of a house boasting a solid rock foundation but possessing a roof of flimsy paper.

A sound mind "housed" in a sound body (100% balance) is desirable just as is a fine copper–roofed house built on a solid rock foundation.

An unsound mind "housed" in an unsound body (no balance) is undesirable just as is a flimsy–papered roof house built on a shifting sand foundation.

What do the foregoing statements with their accompanying figures indicate?

Obviously, they clearly indicate that neither the mind nor the body is supreme – that one cannot be subordinated to the other.

Both must be coordinated, in order not only to accomplish the maximum results with the minimum expenditure of mental and physical energy, but also to live as long as possible in normal health and enjoy the benefits of a useful and happy life.

Chapter 8: First Educate the Child!

In childhood, habits are easily formed – good and bad. Why not then concentrate on the formation of only good habits and thus avoid the necessity later on in life of attempting to correct bad habits and substituting for them good habits – oftentimes impossible even when the physical exertion is accompanied by equally strenuous mental efforts.

Therefore, it is of paramount importance that the child be taught the major principles of "Balance of Body and Mind." In other words, the proper development of body and mind, through the new science of "Contrology" is what must he taught the child.

Generally speaking. physical culture methods employed in our schools today may appeal to the uninformed laymen, but to one who has a knowledge of the subject, as I have, they would be amusing were it not for the fact that they are deplorable in their efforts.

In classroom and gymnasium alike (invariably either overcrowded or inadequately ventilated or both), we see children exercising a few minutes daily as a matter of routine.

Few children understand the significance of these insignificant movements of their arms, legs and body, and only a very few exercise with vigor.

The great majority mechanically exercise without mental concentration – an utter waste of time and effort. Such exercising leads to false conceptions and conclusions in adult life highly detrimental to the ultimate welfare of the grown–up child.

Before any real benefit can be derived from physical exercises, one must first learn how to breathe properly – this all–important function requires individual instruction, not only by precept but by example.

It is wholly insufficient to tell the individual to inhale and to exhale. To learn to breathe properly is really more difficult an accomplishment than the average (uninformed) person realizes. Moreover, there are comparatively few teachers who understand the art of correct breathing and who are capable of instructing others in the art.

"Carriage of the Body" is freely preached, but what the correct carriage of the body is, is not understood.

One constantly hears the expressions "heads up" and "shoulders back." In the effort to throw the shoulders back, the individual hollows his back too much (bow–like) and forces his shoulder blades against his spine, and most harmful of all protrudes his stomach.

That the instructions themselves are unnatural and without benefit, is of secondary importance to the fact that they are dangerous to one's health, which is of primary importance.

What really is desired, is not the backward throw of the shoulders as previously indicated, but rather the simultaneous drawing in of the stomach and the throwing out of the chest.

The average child (uninformed) when standing, hands in pocket, abdomen protruding, shoulders stooped forward, legs too far back, joints locked and feet at the wrong angle, is not being benefited by this condition as all of these postures, of course, are not conducive to forming good habits but are responsible for bow–legs, knock–knees and later on, flat feet.

Were the child in the first instance, taught the difference between right and wrong, he would naturally avoid what is wrong and follow what is right. Particularly in the matter of breathing, is this early instruction of vital importance.

In their normal (natural) condition, children do not need the stimulus of artificial exercise. Unfortunately, however, children born to live under the influence of the artificialities, require a special course in mind training in order that they may consciously control their bodily movements until the good habits formed become subconscious routine acts.

The first lesson is that of correct breathing.

Children must be taught how to take long, deep breaths, sufficient to expand the upper chest to capacity. They must be properly instructed how to draw the abdomen in and out at the same time holding their breath for a short time. Then they should also learn how properly to fully deflate the lungs in exhaling.

To properly deflate the lungs is an art in itself and this final step in correct breathing is least understood. As a rule, it is seldom, if ever, properly taught unless the individual is privately coached by one who understands what it really is all about.

Correct breathing exercises under the dominance of mental control, would undoubtedly accomplish more toward the prevention of tuberculosis as well as accomplish more toward attaining and maintaining maximum health standards, than all other remedies combined.

The lungs cannot be completely deflated at first without considerable effort. With perseverance, however, the desired results can be accomplished and with increasing power, gradually and progressively develop the lungs to their maxinmum capacity. That will actually cause the chest to "balloon" and at the same time bring practically every other muscle of the entire system into play. Thus the child's posture will then be normal (natural).

With proper breathing and correct posture, the child has no need for artificial exercise. Walking, running, jumping, tumbling, climbing, wrestling, etc., are natural exercises calculated by Mother Nature to develop her children normally.

The law of natural exercise precludes the hobby idea altogether in the matter of exercise, unless one is really and seriously desirous of not seeking symmetrical development of one's body.

For instance, the left side of the body must not be developed while the right side of the body is wholly neglected.

The law of natural exercises recognizes "companion" or reciprocal movements in the normal development of the body.

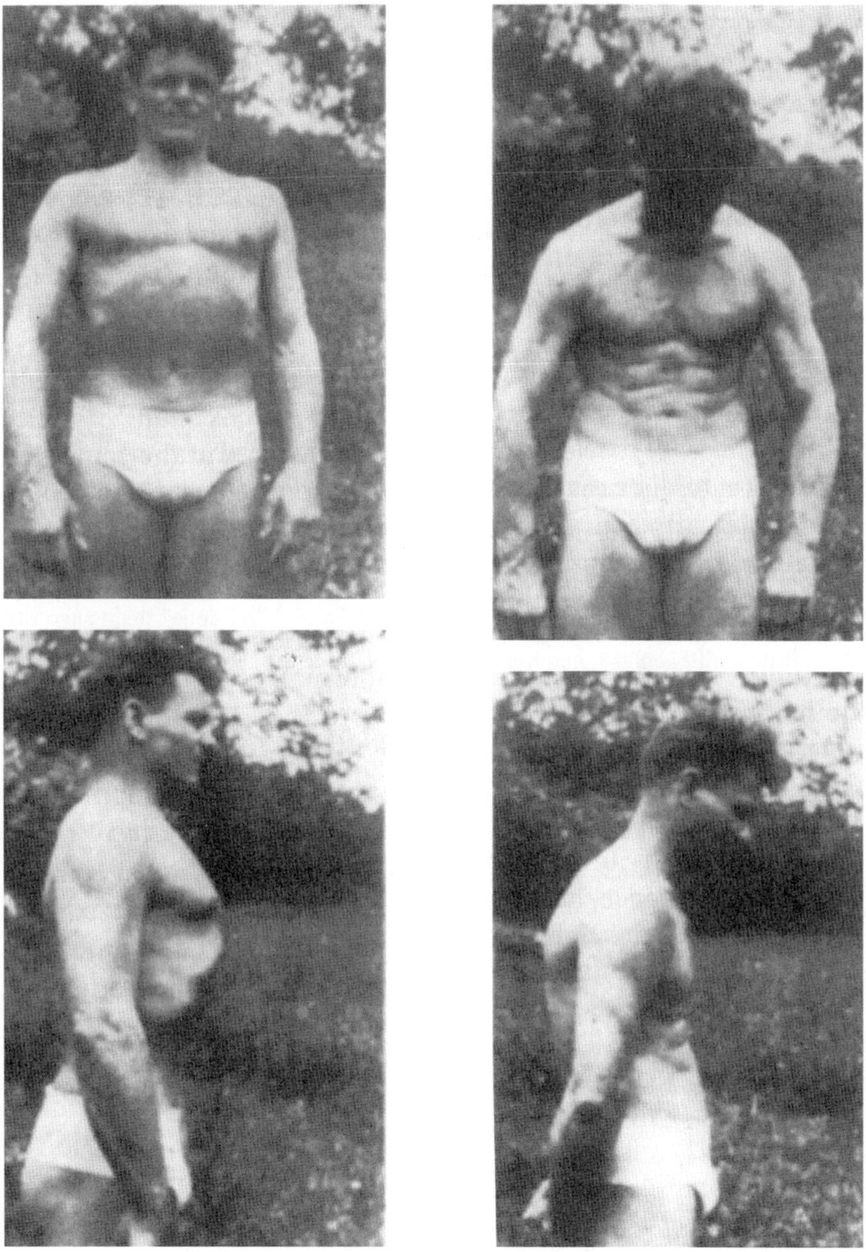

Here we have four photographs showing the correct way to breathe - two side poses and two front views of natural breathing. Note in each the chest at the point of inhaling and when exhaling. The first is the inhale movement, the second, the exhale movement.

For example, if a series of natural movements call for a definite number of forward bends, then this series should be repeated by a definite number of backward bends and so on, ad libitum.

"Hardening" of the body is another most important consideration in the matter of its proper and normal (natural) development.

Correct clothing plays a leading role in this regard. Children, if left to follow their own natural inclinations, without restraint, will not hesitate to discard unnecessary garments. in fact, the fewer the clothes, the better they like it.

The more active one is in outdoor physical recreation activities, the less need there is for unnecessary clothing. Children seldom, if ever, contract colds under such circumstances, but the moment these activities cease, nature prompts them to seek the necessary clothing protection to avoid chills.

Children should be permitted to exercise in the open air irrespective of normal weather conditions, barring storms and severely cold spells, because the open air is Nature's tonic that strengthens their bodies naturally and "hardens" them accordingly.

If the child comes home from play complaining of feeling a chill, or cold, it should be given a good hot and cold shower and, after a little rest, sent out again to rejoin its playmates so that its body may gradually and progressively become accustomed to its natural regime.

Many are the sins committed by uninformed persons in following false theories and methods for accomplishing this highly desirable result. The more natural and simple the method, the better.

Experience has taught us that it is the part of wisdom to practice very early in life exposing the young child's nude body to the air and sun as much as possible. No restrictions should be placed upon natural exercises so long as their indulgence does not indicate danger to health and life.

Much of the child's welfare depends upon cleanliness of the skin. Water should be freely used. Hot shower baths followed by gradually cooler and cooler temperature until the water is cold, has a most beneficial and exhilarating effect, especially when the body is briskly "massaged" (at the beginning) with a soft brush to be later on discarded for a harder one.

Soap should be used only occasionally as when the body is covered with perspiration. In all other instances, the brush massaging answers the purpose. This system of skin treatment not only is responsible for its soft texture and pink glow, but by removing all the soap residue lodged in the pores of the skin, opens these pores, thus permitting them to function naturally and eliminating the cause of colds.

Children should also be taught when washing or taking a tub or shower bath, to cup some water in the hollow of one hand and while holding one nostril closed, with the other hand, snuff this water up in the other free nostril, expel it by pressing both nostrils slightly, and repeat for the other nostril.

In this connection, if the water is permitted to enter the throat and ejected through the mouth, the throat and mouth are cleansed and kept in a healthy condition and gradually immunized against disease. These simple suggestions, if properly followed, would prevent the majority, if not all of our nose, mouth and ear ailments.

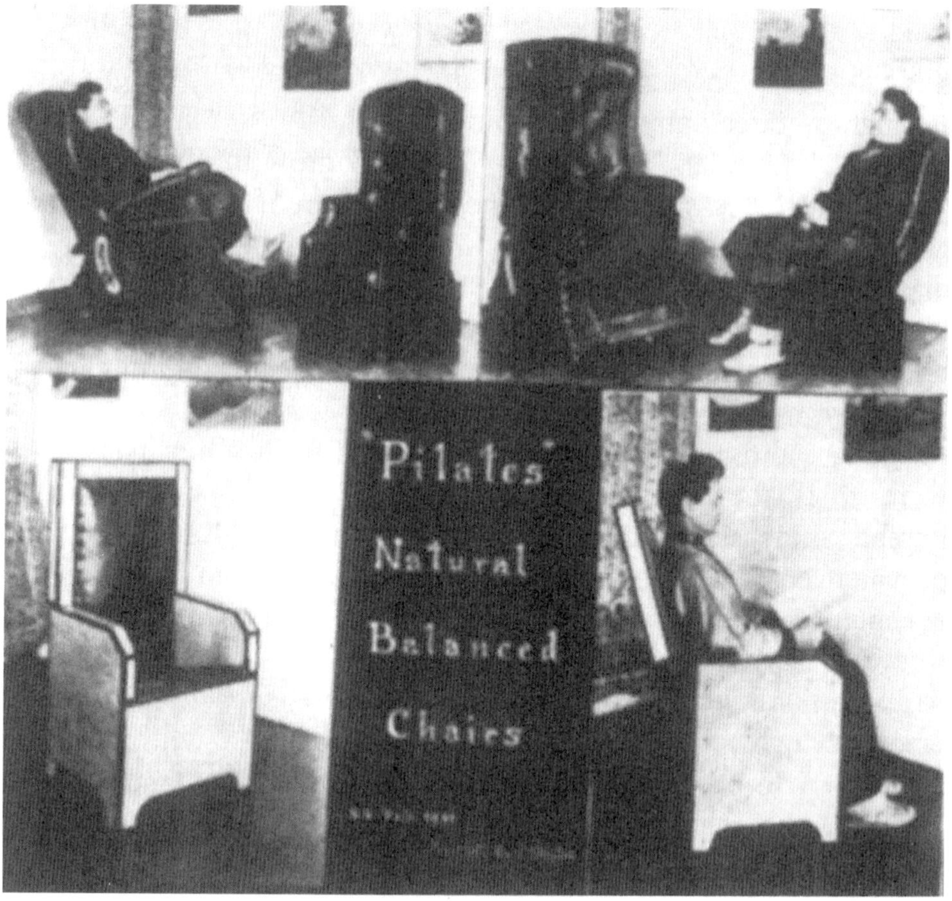

The above plate shows some of the many models developed by the author to insure correct posture and to rest the body perfectly. A chair for every purpose — from the kindergarten child to the aged adult suffering from the physical ailments so prevalent in old or middle age from the effects of bad posture and lack of exercises.

Chapter 9: Proved Facts!

Practically everyone knows that nature has endowed human beings, and certain animals, with a "backbone," but few recognize that state of perfection which nature intends the human spine to reach through the medium of its scientific, progressive, and natural development from birth to maturity, so that the "ridgepole" of the human "house" may properly grow into normal form (straight). Still less understand the mechanism of the spine and the proper methods of training this "foundation" bone of the body so that its movements will be under their absolute control at all times. Most persons are not aware of the fact that, by reason of this utter lack of understanding, the human spine has been sadly neglected, for many, many generations.

Accordingly, it has been permitted to develop itself, as it were, to fit the individual cases, with the result that the average human spine today invariably is more or less deformed. The prevalence of this condition, unfortunately, has been too generally accepted by the public as normal. Some of our leading anatomists, likewise, seemingly, hold similar beliefs. This state of affairs is truly deplorable since it not only gives credence to a grievous error, which, if not immediately corrected, will continue effectually to bar the victims of this gross misunderstanding from traveling the road to ultimate recovery, and prevent them from reaching their goal – normal health.

At no time in the history of medicine was it more important than it is right now, that organized science undertake an impartial investigation of the facts herein presented and supplement them by an intensive study of this all–important subject.

In view of the revolutionary inventions and the never–ceasing research in laboratory and afield, medical science should be emboldened to discard its old–fashioned ideas as well as its orthodox methods of instruction, and concentrate upon ways and means of preventing rather than curing disease. That is why I am preaching the sermon embodied in this booklet.

Consideration and examination of proved facts pertinent to this subject should quickly convince unbiased medical and other authorities that the human body has for centuries been tortured unnecessarily by reason of our failure to recognize and understand the underlying principles governing the natural mechanism of the human spine, as well as recognizing and understanding the factor of equilibrium with reference to its application to the human body – in motion, at rest, and at sleep. That is a study I have made and upon that study I have invented chairs, mattresses and beds for the proper development of the spine.

It is the duty of the humanist to direct attention to this important matter, based upon observation and experience rather than to enter into merely controversial arguments with anatomists regarding divergent views on this subject.

Without undue reiteration (reference to standard medical literature is readily accessible) to the subject of these remarks – "the anatomy of the human spine" _ the following is presented:

1 – Knowledge based upon fact regarding the mechanism of the human spine is woefully insufficient. This deplorable lack of knowledge is primarily responsible for the present–day acceptance of abnormal and subnormal conditions as normal, which in turn is responsible for practically every ailment afflicting mankind today.

2 – Spine curves as depicted by anatomists, represent on the average the actual conditions usually found in the human body, but instead of being accepted as normal, should be rightfully considered either abnormal or subnormal as the case may be.

Practically 95 per cent out of every one hundred persons examined are afflicted with an abnormal spine curvature. See photograph No.1.

Undoubtedly, it is this very "preponderance of evidence," the 95 percent of malformation of spines, which leads anatomists and others to the false conclusion that since so many have this curvature, that represents the ideal and therefore the normal condition of the human spine.

Furthermore, it is contended that this curving of the spine is necessary not only to lend added strength to the spine itself, but also that it may better absorb vibrations to which it is constantly subjected.

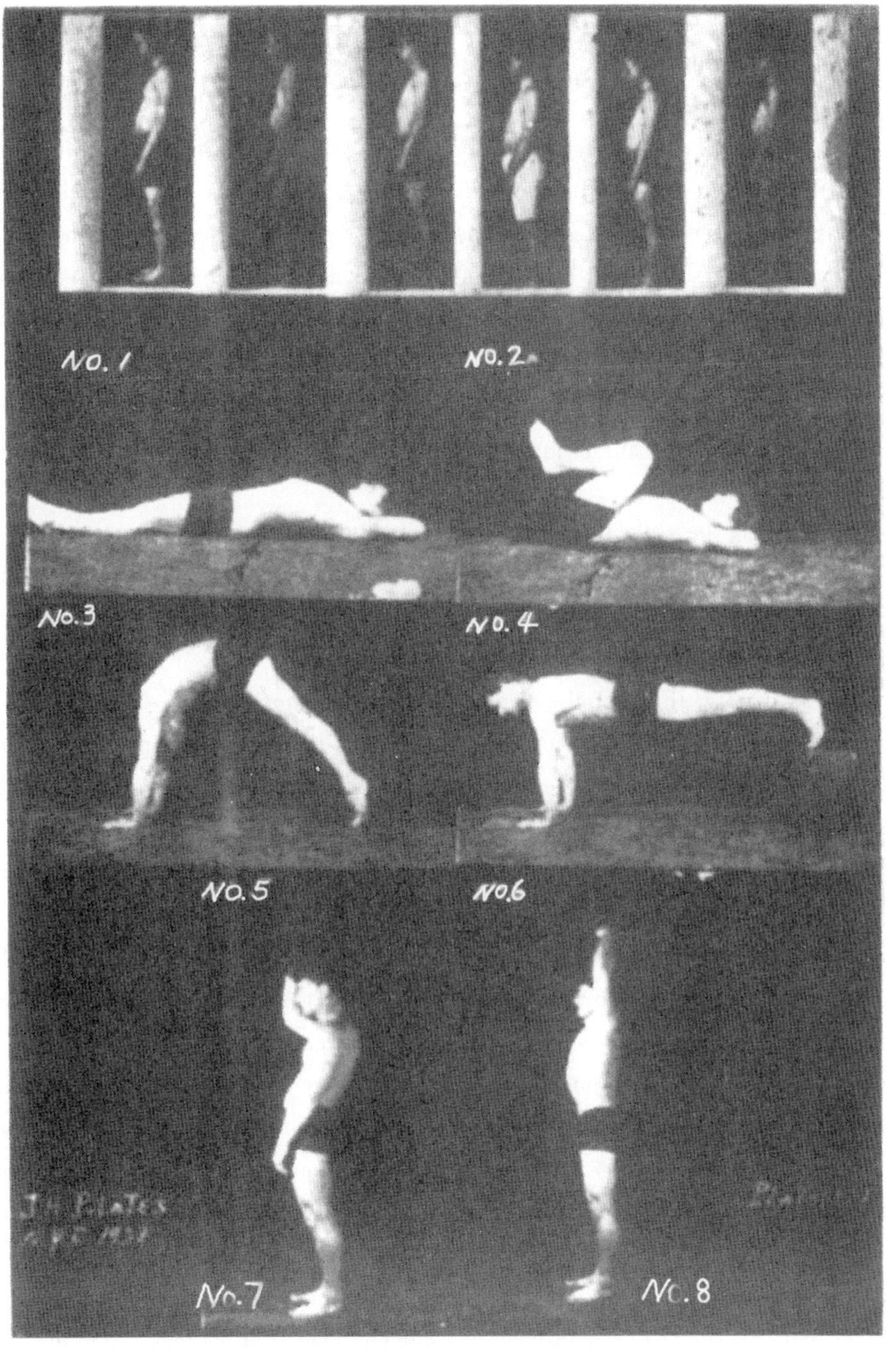

Photographs 1-6: Here is a chart giving proved facts regarding the curvature of the spine. It shows that the spine must be straight.

Has not science grievously erred in this instance in view of the fact that its unqualified acceptance of this conclusion is in violation of the simplest law of body mechanics?

3 – The spine of every normal child is straight. The back is perfectly flat.

Fortunately for its own benefit, the growing child inherits sonic natural movements such as that of bending the knees and assuming the natural curled position in sleep. Thus the child––animal (pardon the expression), subconsciously seeks the most comfortable natural position affording its bones just the right degree of resistance to achieve this desirable result.

It is almost criminal, to insist upon the child lying flat with legs outstretched and joints "locked" in a bed equipped with our more or less elastic modern bedsprings as most parents do.

Forcing the child to assume these unnatural positions incidentally reacts upon several groups of muscles, especially the major muscles, which is reflected in their tensed or semi–tensed condition, according to the extent of the child's deviation from the normal–natural positions.

Naturally, this unnatural posture, is both uncomfortable and more or less painful, as evidenced by crying until the vicious habit of wrong position is more or less permanently formed. Later on, the child perpetuates this harmful custom when parenthood blesses it with children and so on.

How much physical damage and suffering are due to this unpardonable mistake?

Photograph #2, admirably illustrates the bad effects caused by this practice of unduly taxing the muscles by the resultant steady straining pull unnecessarily inflicted upon them and which constant pull tends to draw the spine out of a straight line – its normal position. As the child grows older and reaches the walking stage, its spine assumes a more or less pronounced curve, particularly is this true if parents, through neglect or ignorance, permit the child to slouch, and deny it the benefit of natural exercise, such as creeping, and tumbling on the ground. These parental prohibitions detrimentally affect their offspring's normal development and jeopardizes their attaining normal health.

Not satisfied with this inhibition, the "head of the family" and his "better half" make matters even worse by insisting that the child stand on its legs before the muscles in the upper portion of his legs and the muscles of its back are sufficiently developed to support its weight.

These muscles are developed naturally and normally by permitting the child to run on "all fours" bear fashion, or at least by allowing it to creep on its hands and knees and after many trials with accompanying falls, to stand up leaning against the wall, chairs, beds, etc.

Every normal child, if left alone, will quite naturally and without parental help, try and try and try to move about from point to point as herein previously indicated. Knowingly to force the child to stand on its weak and undeveloped legs, is positively cruel.

The penalties are resultant curvature of the spine – are bow–legs, knock–knees and later on in life, so–called flat feet. The suggestion advanced that the curve in the spine affords additional strength to the vertebrae column, is scarcely borne out by even a cursory study of simple mechanical principles.

Photographs 3 and 4 furnish convincing proof that a lateral arch is undeniably stronger than a horizontal plane, while photographs 5 and 6 aptly demonstrate the fact that a curved line up right is not so strong as a straight line.

Therefore, is it not logical to conclude from the foregoing illustrations and observations, that there is no justification for accepting the curved spine as indicative of normal? Rather is it not conclusive evidence that just the contrary is the truth?

Accordingly, by the same token, should not remedial steps be taken forthwith to correct the disadvantages arising from the continued acceptance of this false philosophy regarding the human spine?

The photographs submitted tell the story even better than the writer's words can do, since they are life examples and appeal to the eye as well as to the mind.

For instance, photograph 6 illustrates perfectly and furnishes adequate justification for the writer's conclusion that the normal spine should be straight to successfully function according to the laws of nature in general and the law of gravity, in particular. Photograph 5, aside from being unesthetic, illustrates only too tragically the ills inherent in the backward curve – decreasing force bordering close to no force whatsoever, mere feebleness, "dis–grace," the curve itself being especially dangerous to the vital organs and the body in general.

The slouch position illustrated in the foregoing paragraph (the pelvis is pressed forward), upsets the equilibrium of the body resulting in disarrangement of the various organs affected including the bones and muscles o the body as well as the nerves and blood vessels, not overlooking the glands. More or less permanently harmful injuries sustained, are not recorded here.

5 – Abdominal obesity and the dangerous effects of corpulency, have their origin in the "mis–carriage" of the spine.

proper carriage of the spine is the only natural preventive against abdominal obesity, shortness of breath, asthma, high and low blood pressure and various forms of heart disease. It is safe to say that none of the ailments here enumerated can be cured until the curvatures of the spine have been corrected.

How can this cure be effected?

Unfortunately, the majority of those seeking the true answer, are still hopelessly groping in the dark after having read more or less false and true literature and listened to more or less false or true advice pertaining to this subject, or by reason of the fact that they could neither afford the time necessary nor the expense incidental to such methods advocated which might have proved beneficial to them. Only a comparatively few have learned the truth and benefited by it.

It is urged that the properly constituted authorities in our research laboratories and health departments impartially investigate the statements herein set forth, to the end that they may solve human ailments by methods of prevention and correction, rather than by methods of "cure." That is what my method of physical education does. I can convince you.

Time and progress are synonymous terms – nothing can stop them – the truth will prevail!

My work will be established and when it is, I will be the happiest man in God's Universe. My goal will have been reached.

Chapter 10: New Style Beds and Chairs

It is scarcely believable in this day and age of revolutionary discoveries and inventions, that the constituted authorities of our Public Health Departments are so deplorably ignorant on the subject of scientifically constructed beds, couches and chairs of all types primarily designed to promote normal health.

That the correctness of the writer's theories in this regard is unqualifiedly supported by other reputable professional and lay investigators, it is only necessary to refer to the mass of pertinent information which he has accumulated during the course of his many years of activity devoted to the keen study and close research of general health problems. The conclusions reached by these various authorities as set forth in this booklet, are fully confirmed by my personal theoretical and practical investigations along these and similar lines.

This prevailing universal lack of understanding of natural laws of health, particularly by professional health authorities is astounding. In fact, it is unique in comparison with the remarkable progressive "Seven League Boot" strides of medical science, mechanization of industry, telephony, radio, television and so on infinitum ad libitum.

The vital statistics of our leading insurance companies indicate unmistakably that the death rate arising from heart disease is constantly increasing. Should not this alarming factor emphasize the urgent necessity for an immediate and intensive study of the underlying causes responsible for this most unfavorable and really unnecessary condition?

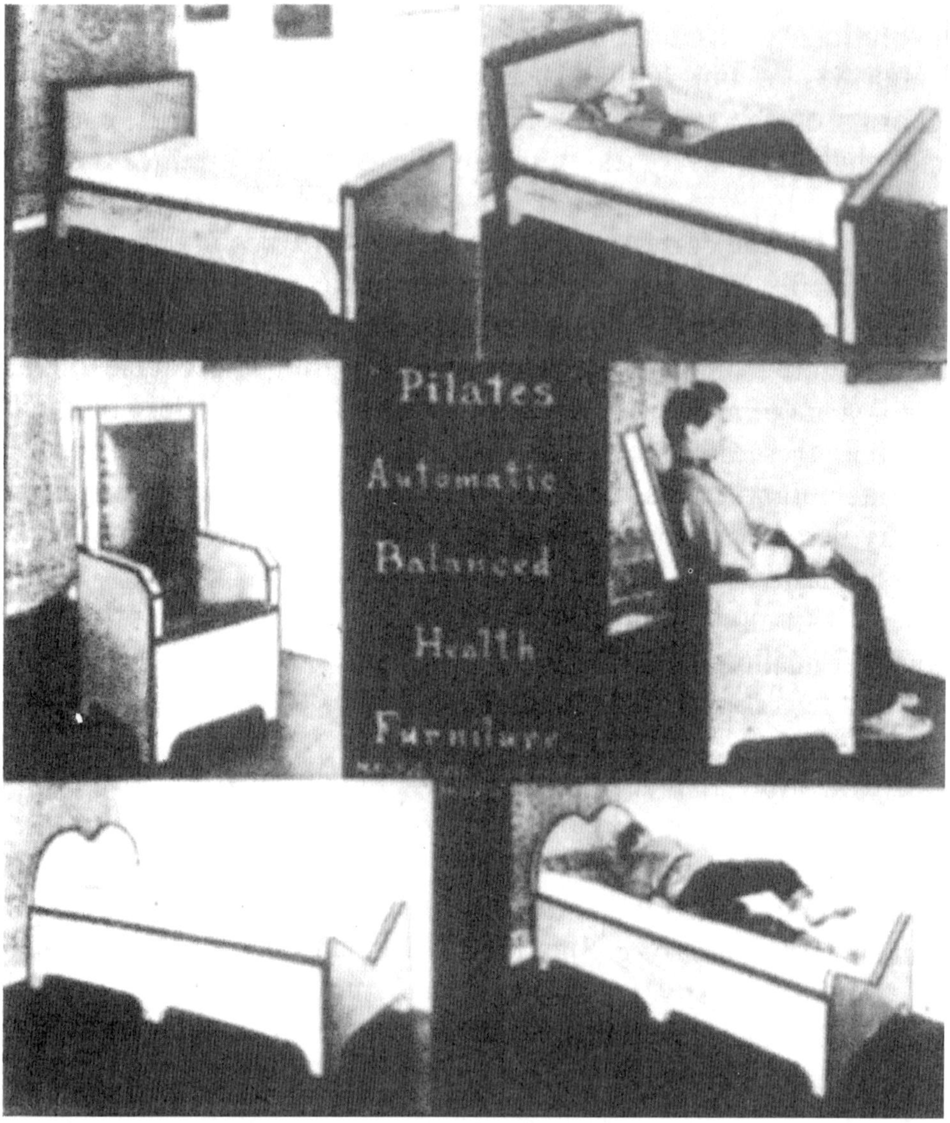

Here are a few more models of my corrective, restful comfort chairs and beds — each made by me in my studio. They can be made up in any kind of wood and any color to fit the color scheme of the most beautiful home.

While it is only too true that heart disease is not infrequently "acquired" in childhood, it is only too true that it is not often discovered until later on in life. Usually, the persons afflicted find it out when between forty to fifty–five years of age; unfortunately, often at a time too late to offer its victims a cure.

Today our public health and research programs do not sufficiently stress the importance due to a profound study of the "laws of mechanics" as applied to the human body. Particularly is this true with reference to a proper consideration and deep study of the necessity for recognition of the importance of the attainment of normal equilibrium of the body in motion, at rest or in sleep.

From a strict humanitarian rather from a purely commercial viewpoint, a close and unbiased study of the reasons responsible for the invariable restless tossings experienced by the average sleeper, can lead to but one definite conclusion with reference to our modern beds – i.e., that while admittedly they are appealing to the eye from an esthetic standpoint and apparently seemingly comfortable, they are, however, as a matter of fact, quite unnatural and impractical for the very purposes that they are supposed to have been originally designed. They do not afford maximum rest and complete relaxation. All they do is to afford a place upon which to toss the body.

Those beds may look pretty, but they absolutely fail in their aid to rest and health.

I have invented a bed that affords both rest and comfort but the makers of our beautiful beds, will not give my inventions the recognition they deserve, for they fully realize that when this is done, the field of bed manufacturing will be revolutionized.

It is, of course, axiomatic that restful sleep is impossible without the fullest and complete relaxation of all our muscles.

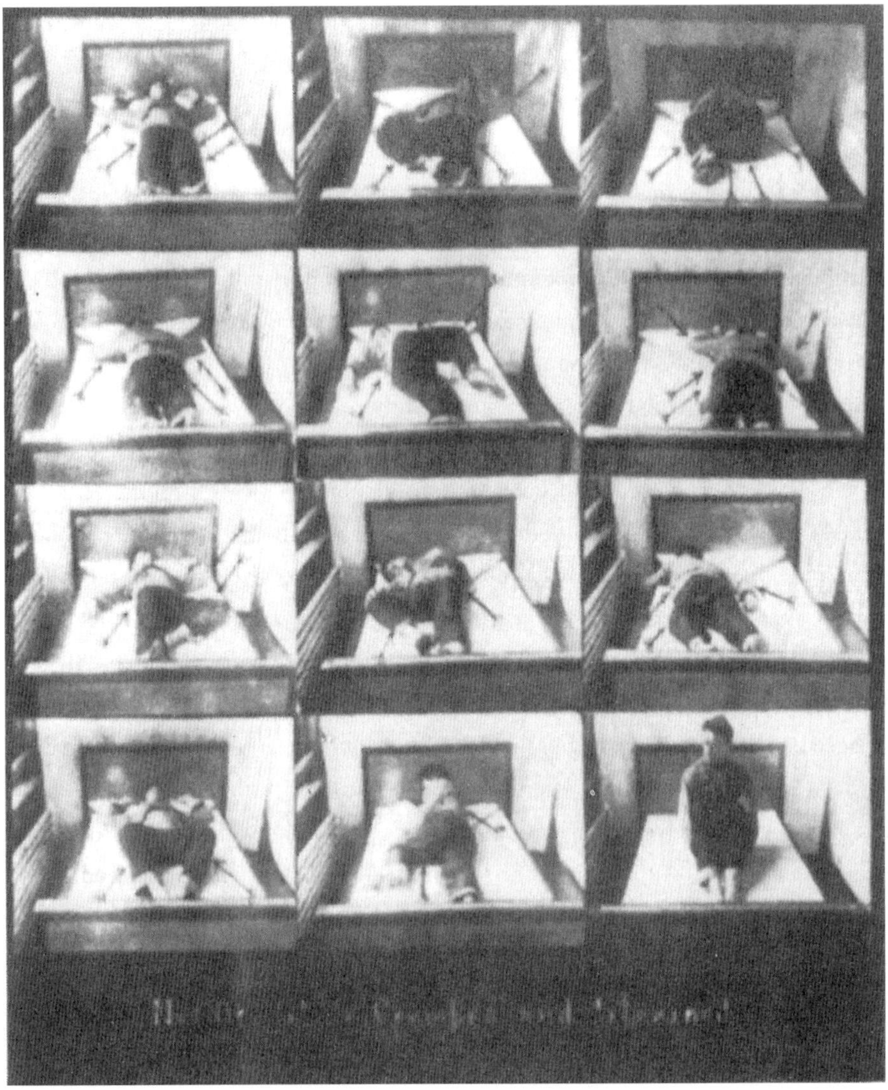

Here is the old style bed or the kind almost everyone is using today. The arrow shows the strained position in our present day straight beds. No matter how pretty a bed might be, it cannot and does not give you the comfort and rest of my "V" shape bed. There is nothing but continuous restlessness in the present day bed. All of the chairs and beds illustrated in this book, were made by myself, from carpentry to upholstery and each model is protected by patents registered with U.S. Patent Office.

Strange as it may seem, to those who are not technically informed, beds equipped with even the very finest of wire bed springs, actually defeat this very object.

Why? Because the bony structure forming the "foundation" of our body does not in beds not in beds so equipped receive the necessary natural resistance to afford the requisite simultaneous relaxation of both the skeletal and muscular systems of the human body.

Under these adverse circumstances, the body has, so to speak, literally to snatch rest with its corresponding motion of relaxation " on the fly," as it were. I have taken motion pictures of a person in sleep covering a period of eight hours, and my film, the same of that of the outstanding manufacturer of beds today, records as many as forty–five different changes of position during sleep. In fact, mine showed 48, and his, 45. In my bed, you won't change half a dozen times.

While recognizing the fact that we tire either by too little or by much activity – there is a happy medium – not too much and not too little. Is not an average of $5^5/_8$ movements an hour during sleep rather excessive for persons supposedly enjoying normal health.

Can the body under such conditions really receive the benefit naturally inherent in proper rest which is implied by minimum rather than maximum changes of position during normal sleep?

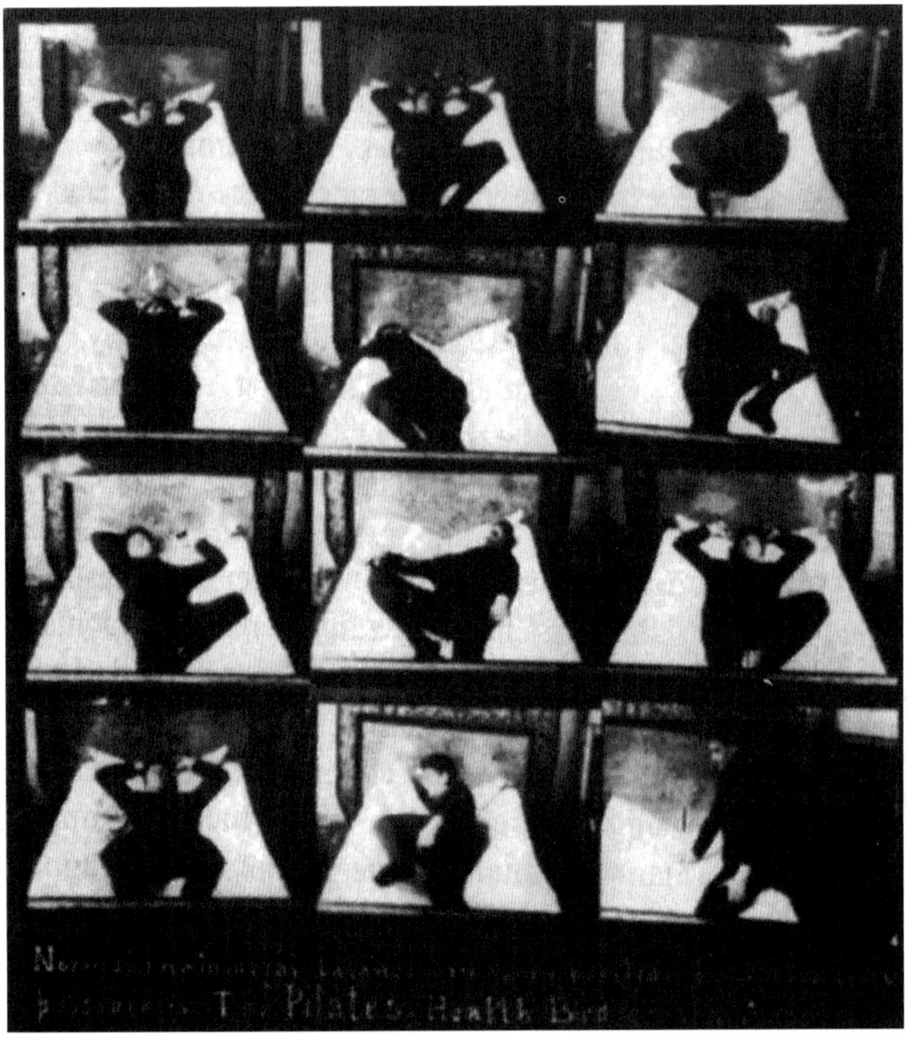

Here is the author resting comfortably in one of the bed inventions. Note the manner in which he rests - like the cat or the dog in his natural, comfortable position. This is my "V" shape bed and has been specially devised for the child as a bed for correcting faulty posture and perfect relaxation of the spine and the muscles surrounding it. This "V" bed is especially adopted for the expectant mother, who requires all the comfort and rest she can get and also requires a perfect spine. This is the natural bed for the hospital for expectant mothers, asthma sufferers and consumptives.

Is it not perfectly reasonable and logical to deduce from this inference that our present–day beds are unfortunately neither designed nor constructed to afford the maximum of proper rest for the body? This deduction is demonstrably true. Here are the facts:

From time immemorable, it has been the stupid parents, wholly ignorant of the laws of nature, who have unknowingly inflicted needless cruelty upon their offspring. They have labored under the false impression that their growing children must stretch their little legs out straight while sleeping in their beds instead of permitting them to retain the natural and normal position in sleep. That normal position is one in which they entered the world. It is a position similar to that taken by the cat family and other animals when they curl themselves up in a "coil," just before going to sleep.

In this respect, it would seem that the instinct of the mothers of the animal kingdom is to that extent, at least, far superior to the unthinking practice of the mothers of mankind. Unfortunately, this is only one instance of the many "sins" against the laws of nature committed by the majority of mothers calculated to jeopardize the present health and future welfare of their progeny. Certainly if animals thrive on such coiling practice, mankind can do likewise. Try it and see for yourself. You won't suffer from constipation, weak kidneys and other ailments if you sleep as the cat sleeps.

Why haven't our educators the moral courage to advocate the immediate destruction of all the old and musty orthodox tomes which continue to perpetuate the teaching of false health doctrines? Why don't they actively advocate the immediate substitution therefor of modern such as I have preached in this book? Do you want the answer? Because such adoption would ruin them.

Why does practically every one naturally assume, what might be for want of a better term, called the "kitten coil" position when preparing to go to sleep?

Why do health authorities assert that to assume this natural position, is not only unnatural but also not conducive to good health?

What sound, logical arguments can be advanced to support the obvious falsity of the latter foregoing conclusion?

Is it correctly based upon any well known and equally well recognized principles governing the laws of nature?

Why is it that children and adults alike, whenever opportunity presents itself, invariably tend when seated to lean backward in a tilted position and balance themselves on the rear legs of a chair?

Why do mothers and fathers object to the foregoing practice (aside from the fact that doing so, scratches the chair and mars the wall etc.)?

Why do most of us become more or less restless and lean backward and forward, cross our legs from left to right and vice versa after we have been sitting in a chair for only a comparatively short period of time?

Why is it that it is more comfortable to "squat" on the floor, Turkish or American Indian fashion, than it is to sit comfortably for a longer or shorter time in an ordinary chair?

Why are present-day chairs and beds not what they should be – mediums for rest, relaxation and normal sleep?

The correct answers to the foregoing series of closely related questions are all of paramount importance and should be closely studied. You have them all in this booklet.

I will be most happy to demonstrate my system and my inventions to all interested. My aim is to offer a real service to humanity from an altruistic and philanthropic point of view.

I am not of the mercenary, quack type. I welcome the opportunity to furnish further detailed information regarding my personal views on the subject of "Tension" and "Relaxation" as related to the attainment and maintenance of normal health to all who read this.

I have the only course in the world that teaches physical education on a corrective basis and brings the results I claim for it. I have invented, as I already stated, several variety of chairs – one for the kindergarten children to build proper posture and keep the spine as God intended it to be; another for the benefit of those afflicted with knock-knees, bow-legs and flat feet, also a corrective chair; still another for the development of proper posture for the man who must sit at a desk and has little time for exercising; and a fourth as an aid for those who have been afflicted with the scourge of infantile paralysis and require leg and arm movements.

I have invented, as I have already stated, several types of beds and mattresses, which, those who have viewed them in my studios at 939 Eighth Avenue, have marveled at. Those beds and mattresses are so revolutionary, that when I showed a model to a leading bed and mattress manufacturer with the aim of having him produce them in quantities, his chief engineer remarked:

"Prof. Pilates, your invention is marvelous, but it cannot be adopted by us because if we did, it would mean turning our entire plant topsy-turvy. We would have to destroy all of our present–day models and create new advertising and that would practically mean starting out on a new business."

And immediately following that, this firm began to advertise extensively the very thing I had submitted – namely, that a person in sleep moves from forty to fifty times, and that by the use of their specially constructed mattress, such restlessness is reduced at least thirty percent. But do they? Certainly not! They still sell and use the old style mattress and bed. It was just a ruse to offset any advertising I might do.

What folly! I appeal in this booklet to those interested in the future welfare of our race.

I appeal to them to aid in putting my practical physical education method before the public where it will do most benefit, and to have them see and test my health producing inventions to the end that mankind can enjoy God's blessing – health and happiness.

Good posture can be successfully acquired only when the entire mechanism of the body is under perfect control. Graceful carriage follows as a matter of course. Just as a good smooth-running automobile engine is the result of proper parts correctly assembled so that it operates with a minimum consumption of gasoline and oil with comparatively little wear, so too is the proper functioning of your own body the direct result of the assembled Contrology exercises that produce a harmonious structure we term physical fitness reflecting itself in a coordinated and balanced tri-part unity of body, mind, and spirit.

只有当身体的整个力学机制处于完全控制下时，才能成功地获得良好的姿势。当然，优雅的体态也会随之而来。正如一个良好的平稳运行的汽车发动机，是恰当的部件正确组装的结果，它使得汽车以最小的油耗操作，并具有相对较小的磨损；同样地，“控制学”练习的直接结果就是使身体正常运作，使其拥有一个和谐的结构，我们称之为身体健康反映在身体、心灵和精神三者协调和平衡的统一结果。

——约瑟夫·休伯特斯·普拉提

本书图片由美国普拉提联盟正版授权。因为年代久远，相较于今天那些高清的彩色图片，书中的这些黑白图片略显模糊，但这也是早期关于普拉提运动的最珍贵的一批图片之一。

美国普拉提联盟（简称 PMA，全称为 Pilates Method Aillance）是全球最大的普拉提国际组织，是全球普拉提老师、普拉提爱好者的专业协会。自 2001 年成立以来，PMA 一直与来自世界各地的普拉提老师、爱好者们共同努力，创建了一个统一的社区，彼此分享知识和信息。

美国 PMA 从 2005 年开始，启动了普拉提教练认证计划，为普拉提老师提供了权威的第三方认证。该认证于 2012 年获美国 NCCA（国家认证机构委员会）的认可。成为 PMA 会员后，学员可通过 PMA 会员平台与全球普拉提老师和社区进行交流，并可以享受 PMA 给予的多种福利。具体细节可以参照 PMA 官网（www.pilatesmethodalliance.org）。加入 PMA，可以成为致力于普拉提领域不断发展壮大的普拉提老师中的一员，这对于那些富有远见的普拉提老师们而言，就有可能以共同的专业性协作来推动他们各自的产业领域的未来发展。

左右普拉提是美国 PMA 官方指定的全球普拉提全球未来人才孵化器项目亚洲首个合作培训教育机构，学员在完成左右普拉提课程体系累计 450 个小时的学习后，可以申请美国 PMA 会员。

左右普拉提创办于 2008 年，由国内知名普拉提功能训练专家吴振巍先生创立，目前主要开展中国普拉提和功能性健身的培训教育，仅开设线下课堂，每年有超过一万名学员从左右普拉提分布在全国各地的分校中获取关于普拉提以及人体运动的专业知识。

图书在版编目（CIP）数据

以普拉提重返生活 & 你的健康 / （德）约瑟夫·休伯特斯·普拉提著；吴振巍译. -- 海口：海南出版社，2023.5（2025.4 重印）.

书名原文：Pilates' Return to Life Through Contrology; Your Health

ISBN 978-7-5730-1145-9

Ⅰ. ①以… Ⅱ. ①约… ②吴… Ⅲ. ①健身运动 Ⅳ. ①G883

中国国家版本馆 CIP 数据核字（2023）第 085368 号

以普拉提重返生活 & 你的健康

YI PULATI CHONGFAN SHENGHUO & NI DE JIANKANG

作　　者：[德] 约瑟夫·休伯特斯·普拉提
译　　者：吴振巍
策划编辑：吴　键
责任编辑：庄秀颜
海南出版社　出版发行
地　　址：海南省海口市金盘开发区建设三横路 2 号
电　　话：(0898) 66822109
印刷装订：唐山楠萍印务有限公司
开　　本：787 mm×1092 mm　1/16
印　　张：19.25
字　　数：325 千字
版　　次：2023 年 5 月第 1 版
印　　次：2025 年 4 月第 3 次印刷
书　　号：ISBN 978-7-5730-1145-9
定　　价：169.00 元